£39,90
out. £15,-
W0295707

Thieme

Sexualberatung

Eine Einführung für Ärzte, Psychotherapeuten und Familienberater

Claus Buddeberg

Mit einem Beitrag von Caroline Maake

4., überarbeitete und erweiterte Auflage

6 Abbildungen
14 Tabellen

Georg Thieme Verlag
Stuttgart · New York

Bibliografische Information
Der Deutschen Bibliothek
Die Deutsche Bibliothek verzeichnet diese Publikation in der Deutschen Nationalbibliografie; detaillierte bibliografische Daten sind im Internet über http://dnb.ddb.de abrufbar

1. Auflage 1983
2. Auflage 1996
3. Auflage 1996
(alle erschienen im Enke Verlag)

Anschriften

Prof. Dr. med. Claus Buddeberg
UniversitätsSpital Zürich
Abteilung Psychosoziale Medizin
Haldenbachstrasse 18
CH-8091 Zürich
Schweiz

Priv.-Doz. Dr. med. Caroline Maake
Universität Zürich
Anatomisches Institut
Winterthurer Strasse 190
CH-8057 Zürich
Schweiz

© 2005 Georg Thieme Verlag KG
Rüdigerstraße 14
D- 70469 Stuttgart
Telefon: + 49/ 07 11/ 89 31-0
Unsere Homepage: http://www.thieme.de

Printed in Germany

Zeichnungen: Joachim Hormann, Stuttgart
Umschlaggestaltung: Thieme Verlagsgruppe
Umschlaggrafik: Julian Opie, London
(Man and woman embracing, 2002)

Satz: reemers publishing GmbH, Krefeld
gesetzt in 3B2 Advent
Druck: Grafisches Centrum Cuno GmbH & Co.KG, Calbe

ISBN 3-13-136574-9 1 2 3 4 5 6

Wichtiger Hinweis: Wie jede Wissenschaft ist die Medizin ständigen Entwicklungen unterworfen. Forschung und klinische Erfahrung erweitern unsere Erkenntnisse, insbesondere was Behandlung und medikamentöse Therapie anbelangt. Soweit in diesem Werk eine Dosierung oder eine Applikation erwähnt wird, darf der Leser zwar darauf vertrauen, dass Autoren, Herausgeber und Verlag große Sorgfalt darauf verwandt haben, dass diese Angabe **dem Wissensstand bei Fertigstellung des Werkes** entspricht.
Für Angaben über Dosierungsanweisungen und Applikationsformen kann vom Verlag jedoch keine Gewähr übernommen werden. **Jeder Benutzer ist angehalten**, durch sorgfältige Prüfung der Beipackzettel der verwendeten Präparate und gegebenenfalls nach Konsultation eines Spezialisten festzustellen, ob die dort gegebene Empfehlung für Dosierungen oder die Beachtung von Kontraindikationen gegenüber der Angabe in diesem Buch abweicht. Eine solche Prüfung ist besonders wichtig bei selten verwendeten Präparaten oder solchen, die neu auf den Markt gebracht worden sind. **Jede Dosierung oder Applikation erfolgt auf eigene Gefahr des Benutzers.** Autoren und Verlag appellieren an jeden Benutzer, ihm etwa auffallende Ungenauigkeiten dem Verlag mitzuteilen.

Geschützte Warennamen (Warenzeichen) werden **nicht** besonders kenntlich gemacht. Aus dem Fehlen eines solchen Hinweises kann also nicht geschlossen werden, dass es sich um einen freien Warennamen handelt.
Das Werk, einschließlich aller seiner Teile, ist urheberrechtlich geschützt. Jede Verwertung außerhalb der engen Grenzen des Urheberrechtsgesetzes ist ohne Zustimmung des Verlages unzulässig und strafbar. Das gilt insbesondere für Vervielfältigungen, Übersetzungen, Mikroverfilmungen und die Einspeicherung und Verarbeitung in elektronischen Systemen.

Inhalt

Vorwort zur 4. Auflage

Seit dem Erscheinen der 1. Ausgabe dieses Buches im Enke-Verlag sind mehr als 20 Jahre vergangen. In dieser Zeit haben verschiedene gesellschaftliche Entwicklungen zu einem Wandel der Sexualität geführt. Die Diskussion sexueller Fragen und Phänomene in der Öffentlichkeit und in den Medien ist offener und sachlicher geworden. Sexuelle Normen, Einstellungen und Verhaltensweisen haben sich verändert. Auch die Probleme, mit denen PatientInnen sich an einen Arzt bzw. eine Ärztin wenden, haben einen Wandel erfahren. Meine eigene Sichtweise und mein therapeutisches Vorgehen bei sexuellen Störungen haben sich im Verlauf einer über 25-jährigen Tätigkeit als Sexualmediziner und Sexualtherapeut ebenfalls gewandelt. Vor allem die soziokulturelle und biographische Perspektive haben in meiner Beurteilung von PatientInnen mit sexuellen Problemen und Störungen eine zunehmende Bedeutung erhalten.

Viele PatientInnen, die eine Sexualmedizinische Spezialsprechstunde aufsuchen, sind älter als 40 Jahre und stehen in der 2. Lebenshälfte. Sexuelle Biographien, d.h. die Entwicklung und die Veränderungen der Bedeutung von Sexualität im Lebensverlauf eines Menschen oder eines Paares sind etwas Faszinierendes. Sie zeigen, dass Sexualität als eine Art Bühne gesehen werden kann, auf welcher Komödien und Tragödien inszeniert und gelebt werden. Als Therapeut wird man in den sexuellen Biographien von PatientInnen sowohl mit erschütternden Ereignissen als auch mit humorvollen und beglückenden Erfahrungen konfrontiert. Betroffenheit und Humor sind wohl zwei wichtige Merkmale meiner sexualtherapeutischen Tätigkeit. Viele LeserInnen meines Buches fühlen sich durch das Spannungsfeld zwischen diesen beiden Polen angesprochen.

Ich habe versucht, auch in der Neuauflage dieses Buches mit vielen Fallbeispielen die LeserInnen an meiner therapeutischen Tätigkeit teilnehmen zu lassen. Anschaulichkeit und Unmittelbarkeit der sexuellen Probleme sind zwei weitere wichtige Anliegen dieses Buches.

Gegenüber der 3. Auflage hat sich einiges verändert. Drei Kapitel sind neu und behandeln Themen, die mir für die Sexualberatung besonders wichtig erscheinen.

- Das Kapitel 2: Soziokulturelle und individuelle Aspekte der Sexualität befasst sich mit den psychosozialen Aspekten und Determinanten sexueller Einstellungen und Verhaltensweisen. Diese Gesichtspunkte sind vor allem für das Verständnis sexueller Probleme von Menschen wichtig, die aus anderen Kulturen kommen und deren Vorstellungen über Sexualität und sexuelle Normen sich z.T. nachhaltig von denen des mitteleuropäischen Kulturraumes unterscheiden.
- Das Kapitel 3: Biologische Grundlagen der Sexualität wurde von Frau Privatdozentin Dr. Caroline Maake geschrieben und fasst die wichtigsten somatischen Fakten zusammen, die ÄrztInnen, PsychotherapeutInnen und PaarberaterInnen wissen sollten, wenn sie PatientenInnen bzw. KlientenInnen mit sexuellen Problemen beraten wollen.
- Das Kapitel 11: Beratung als Prozess befasst sich mit speziellen Aspekten der Beratung im Unterschied zum ärztlichen Gespräch einerseits und zur Psychotherapie andererseits. Beratung wird dabei als ein Prozess verstanden, den Beratende und zu Beratende gemeinsam gestalten sollten.

Für diese drei neuen Kapitel sind drei aus der 3. Auflage weggefallen: Kriterien zur Beurteilung von Paarkonflikten werden in Büchern der Paar- und Familientherapie kompetenter dargestellt als es hier in der gebotenen Kürze möglich ist. Sexualität und psychische Krankheit ist ein Thema, mit welchem ich mich in den letzten Jahren nicht mehr intensiv befasst und auch nur vereinzelt Patienten behandelt habe. Und auch das Thema der sexuell übertragbaren Krankheiten, deren Prävention und die Beratung von Betroffenen war in unserer Sexualmedizinischen Sprechstunde am Universitätsspital Zürich kaum aktuell. Der Text der übrigen Kapitel wurde überarbeitet und durch neuere Ergebnisse der sexologischen Forschung ergänzt. Besonders erwähnt seien die Abschnitte: Sexuelle Skripte und Liebeslandkarten (Kap. 4.1), Sexuelle Sprachen in der Öffentlichkeit, der Literatur und den Wissenschaften (Kap. 7.2), Let's talk about sex (Kap. 15.2), Lustverlust psychosomatische Aspekte der Libido (Kap. 17.5) und die Kapitel 18.4–18.6 über Abklärung und Behandlung der erektilen Dysfunktion.

Der Anstoß zu dieser Neuauflage kam von Frau Dr. Anne C. Repnow vom Thieme-Verlag. Ihr und Frau Heide Addicks, ebenfalls Thieme-Verlag, danke ich für die gute Zusammenarbeit bei der Herausgabe der 4. Auflage. Meinen beiden Mitarbeiterinnen in der Sexualmedizinischen Sprechstunde, Frau Dr. Ruth Gnirss-Bormet und Frau Dr. Evelina Lambreva, verdanke ich wichtige Anregungen und Hinweise für die Überarbeitung und die Abfassung der drei neuen Kapitel. Meine Frau, Prof. Dr. Barbara Buddeberg-Fischer, unterstützt seit Jahren mit Erfahrungen aus ihrer kinder- und jugendpsychiatrischen Praxis meine sexualmedizinische Tätigkeit. Ihr gilt ein besonderer Dank. Ebenso meiner Sekretärin, Frau Nicole Nievergelt, die in zügiger und äußerst kompetenter Weise die Schreibarbeiten erledigt hat und das Manuskript termingerecht und weitgehend druckfertig an den Thieme-Verlag geliefert hat. Ich hoffe, dass die Neuauflage dieses Buches interessierten Kolleginnen und Kollegen praxisnahe Informationen und Anregungen für die Sexualberatung von Patientinnen und Patienten geben kann.

Zürich, im Herbst 2005 *C. Buddeberg*

Einleitung

In den letzten Jahrzehnten haben sich die Einstellung zur Sexualität wie auch das Sexualverhalten vor allem der jüngeren und älteren Generation verändert. ÄrztInnen, PsychotherapeutInnen und PaarberaterInnen werden immer wieder von PatientInnen mit sexuellen Schwierigkeiten um Rat gefragt. Unser Wissen über die biopsychosozialen Ursachen sexueller Funktionsstörungen hat sich wesentlich erweitert. Trotzdem stehen viele ÄrztInnen den sexuellen Problemen ihrer PatientInnen nach wie vor recht ratlos gegenüber. Eigene Hemmungen und mangelnde sexualmedizinische Kompetenz hindern sie daran, mit ihren PatientInnen über sexuelle Fragen zu sprechen. Zwar anerkennen viele ÄrztInnen die Bedeutung der Sexualmedizin für die ärztliche Praxis, sie wissen jedoch häufig nicht, wie sie ihr sexualmedizinisches Wissen in die Behandlung und Beratung ihrer PatientInnen umsetzen sollen. Ein nicht geringer Teil sexueller Störungen kann durch Beratung oder eine zeitlich begrenzte Sexualtherapie gebessert oder geheilt werden. Sexualtherapie erscheint auf den ersten Blick einfach und überzeugend, kann jedoch nur dann erfolgreich angewandt werden, wenn ÄrztInnen oder PsychotherapeutInnen eine psychotherapeutische Grundausbildung haben und über Erfahrungen in der Psychotherapie verfügen. Im Gegensatz dazu kann Sexualberatung grundsätzlich von jedem Arzt und jeder Ärztin erlernt und in der Praxis ausgeübt werden.

Verschiedene Erfahrungen haben mich veranlasst, dieses Buch vor mehr als 20 Jahren zu schreiben und es seither durch drei Neuauflagen auf dem aktuellen Wissensstand zu halten. Zunächst war und bin ich in meiner eigenen sexualmedizinischen Tätigkeit immer wieder überrascht, wie vielen PatientInnen ich durch einige wenige Beratungsgespräche helfen konnte. In Weiter- und Fortbildungsveranstaltungen mit ÄrztInnen verschiedenster Fachrichtungen habe ich wiederholt erfahren, dass viele KollegInnen heute ein Interesse haben, PatientInnen mit psychosomatischen Störungen selbst zu behandeln. Die Gespräche mit KollegInnen zeigten mir aber auch die Grenzen einer sexualmedizinischen und therapeutischen Tätigkeit in der Praxis. Schließlich stelle ich fest, dass in den letzten Jahren zwar zahlreiche Bücher über Sexualität und die Abklärung und Behandlung sexueller Störungen erschienen sind, dass es aber kaum praxisrelevante Anleitungen zur Sexualberatung gibt.

Das Buch ist zunächst einmal für ÄrztInnen geschrieben, die in irgendeinem Fachgebiet der Medizin tätig sind und sich für die Beratung ihrer PatientInnen bei sexuellen Schwierigkeiten interessieren. Ich habe mich jedoch bemüht, den Text so zu schreiben, dass das Buch auch ohne Schwierigkeiten von NichtmedizinerInnen gelesen werden kann. Es richtet sich somit an ÄrztInnen, PsychotherapeutInnen und BeraterInnen, die in ihrer Tätigkeit mit sexuellen Fragen und Schwierigkeiten zu tun haben. Ihnen soll dieses Buch als praktische Anleitung für die Sexualberatung dienen. Entsprechend diesem Anliegen gliedert sich das Buch in drei Teile. Am Ende jedes Kapitels sind die wichtigsten Gesichtspunkte kurz stichwortartig zusammengefasst.

Teil I vermittelt die biopsychosozialen Grundlagen der Sexualität. Es beginnt mit einem Kapitel über Schwierigkeiten und Hemmungen, die ÄrztInnen und PatientInnen nach wie vor noch haben, wenn sie über sexuelle Fragen miteinander sprechen wollen. Kapitel 2 und 3 geben einen Überblick über soziokulturelle, individuelle und biologische Grundlagen der Sexualität. Diese beiden Kapitel sollen ein biopsychosoziales Modell der Sexualität und sexueller Störungen vermitteln, welches die Basis für die weiteren Kapitel des Buches liefert. Die Frage: Was ist Sexualität? steht im Mittelpunkt des folgenden Kapitels. Sie lässt sich recht unterschiedlich beantworten, je nachdem aus welcher Sichtweise sexuelle Phänomene betrachtet und analysiert werden. Kapitel 5 und 6 geben einen Überblick über die Einteilung und die Ursachen sexueller Störungen.

Teil II befasst sich mit methodischen Fragen der Sexualberatung. Zunächst werden Besonderheiten sexueller Sprachen thematisiert. Die Kapitel 8 und 9 behandeln sprachliche Schwierigkeiten sowie Möglichkeiten der Gesprächsführung beim sexualmedizinischen Erstgespräch. Das folgende Kapitel befasst sich mit methodischen Fragen von Paargesprächen anhand von kommentierten Ausschnitten eines Gespräches. Das schrittweise Vorgehen in der Sexualberatung wird in Kapitel 11 dargestellt. Dieser Teil schließt mit einem Kapitel über Widerstände im Beratungsgespräch und Möglichkeiten, diese zu umgehen.

Teil III enthält einzelne Kapitel zur Praxis der Sexualberatung. Ausgehend von der psychosexuellen Entwicklung in den einzelnen Lebensphasen werden typische sexuelle Schwierigkeiten beschrieben, die durch eine Sexualberatung behandelt werden können. Sexuelle Funktionsstörungen im engeren Sinn werden dabei ebenso besprochen wie z. B. Fragen der Sexualaufklärung, der Empfängnisverhütung oder außerehelicher sexueller Beziehungen. Die Zuordnung einzelner sexueller Schwierigkeiten zu einem bestimmten Lebensabschnitt bedeutet dabei nicht, dass diese Schwierigkeiten nicht auch in einer anderen Lebensphase auftreten können. Vielmehr soll damit angedeutet werden, dass die Sexualität des Menschen nicht nur Ausdruck biologischer Funktionsabläufe, sondern ebenso Ausdruck einer biographischen Entwicklung ist, die jeder Mensch in individueller Weise durchläuft. In diesem Teil finden sich zahlreiche Beispiele, welche die Möglichkeiten der Sexualberatung veranschaulichen sollen. Kapitel 19 befasst sich mit sexuellen Problemen von körperlich Kranken und Behinderten. Das Buch schließt mit einem Kapitel über häufige Fehler, die in der Sexualberatung gemacht werden. Bei den Fallbeispielen und den Gesprächsausschnitten wurden die Namen, Daten und sonstigen Details aus Gründen der Schweigepflicht und im Interesse der PatientInnen geändert.

Die Kapitel des Buches haben eine einheitliche Grundstruktur, die den LeserInnen die Lektüre und den Erwerb sexualmedizinischer Kenntnisse und von Fähigkeiten und Fertigkeiten der Sexualberatung erleichtern soll: Jedes Kapitel beginnt mit einem kurzen Einleitungstext, in welchem wichtige Aspekte angesprochen werden. Die Wissensinhalte werden anhand praktischer Beispiele anschaulich und praxisnah dargestellt. Am Ende jedes Kapitels werden die wichtigsten Gesichtspunkte kurz zusammengefasst.

Das Buch ist durch meine langjährigen Erfahrungen in der Sexualmedizin und meine eigenen sexuellen Norm- und Wertvorstellungen geprägt. Als Leser oder Leserin unterscheiden Sie sich vielleicht in Alter, Geschlecht, Temperament oder Ihrer Einstellung zur Sexualität von mir als Schreiber. Sie werden möglicherweise in dieser oder jener Frage meine Auffassung teilen, in manchen Punkten jedoch anderer Meinung sein. Wenn dieses Buch dazu beitragen kann, Ihre eigenen Einstellungen und Normvorstellungen zu klären, dann wird es Ihnen wahrscheinlich leichter fallen, Ihre PatientInnen bei sexuellen Schwierigkeiten zu beraten. In Seminaren, die ich mit ÄrztInnen zur sexualmedizinischen Aus- und Fortbildung führe, spielen nicht nur meine Erfahrungen mit PatientInnen, sondern auch meine eigene Erziehung und meine Beziehung zu meiner Frau, meinen Kindern und Freunden eine Rolle. Diese Erfahrungen sind ebenfalls subjektiv und werden sich von Ihren Erfahrungen mehr oder weniger unterscheiden. Sie werden beim Lesen manche Sätze mit Fragezeichen finden. Eine wichtige Erfahrung aus meiner sexualtherapeutischen Tätigkeit ist die, dass es oft besser ist, eine Frage nicht direkt zu beantworten, sondern GesprächspartnerInnen zu ermuntern, sich selbst eine Antwort zu geben. Ich hoffe, dass Ihnen dieses Buch für Ihre sexualmedizinische Tätigkeit wichtige Informationen liefert und Sie zur Sexualberatung Ihrer PatientInnen motivieren kann.

Verwendung der männlichen und weiblichen Form

Für die Verwendung der männlichen und weiblichen Form der Begriffe Arzt/Ärztin, Patient/Patientin etc. gelten im Text folgende Regeln: Wenn Geschlechtsunterschiede zwischen beiden Geschlechtern betont werden sollen, wird die männliche oder weibliche Form ausgeschrieben. Wenn das Geschlecht für den Inhalt keine wesentliche Rolle spielt, werden die Begriffe ÄrztInnen, PatientInnen etc. verwendet.

Teil I

Biopsychosoziale Grundlagen der Sexualität

1 Sexualität – im ärztlichen Gespräch ein heißes Eisen

Sexuelle Probleme und Störungen gehören zu den häufigsten psychosomatischen Symptombildungen in der Durchschnittsbevölkerung. In der ärztlichen Praxis kommen sie jedoch nur selten zur Sprache. Gründe hierfür sind mangelnde sexualmedizinische Kenntnisse von Ärzten und Ärztinnen sowie Schwierigkeiten, im ärztlichen Gespräch sexuelle Fragen in angemessener Weise zu thematisieren. Viele PatientInnen erwarten von ihren ÄrztInnen, dass sie auf ihre Sexualität angesprochen werden. Bagatellisierung, Verneinung der Zuständigkeit oder diagnostisches und therapeutisches Agieren sind häufige Strategien, mit welchen ÄrztInnen einem Gespräch über sexuelle Fragen ausweichen. ÄrztInnen und PatientInnen ergänzen sich wechselseitig in ihrem Vermeidungsverhalten und tragen dadurch längerfristig zur Chronifizierung sexueller Störungen bei.

Einfache Symptomatik – vielschichtige Problembereiche. In meiner mehr als 30-jährigen ärztlichen Tätigkeit wurde mir immer wieder an eindrücklichen Fallbeispielen klar, welche Schwierigkeiten wir ÄrztInnen gegenüber den sexuellen Problemen unserer PatientInnen haben. Waren es anfangs eher meine bescheidenen sexualmedizinischen Kenntnisse und sprachliche Schwierigkeiten, die sich in Patientengesprächen zeigten, so sind es heute eher Probleme, die mit sexuellen Normen und Problemen von PatientInnen aus anderen Kulturen zusammenhängen, wie folgendes Fallbeispiel zeigt.

Fallbeispiel

Vor einiger Zeit wurde mir ein 28-jähriger Techniker aus einem fernen Land wegen einer „schweren Ejaculatio praecox" zugewiesen. Seine 3-jährige Tochter wurde wegen einer Hautverbrennung in einer nahen Kinderklinik behandelt. Seine Frau befand sich auch seit einigen Wochen in der Schweiz, um die Tochter mit zu betreuen. Der Patient schilderte mit Hilfe eines Dolmetschers, dass er seit der Geburt der Tochter an einer „Ejaculatio praecoxissima" (Samenerguss vor dem Einführen des Gliedes) litt. Bei dem täglich 1-2mal praktizierten Geschlechtsverkehr mit seiner Frau hatte die mangelnde Ejakulationskontrolle zu massiven Spannungen in der Ehe geführt. Er fühlte sich unter dem Erwartungsdruck seiner Herkunftsfamilie, baldmöglichst einen Sohn zu zeugen. Seine Frau, welche kurz nach der Geburt der Tochter das Abitur abgelegt hatte, wollte ein Studium beginnen, was ihr aber von ihrer eigenen und der Familie ihres Mannes verwehrt wurde. Die näheren Umstände der Verbrennung der Tochter mit heißem Wasser wurden bei wiederholten Befragungen so widersprüchlich geschildert, dass unklar war, ob es sich dabei um einen Unfall oder eine Kindesmisshandlung gehandelt hatte.

Kommentar. Wo lag hier das Problem? In einer sexuellen Funktionsstörung des Mannes? In einem Geschlechterkonflikt auf soziokulturellem Hintergrund? In einem ehelichen Machtkampf? In einer Selbstwertproblematik des Mannes, der seine nach Emanzipation strebende Frau täglich mit seiner Ejakulationsstörung zu entwerten versuchte?

Dieses Beispiel zeigt anschaulich, welch vielschichtige Probleme sich hinter der Symptomatik einer einfachen sexuellen Funktionsstörung verbergen können. Auch wenn bei PatientInnen mit Sexualstörungen die Probleme zum Glück nicht immer so komplex sind wie im geschilderten Fallbeispiel, so zeigt sich doch, dass Sexualität ein Lebensbereich ist, in welchem biologische, psychologische und soziokulturelle Faktoren zusammenspielen. Dies mag einer der Gründe sein, weshalb trotz eindrücklichen Fortschritten der Sexualmedizin in den vergangenen 30 Jahren viele ÄrztInnen sexuellen Problemen von PatientInnen eher ausweichen als sie zum Thema eines ausführlichen ärztlichen Gesprächs zu machen.

1.1 Sexualmedizinische Kenntnisse von ÄrztInnen

Unzureichende Kenntnisse. Obwohl die grundlegenden Untersuchungen von Masters u. Johnson (1) über die menschliche Sexualität in zahlreichen Veröffentlichungen mitgeteilt und ergänzt wurden, sind das sexualmedizinische Wissen vieler ÄrztInnen und ihre Fähigkeiten in der Beratung und Behandlung sexueller Störungen nach wie vor recht bescheiden. Weder im Studium noch in der ärztlichen Weiter- und Fortbildung werden die Grundlagen der Sexualmedizin ausreichend vermittelt. Viele ÄrztInnen beziehen ihre Kenntnisse zum Thema Sexualität nicht aus Fachliteratur und qualifizierten Fortbildungsveranstaltungen, sondern aus den gleichen Quellen wie ihre PatientInnen: aus Illustriertenartikeln, Filmen oder Sexreports. Es mag zwar die eigene Neugierde befriedigen, wenn wir wissen, wie häufig Männer und Frauen verschiedenen Alters innerhalb und außerhalb der Ehe Geschlechtsverkehr haben, welche Ängste und Fantasien sie dabei beschäftigen und wie weit Wunschwelt und Wirklichkeit in ihrem Sexualleben von einander entfernt sind. Wenn wir aber in unserer eigenen Partnerschaft einmal sexuelle Probleme haben oder PatientInnen mit sexuellen Schwierigkeiten in unsere Sprechstunde kommen, dann hilft uns dieses Wissen über das Sexualverhalten irgendwelcher Bevölkerungsgruppen wenig. Die Schmerzen beim Verkehr oder die ausbleibende Erektion bessern sich nicht dadurch, dass ich weiß, dass andere Leute die gleichen Schwierigkeiten haben.

! Um PatientInnen bei sexuellen Problemen zu helfen, sind neben sexualmedizinischen Kenntnissen vor allem Fähigkeiten und Fertigkeiten erforderlich, über sexuelle Probleme sprechen zu können. Viele sexuelle Störungen haben keine organische Ursache, sondern sind psychisch bedingt oder basieren auf einer Kombination von organischen und psychologischen Ursachen. Sexuelle Probleme können deshalb am wirkungsvollsten nach einer genauen Anamnese und ärztlichen Untersuchung mit Beratung oder speziellen psychotherapeutischen Verfahren behandelt werden.

Umfrage zu sexualmedizinischen Kenntnissen. Wie beurteilen ÄrztInnen die sexuellen Probleme ihrer PatientInnen und ihre eigenen sexualmedizinischen Kenntnisse? Zur Klärung dieser Frage führten wir 1980, 1990 und 2004 bei AllgemeinärztInnen der Stadt Zürich und 5 Innerschweizer Kantonen eine Fragebogen-Untersuchung durch (2-4) Die Ergebnisse dieser Studien entsprechen den Resultaten vergleichbarer Befragungen aus anderen europäischen Ländern und ergaben folgendes Bild:

Häufigkeit sexueller Störungen. Ungefähr 5 % aller PatientInnen suchen ihren Arzt/ ihre Ärztin primär wegen sexueller Störungen auf. Diese Zahl hat von 1980 bis 2004 um 1 % zugenommen. Die ÄrztInnen vermuten, dass ca. 15 % ihrer PatientInnen sexuelle Probleme bzw. Störungen haben. Die Schätzungen der Ärztinnen liegen dabei etwas höher als die der Ärzte. In allen 3 Befragungen lagen die Werte bei den städtischen HausärztInnen höher als bei ihren auf dem Land praktizierenden KollegInnen. Interessant ist der Befund, dass in allen 3 Erhebungen in den Praxen von Ärztinnen mehr als doppelt so viele PatientInnen sexuelle Fragen ansprechen als bei ihren männlichen Kollegen. Dieser Unterschied dürfte damit zusammenhängen, dass Ärztinnen ihren mehrheitlich weiblichen Patienten mehr Bereitschaft signalisieren, über sexuelle Fragen zu sprechen als ihre männlichen Kollegen.

Sexualmedizinische Anamneseerhebung. Die Ärzte sprechen ihre PatientInnen eher selten auf sexuelle Probleme an, die Ärztinnen tun dies etwas häufiger. Im Längsvergleich zwischen 1980 und 2004 zeigt sich, dass heute mehr ÄrztInnen ihre PatientInnen auf sexuelle Probleme ansprechen als Anfang der 80er Jahre. Die ÄrztInnen auf dem Land hatten bei allen 3 Befragungen unabhängig von ihrem Alter größere Hemmungen, ihren PatientInnen Fragen zu ihrem Sexualleben zu stellen als ihre KollegInnen in der Stadt.

Art der sexuellen Probleme. In Tab. 1.1 sind die im Fragebogen erwähnten Probleme in der Rangfolge der Häufigkeit ihres Vorkommens in der hausärztlichen Praxis 1980, 1990 und 2004 aufgeführt. Beim Vergleich der 3 Befragungen sind einige Trends bemerkenswert.

Erektionsstörungen stehen 2004 an 1. Stelle, während sie 1980 erst an 6. Stelle figurierten. An 2. Stelle stehen 2004 sexuelle Probleme bei oder nach körperlichen Erkrankungen. Die Bedeutung sexueller Probleme bei oraler Antikonzeption sowie der Dyspareunie bei Frauen hat sich im Längs-

Tabelle 1.1 Sexualmedizinische Probleme in der ärztlichen Grundversorgung nach der Häufigkeit ihres Vorkommens 1980, 1990 und 2004 (2–4)

Sexuelles Problem	**Rangfolge**		
	1980	**1990**	**2004**
Erektionsstörungen beim Mann	6	3	1
sexuelle Probleme bei oder nach körperlichen Erkrankungen	5	6	2
Dyspareunie der Frau	4	1	3
sexuelle Probleme bei oraler Antikonzeption	3	2	4
Probleme der Alterssexualität	7	7	5
Ejaculatio praecox beim Mann	9	10	6
Erregungsstörungen der Frau (Frigidität)	2	4	7
Orgasmusschwierigkeiten der Frau	1	5	8
sexuelle Probleme bei Kindern und Jugendlichen	8	8	9
Homosexualität	10	9	10
sexuelle Deviationen	11	11	11

verlauf nicht wesentlich geändert. Auffallend ist, dass sexuelle Funktionsstörungen der Frau (Orgasmusschwierigkeiten, Erregungsstörungen), welche 1980 klar im Vordergrund standen, 24 Jahre später in der ärztlichen Grundversorgung seltener thematisiert werden. Ein Grund könnte darin liegen, dass Frauen ihre sexuellen Probleme heute in erster Linie mit ihren FrauenärztInnen besprechen. Geringe Bedeutung hatten und haben Fragen im Zusammenhang mit Homosexualität und sexuellen Deviationen. Vergleicht man die Rangfolge der sexuellen Probleme in den Praxen von Ärztinnen und Ärzten, so zeigt sich, dass bei den Ärztinnen sexuelle Funktionsstörungen der Frau vor den sexuellen Problemen der Männer figurieren. Libidoprobleme waren in den Befragungen 1980 und 1990 noch nicht auf der Liste möglicher Störungen erwähnt. 2004 sind Libidostörungen der Frau in den Praxen von Ärztinnen das am häufigsten geklagte Problem, und bei den Ärzten figurieren Libidostörungen des Mannes gleich nach den Erektionsstörungen.

Zusammenfassend lässt sich sagen, dass bei gleichgeschlechtlicher Konstellation in der Arzt-Patient-Beziehung vor allem sexuelle Probleme des gleichen Geschlechts thematisiert werden und bei gegengeschlechtlicher Arzt-Patient-Konstellation sexuelle Probleme bei oder nach körperlichen Erkrankungen am häufigsten besprochen werden.

Wichtigkeit und Selbstbeurteilung sexualmedizinischer Kenntnisse. In allen 3 Erhebungen wurden sexualmedizinische Kenntnisse von einer deutlichen Mehrheit der Befragten als wichtig eingestuft. Die Selbstbeurteilung der eigenen sexualmedizinischen Kenntnisse hat sich seit 1990 verbessert. Während 1980 und 1990 ungefähr die Hälfte der Befragten ihre Kenntnisse als lückenhaft bis unzureichend einstuften, gaben 2004 sowohl Ärzte als auch Ärztinnen mehrheitlich an, ihr sexualmedizinisches Wissen sei ausreichend.

1.2 Häufigkeit sexueller Probleme in der Bevölkerung

Studien aus den USA und der Schweiz. Es ist schwer zu sagen, wie häufig sexuelle Störungen und Probleme in der breiten Bevölkerung vorkommen. Befragungen größerer Bevölkerungsstichproben sind oft nicht repräsentativ, basieren auf unterschiedlichen Erhebungsmethoden und verwenden unterschiedliche Definitionen sexueller Störungen und Schwierigkeiten. Eine methodisch gute, annähernd repräsentative Studie aus den USA von 3.432 Männern und Frauen im Alter von 18-59 Jahren ergab folgende Zahlen für die Häufigkeit sexueller Probleme und Störungen in den letzten 12 Monaten (s. Tab. 1.**2**). Die Untersuchung wurde mittels eines strukturierten Interviews und eines ergänzenden Fragebogens durchgeführt (5):

Bei diesen Zahlen ist allerdings zu berücksichtigen, dass sexuelle Klagen nicht vorschnell mit klinisch relevanten sexuellen Störungen gleichzusetzen sind, die einer professionellen Behandlung bedürfen (6). Matthiesen u. Hauch (7) haben die Frage der Unterscheidung sexueller Klagen in der Durchschnittsbevölkerung von behandlungsbedürftigen sexuellen Funktionsstörungen bei Paaren in festen Beziehungen näher untersucht. Sie fanden in festen Paarbeziehungen „nur" 10 % behandlungsbedürftige sexuelle Funktionsstörungen, während bei Bevölkerungsbefragungen ca. 40 % der Befragten über „sexuelle Probleme" berichten.

Dieser Befund entspricht den Ergebnissen der Massachusetts Male Aging Study MMAS, einer repräsentativen Studie an 40-70-jährigen Männern (8) und einer Befragung von über 45-jährigen Männern der deutschsprachigen Schweiz, der Zurich Study of Sexuality and Aging ZSSA (9). In beiden Studien berichteten 10 % der Befragten über schwere Erektionsprobleme, 18% (ZSSA) bzw. 25 % (MMAS) über mittelgradige und 41 % (ZSSA) bzw. 17 % (MMAS) über leichte Erektionsschwierigkeiten. Die Unterschiede bei den leichten Erektionsschwierigkeiten hängen mit dem höheren Durchschnittsalter der Männer der Zürcher Studie und einer etwas anderen Fragenformulierung zusammen.

Nur selten angesprochen. In einer weltweit in 20 Ländern durchgeführten Untersuchung, in welcher 26.000 Frauen und Männer zu ihrer sexuellen Gesundheit befragt wurden, gaben nur 9 % an, dass sie in den letzten 3 Jahren von ihren ÄrztInnen auf ihre Sexualität angesprochen worden seien. Nur jede 5. Frau und jeder 10. Mann sucht bei einer Sexualstörung ärztliche Hilfe (10).

Überwindung sprachlicher Barrieren. Wie wir noch sehen werden, liegt ein Grund für die Schwierigkeiten von ÄrztInnen und PatientInnen, über sexuelle Fragen miteinander ins Gespräch zu kommen, darin, dass in unserer Alltagssprache allgemein verbindliche Worte und Bezeichnungen fehlen, mit denen wir angemessen über Sexualität sprechen können. Die Überwindung sprachlicher Barrieren ist eine wichtige Voraussetzung für die Sexualberatung. Formulierungen wie „Jetzt warten Sie einmal ab, das bessert sich schon wieder" oder „sind Sie froh, dass Sie in Ihrer Ehe keine anderen Probleme haben", sind für PatientInnen mit sexuellen Störungen keine Hilfe und bestärken sie in

Tabelle 1.**2** Häufigkeit sexueller Probleme und Störungen bei Männern und Frauen im Alter von 18–59 Jahren (5)

Frauen		**Männer**	
mangelndes sexuelles Interesse	33 %	vorzeitiger Samenerguss(mangelnde Ejakulationskontrolle)	29 %
kein Orgasmus	24 %	Angst vor Geschlechtsverkehr	17 %
keine Freude an Sex	21 %	mangelndes sexuelles Interesse	16 %
Schwierigkeiten mit der sexuellen Erregung (Lubrikation)	19 %	Erektionsschwierigkeiten	10 %
Schmerzen beim Geschlechtsverkehr	14 %	kein Orgasmus	8 %
Angst vor Geschlechtsverkehr	12 %	keine Freude an Sex	8 %
zu schneller Orgasmus	10 %	Schmerzen beim Geschlechtsverkehr	3 %

ihrer Einstellung, dass man über *das* eben nicht sprechen kann. Nicht selten steht am Anfang einer langjährigen sexuellen Problematik eine schnoddrige und verletzende Bemerkung eines Arztes, an den sich eine Patientin vertrauensvoll gewandt hatte. So berichtete mir eine 26-jährige Patientin, die seit 9 Jahren an einem Vaginismus litt, bei ihrer 1. gynäkologischen Untersuchung im Alter von 18 Jahren habe der Arzt ihre Frage nach Behandlungsmöglichkeiten ihrer Beschwerden mit der Bemerkung beantwortet: „Dann suchen Sie sich eben einen 80-jährigen Freund, der impotent ist, dann haben Sie diese Schwierigkeiten nicht mehr!"

1.3 Vermeidung sexueller Fragen in der Arzt-Patient-Beziehung

Vermeidungsstrategien. ÄrztInnen und PatientInnen haben nach wie vor große Hemmungen, über sexuelle Fragen zu sprechen. Ihre Beziehung gleicht einer platonischen Kameradschaft, in welcher beide unausgesprochen die gleiche Befürchtung haben, dass das heiße Eisen Sexualität das gegenseitige Vertrauen bedrohe und deshalb unangetastet bleiben müsse. Um das peinliche Thema nicht oder möglichst kurz oder neutral zu behandeln, benutzen sie verschiedene Vermeidungsstrategien.

Tabuisierung des Themas. ÄrztInnen fragen ihre PatientInnen am liebsten nach denjenigen Beschwerden, in deren Diagnostik und Behandlung sie sich kompetent fühlen. Fehlen sexualmedizinische Kenntnisse, so ist es am einfachsten, den Patienten als geschlechtsneutrales Wesen zu betrachten und sich auf diejenigen Organfunktionen zu beschränken, deren Störungen und Behandlungen einem vertraut sind.

Bagatellisierung des Problems. Nicht nur ÄrztInnen, sondern auch andere BeraterInnen erhoffen sich von der Verniedlichung eines Problems oder eines unangenehmen Affektes deren Lösung und Beseitigung. Die Bagatellisierung kann dabei freundlich-beruhigend sein nach dem Motto: „Das ist nicht so schlimm", oder ärgerlich-gereizt mit einem disziplinierenden Unterton: „Machen Sie aus einer Fliege keinen Elefanten!" Besonders zwiespältig sind Äußerungen wie: „Sie können ganz beruhigt sein, organisch ist bei Ihnen alles in Ordnung!" Solche Formulierungen entlasten den Arzt, sind aber für den Patienten eher beunruhigend, da er nach wie vor seine Beschwerden hat, sich aber seiner Hoffnung beraubt sieht, diese seien organischen Ursprungs.

Verneinung der Zuständigkeit. Diese Form des Vermeidungsverhaltens wird besonders gerne von FachärztInnen praktiziert. Der Urologe, der einen Mann mit Erektionsschwierigkeiten bei unauffälligem Genitalbefund zum Andrologen weiter überweist, ist zwar den Patienten, dieser jedoch nicht sein Problem los.

Diagnostisches und therapeutisches Mitagieren. Viele PatientInnen mit sexuellen Schwierigkeiten haben die Vorstellung, ihre Beschwerden seien körperlicher Art, und sie sind den ÄrztInnen zunächst dankbar, wenn diese eine Diagnose stellen. Besonders in der Abklärung und Behandlung von Erektionsstörungen lassen sich Ärzte durch die in neuerer Zeit entwickelten diagnostischen Verfahren und medikamentösen oder chirurgischen Therapien zu nicht selten kostspieligen Maßnahmen verführen. Auch Gynäkologen greifen gelegentlich noch zum Skalpell, um durch die Spaltung eines rigiden Hymens oder mit einer Hysterektomie vermeintliche Ursachen eines Vaginismus oder einer Dyspareunie zu therapieren. Die Erfolge solcher Behandlungen sind selten und meist nur von kurzer Dauer, da sie an den psychischen Schwierigkeiten der PatientInnen vorbeigehen.

Konfrontation mit dem Widerspruch. Sexuelle Funktionsstörungen sind psychosomatische Symptombildungen, für deren Entstehung im Einzelfall biologische, psychische und soziale Faktoren eine unterschiedliche Rolle spielen. Findet sich keine organische Ursache, so versprechen sich manche ÄrztInnen von folgendem Vorgehen einen Erfolg. Sie teilen den PatientInnen mit, dass bei der körperlichen Untersuchung alles in Ordnung war und ziehen daraus den Schluss: Bei Ihnen *muss* im Privatleben etwas nicht in Ordnung sein. Die PatientInnen fühlen sich durch solche Äußerungen meist vor den Kopf gestoßen und reagieren nicht selten mit einer Verstärkung ihrer somatischen Beschwerden, um den ÄrztInnen die Fragwürdigkeit ihrer Behauptungen zu beweisen.

Verordnung von Placebos. Die Verordnung von Hormonen, Vitaminen und Stärkungsmitteln spielt in der Behandlung von sexuellen Störungen nach wie vor eine Rolle. Der Griff zum Rezeptformular erspart Arzt und Patient weitere Fragen und gibt beiden das Gefühl, zur Behebung der Schwierigkeiten etwas getan zu haben. Sexualtherapeutische Placebos haben meist keine Wirkung, vermitteln den PatientInnen jedoch den Eindruck, die Schwierigkeiten seien körperlicher Natur und verunmöglichen ein offenes und vertrauensvolles Gespräch zwischen Arzt und Patient. In der Behandlung von Erektionsstörungen ändert sich diese Praxis seit der Einführung der PDE-5-Hemmer (vgl. Kap. 18.6).

Bestrafung. Zum Psychiater werden, vergleichbar einer Strafaktion, jene PatientInnen geschickt, die wegen ihrer sexuellen Beschwerden ihren Hausarzt immer wieder bedrängen und sich durch die geschilderten Vermeidungsstrategien nicht beruhigen lassen. „Dann müssen Sie eben zum Psychiater!" Nach dieser Feststellung kann der Arzt einigermaßen sicher sein, nicht mehr wegen sexueller Probleme belästigt zu werden. PsychiaterInnen stehen jedoch der Behandlung sexueller Störungen häufig ebenso ratlos gegenüber wie ihre somatischen KollegInnen. Sie verlagern das aktuelle Problem in die Vergangenheit, wo sich vielleicht allerlei belastende sexuelle Erfahrungen finden lassen. Deren Besprechung mildert jedoch kaum die momentanen Leistungs- und Versagensängste der PatientInnen.

Ängste werden verstärkt statt abgebaut. Der gemeinsame Nenner der geschilderten Verhaltensweisen liegt darin, dass sie ÄrztInnen und PatientInnen kurzfristig helfen, das heiße Eisen Sexualität zu vermeiden, längerfristig jedoch die den sexuellen Störungen zugrunde liegenden Ängste eher verstärken als abbauen. Manche ÄrztInnen unterlassen Fragen nach dem Privat- und Sexualleben ihrer PatientInnen, da sie befürchten, ein Gespräch würde sie zu viel Zeit kosten.

! Sicherlich braucht ein Gespräch mehr Zeit und emotionales Engagement als das Ausfüllen eines Rezept- oder Überweisungsformulars. Eine Arzt-Patient-Beziehung ohne Zeit zum Gespräch wird auf die Dauer jedoch Arzt und Patient in gleicher Weise nicht befriedigen. Behandlung erschöpft sich nicht in der Fähigkeit des Arztes zum Handeln, sondern erfordert gelegentlich auch von beiden Partnern die Bereitschaft zu einem Gespräch.

Resümee

Die ÄrztInnen

- sind von der Wichtigkeit sexualmedizinischer Kenntnisse überzeugt.
- fühlen sich bei sexuellen Fragen wegen bescheidener sexualmedizinischer Kenntnisse häufig unsicher.
- sprechen ihre PatientInnen nur selten auf sexuelle Probleme an.
- vermeiden das Gespräch über sexuelle Fragen, indem sie das Thema Sexualität ausklammern, Schwierigkeiten ihrer Patienten bagatellisieren, sich als nicht zuständig deklarieren, zu fragwürdigen somatischen Behandlungsmaßnahmen oder Placeboverordnungen Zuflucht nehmen und hartnäckige Patienten mit disziplinierenden Maßnahmen wie Konfrontation oder Strafüberweisungen loswerden wollen.

Die PatientInnen

- sind in ihrer Einstellung zur Sexualität offener und freizügiger geworden.
- nehmen rational sexuelle Störungen als mögliche Ursache ihrer Unzufriedenheit wahr.
- haben emotional jedoch nach wie vor Hemmungen, mit ihren ÄrztInnen über sexuelle Fragen zu sprechen.
- erwarten von ihnen zunächst eher eine somatische Behandlung und sind nur teilweise an einer Sexualberatung interessiert.

ÄrztInnen und PatientInnen

- ergänzen sich in ihrem wechselseitigen Vermeidungsverhalten.
- verschaffen sich dadurch kurzfristige Erleichterung.
- tragen jedoch längerfristig beide zur Chronifizierung sexueller Störungen bei.

Literatur

1. Masters WH, Johnson VE. Die sexuelle Reaktion. Reinbek: Rowohlt; 1970.
2. Buddeberg C, Merz J. Sexuelle Probleme in der Allgemeinpraxis. Schweiz Rundsch Med (PRAXIS) 1981;70:2129-2135.
3. Buddeberg C, Strasser-Peter B, Wolf C. Sexualmedizin in der Allgemeinpraxis – Entwicklungstendenzen 1980-1990. Schweiz Aerztezg 1991;72:1270-1275.
4. Buddeberg C, Dietz C, Lambreva E, Götzmann L. Sexualmedizin in der ärztlichen Grundversorgung –

Entwicklungstendenzen 1980-2004. Unveröffentlichtes Manuskript 2005.
5. Laumann EO, Gagnon JH, Michael RT, Michaels S. The social organization of sexuality. Sexual practices in the United States. Chicago London: University of Chicago Press; 1994.
6. Bancroft J, Loftus J, Long JS. Distress About Sex: A National Survey of Women in Heterosexual Relationships. Arch Sex Behav 2003;3:193-203.
7. Matthiesen SG, Hauch M. Wenn sexuelle Erfahrungen zum Problem werden. Familiendynamik 2004;29:139-160.
8. Feldmann HA, Goldstein J, Hatzichristou DG, Krane RJ, Mc Kinlay JB. Impotence and its medical and psychosocial correlates: results of the Massachusetts male aging study. Urology 1994;151:54-61.
9. Buddeberg C, Bucher T, Hornung R. Erektile Dysfunktion bei Männern in der zweiten Lebenshälfte. Der Urologe Im Druck.
10. Kongressbericht „Pfizer Global Study of Sexual Attitudes and Behaviours“ 20.02.2002. Geriatrie Praxis 2002;3:62–63.

2 Soziokulturelle und individuelle Aspekte der Sexualität

Sexualität ist sowohl ein öffentliches als auch ein höchst privates Phänomen. Welche sexuellen Einstellungen Menschen haben und wie sie Sexualität leben, wird einerseits durch soziokulturelle Normen und gesellschaftliche Trends, andererseits durch individuelle Einstellungen und Werte beeinflusst. Der Stellenwert und die Bedeutung der Sexualität ändern sich im Lebenslauf eines Menschen. Sexuelle Aktivitäten können Ausdruck von Lust und Freude sein, sie können im Sinne einer Bewältigungsstrategie eine wichtige Ressource darstellen und sie können, wenn sie durch Symptombildungen beeinträchtigt werden, selbst zu einer Belastung werden. Damit ist Sexualität ein Bereich der Persönlichkeit, in dem sich einerseits der anhaltende soziokulturelle Wandel der Gesellschaft und andererseits der biographische Wandel des Einzelnen widerspiegeln.

2.1 Determinanten sexueller Einstellungen

Eigene Positionen klären. Fortbildungskurse für sexualmedizinisch interessierte KollegInnen beginne ich häufig mit einer Übung, die zunächst Schmunzeln hervorruft. Die Teilnehmenden sollen in kleinen, nach Geschlecht getrennten Gruppen zwei auf den ersten Blick einfach erscheinende Aufgaben lösen: Jede/r soll auf ein Blatt kurz notieren, was für ihn im Bereich der Sexualität nicht akzeptabel ist. In einem zweiten Schritt soll innerhalb der Kleingruppe diskutiert werden, welche Normen und subjektive Vorstellungen den Hintergrund der „sexuellen Verbote" der einzelnen Gruppenmitglieder bilden. Je nach Alter und Zusammensetzung der Gruppen werden ganz unterschiedliche „Sexualverbote" formuliert. Ziel der Übung ist es, den KollegInnen ihre Normvorstellungen und Prinzipien zu verdeutlichen, die ihre sexuellen Einstellungen und Verhaltensmuster prägen.

! Die Klärung eigener Positionen erscheint sinnvoll und hilfreich, wenn man Einzelpersonen und Paare mit sexuellen Problemen beraten und helfen will. Nur wenn einem die eigenen sexuellen Einstellungen und deren normative Hintergründe bewusst sind, entgeht man der Gefahr, die eigenen Einstellungen zu Maximen für die Beratung anderer zu machen.

Konfessionell geprägte Normen. Das folgende Fallbeispiel soll deutlich machen, dass sexuelle Einstellungen nicht selten auf konfessionell geprägten Normen und auf Widersprüchen im Umgang mit diesen basieren.

Fallbeispiel
Ein junges Paar meldet sich zur Sexualberatung, da die Frau, eine 25-jährige Architekturstudentin, „wenig Lust und häufig beim Geschlechtsverkehr Schmerzen" hat. Er ist ein 26-jähriger, aus streng religiösem Familienmilieu stammender Sportstudent. Beide kennen sich seit 1 1/2 Jahren und pflegen wegen unterschiedlichen Studienorten eine Wochenendbeziehung. Sie hatte schon einige voraus gegangene Beziehungen, die sie jeweils nach einigen Monaten beendete. Er ist in sexuellen Kontakten weniger erfahren und hatte bisher nur eine intime Beziehung. Im Gespräch wird deutlich, dass sie seit Jahren sexuelle Comic-Hefte benutzt, die sie jeweils gemeinsam mit ihren früheren Partnern anschaute, um „sexuell in Gang zu kommen". Er lehnt diese Hefte als „pornographischen Schweinkram" ab und erwartet von ihr, auch ohne „visuelles Fremdgehen" Spaß am Sex zu haben.

Kommentar. Dieser junge Mann ist in seiner Sexualmoral in hohem Maße durch die Verbote einer Sekte geprägt, deren Mitglied er ist. Das Verbot zu vorehelichem Geschlechtsverkehr missachtet er ohne Schwierigkeiten. Auch masturbiert er gern und regelmäßig unter sexuellen Fantasien mit einer anderen Frau. Seiner Freundin verbietet er jedoch, was er sich selbst zugesteht. Auf meinen Vorschlag, das Paar solle zur nächsten Sitzung die Comic-Hefte mitbringen, reagiert er zunächst empört. Schließlich kann ich ihn davon überzeugen, dass das Betrachten und Gespräch über die „pornographischen Darstellungen" für die Lösung der sexuellen Probleme des Paares hilfreich sein könnten.

Doppelmoral. Verbote zu vorehelichem oder gleichgeschlechtlichem Sex sowie Gebote zu absoluter Treue, auch in sexuellen Fantasien, sind nach wie vor weit verbreitet. Der Umgang mit ihnen geschieht nicht selten unter dem „Kompromiss" einer Doppelmoral, wie bei dem geschilderten Sportstudenten. Für die eigene Sexualität werden die Normen relativiert oder missachtet, von anderen Personen, nicht zuletzt der Partnerin, wird deren Einhaltung jedoch strikt gefordert.

Kulturell geprägte Normen. Die sexuelle Selbstbestimmung von Frauen oder die „Gender equalisation" der Sexualität (1) ist in einzelnen europäischen Ländern unterschiedlich weit entwickelt. Dies lässt sich z.B. am Sexualverhalten männlicher und weiblicher Jugendlicher zeigen (Tab. 2.**1**) (2).

Tabelle 2.**1** Erster Geschlechtsverkehr von Jugendlichen (ab Jg. 1967) mit 17 Jahren oder früher in Europa nach Ländern (2)

	Männer	Frauen
Skandinavisches Muster		
Dänemark	58 %	72 %
Norwegen	47 %	60 %
Finnland	50 %	59 %
Im Übergang		
England	66 %	63 %
Niederlande	46 %	45 %
Traditionelles Muster		
Belgien	58 %	43 %
Frankreich	63 %	47 %
Griechenland	59 %	24 %
Portugal	68 %	28 %

Das traditionelle Muster der Geschlechtsunterschiede – Jungen fangen mit Geschlechtsverkehr früher an als Mädchen – findet man in den südlichen und südwestlichen, überwiegend katholischen oder orthodoxen Ländern Europas. Das moderne Muster – Mädchen fangen früher an als Jungen – findet sich vor allem in den überwiegend protestantischen skandinavischen Ländern, weshalb man auch vom „skandinavischen Muster" spricht (2). Diese Unterschiede im sexuellen Verhalten von Jugendlichen widerspiegeln Unterschiede in der Gleichstellung der Geschlechter, welche nicht nur im Bereich der Sexualität bestehen.

Auch die Akzeptanz von sexueller Aggression in der Ehe ist je nach Kultur verschieden. Während z.B. Vergewaltigung in der Ehe in mitteleuropäischen Ländern gesetzlich verboten ist, wird sie in vielen Teilen des ehemaligen Jugoslawien akzeptiert und praktiziert.

Noch größer werden die Unterschiede sexueller Normen, wenn man außereuropäische Kulturen in Betracht zieht. Eine wichtige Rolle spielen dabei Unterschiede in der Nomenklatur der averbalen Kommunikation. Eine bestimmte Körperhaltung, Geste oder ein Lächeln haben z. B. in asiatischen Kulturen eine andere Bedeutung als in westlichen Kulturen. Interpretiert z. B. ein einfacher Mitteleuropäer, der mit einer Asiatin verheiratet ist, deren freundliches Lächeln als Signal und Aufforderung zu einer sexuellen Annäherung, so kann er sich dabei in verhängnisvoller Weise irren. Die averbale Mitteilung kann nämlich eher bedeuten: „Ich bitte dich, lass mich heute sexuell in Ruhe!" Für die Partnerin kann dann das Verhalten des Mannes eine Missachtung ihres Willens und eine Verletzung der Norm „Achtung von Distanz und Autonomie" bedeuten. In multikulturellen Ehen erweist sich die Missachtung kulturell geprägter Normen nicht selten als Ausgangspunkt für schwere Sexualkonflikte (3).

Ethische Prinzipien. Die Abnahme der Bedeutung konfessionell geprägter Normen in säkularen Gesellschaften führt dazu, dass ethische Grundprinzipien wie „Autonomie", „Gutes tun und nicht schaden" und „Gerechtigkeit" für den Umgang in Vertrauensbeziehungen immer wichtiger werden. Dies gilt sowohl für die Arzt-Patient-Beziehung (4) als auch für intime Zweierbeziehungen. In unserer Sexualmedizinischen Sprechstunde am UniversitätsSpital Zürich sehen wir eine zunehmende

Zahl von PatientInnen, deren sexuelle Symptombildungen Ausdruck ungelöster ethischer Konflikte sind. Das folgende Fallbeispiel soll dies verdeutlichen.

Fallbeispiel
Ein 75-jähriger pensionierter Jurist wird von einem Urologen zugewiesen, da er beim Geschlechtsverkehr im Unterschied zur Masturbation nicht mehr orgasmusfähig ist. Darüber hinaus hat er die ihm empfohlene Probebiopsie wegen des Verdachtes auf ein Prostatakarzinom abgelehnt. Der rüstige und körperlich sich gesund fühlende Patient berichtet, dass er seit 15 Jahren mit Wissen seiner chronisch depressiven Ehefrau eine außereheliche Beziehung zu einer 62-jährigen geschiedenen Krankenschwester unterhalte. Seine Erektion sei noch gut und reiche für den Verkehr mit der Freundin aus. Im Gegensatz zu früher komme er jedoch nicht mehr zum Orgasmus, was ihn mehr als die Freundin störe. Im weiteren Verlauf berichtet er mit deutlichen Schamgefühlen, dass er sich seit Jahren bei der Masturbation eine sexuelle Szene mit der Freundin seiner längst verstorbenen Mutter vorstelle. Auch diese Freundin sei längst verstorben, habe ihn aber in jungen Jahren erotisch stark angezogen. Er selbst führt seinen fehlenden Orgasmus beim Koitus auf „die dicker werdende Prostata zurück".

Kommentar. Aus psychodynamischer Perspektive drängen sich bei der Beurteilung dieses Falles verschiedene Konflikthypothesen auf, z. B. ungelöster ödipaler Konflikt zur Mutter oder Gewissenskonflikt gegenüber der Ehefrau. Wie der Patient berichtet, hat er schon drei Psychoanalysen jeweils nach wenigen Sitzungen abgebrochen und äußert mir gegenüber, dass er für psychodynamische Erklärungsversuche meinerseits wenig Verständnis haben würde. Ich respektiere diesen Wunsch des Patienten und schlage ihm in den folgenden Beratungsgesprächen vor, sein sexuelles Problem eher unter einer ethisch-rechtlichen Perspektive zu betrachten. Diese Sichtweise ist ihm als Jurist vertrauter, so dass er auf Grund unserer Gespräche zu der Überzeugung gelangt, dass „seine Sexualmoral seit Jahren ethisch nicht vertretbar" sei. Kurz zusammengefasst formuliert der Patient im Verlauf unserer Gespräche folgende Hypothese als Erklärung für sein sexuelles Problem: Er habe in seinem Leben *seinen* sexuellen Willen immer höher bewertet als den seiner Frau. Zudem sei es ungerecht, bei der Masturbation in der Fantasie mit der verstorbenen Freundin seiner Mutter sexuell zu verkehren. Er „störe ihre Totenruhe, wenn er sie wöchentlich 1–2mal zum Objekt seiner sexuellen Triebe mache". Vielleicht sei das jetzige Krebsleiden, welches der Urologe vermute, „die gerechte Strafe für seine sexuelle Unmoral während seines ganzen Lebens."

! Dieses Beispiel zeigt zwei Aspekte, welche mir für die Sexualberatung von Bedeutung erscheinen: Für die Erklärung sexueller Symptombildungen ist neben der Sichtweise des Therapeuten die Gedankenwelt des Patienten von ebenso großer Bedeutung. Psychodynamische Erklärungen sind nur für einen Teil von PatientInnen hilfreich. Daneben bietet sich heute auch zunehmend eine ethisch-rechtliche Sichtweise an.

Konfliktkonstellation. Die Konfliktkonstellation bei dem geschilderten Patienten kann man in folgender Weise kurz zusammenfassen: Es besteht einerseits ein interpersoneller Konflikt zwischen der sexuellen Selbstbestimmung seiner Frau und von ihm selbst. Des Weiteren besteht ein ethischer Konflikt zwischen dem Autonomie- und dem Gerechtigkeitsprinzip. Er verstößt in seinem Erleben mit seinem sexuellen Willen bei der Masturbation ständig gegen das Gebot, mit der verstorbenen Freundin seiner Mutter gerecht umzugehen. Und schließlich stellen das „Versiegen seines Orgasmus" und das vermutete Prostatakarzinom in seinen Augen eine gerechte Strafe für seine sexuelle Unmoral dar.

Nachdem der Patient zu dieser für ihn einleuchtenden Erklärung gelangt war, konnte er die Konflikte und seine Selbstbestrafungstendenz relativieren und die Probebiopsie der Prostata durchführen lassen. Die außereheliche Beziehung beendete er, was den latenten Ehekonflikt entlastete und bei seiner Frau zu einer Aufhellung ihrer Depression führte. Sexuell sieht der Patient seine Zukunft in einer „platonischen Liebe" zu seiner Frau. Vorderhand habe ich die Beratung beendet, ihm aber angeboten, dass er sich wieder an mich wenden kann, wenn sich sein platonisches Liebesideal als unrealistisch erweisen sollte.

! Eine ethische Basiskompetenz (4) ist nicht nur für die Gestaltung einer Arzt-Patient-Beziehung, sondern auch für das Verständnis sexueller Konfliktkonstellationen äußerst hilfreich.

Es ist deshalb sehr begrüßenswert, dass in den reformierten Studiengängen für Humanmedizin die Ethik zu einem Pflichtfach für den Unterricht wurde. In der Ausbildung von PsychotherapeutInnen und der Fortbildung von ÄrztInnen finden ethische Fragen leider nach wie vor zu wenig Beachtung.

Gesellschaftliche Trends. Viele Menschen orientieren sich in der Gestaltung ihres Lebens an gesellschaftlichen Trends. Man will „in" und „cool" sein, und findet es „geil" sich so zu kleiden und zu verhalten, wie es gegenwärtig „im Trend" liegt. Für den Bereich der Sexualität scheinen mir gegenwärtig 4 Trends von Bedeutung, die für das Verständnis sexueller Symptombildungen von Bedeutung sind.

1. **Diskrepanz zwischen äußerer Sexualisierung und innerer Desexualisierung**
   Zahlreiche neuere Studien über das Sexualverhalten von Frauen und Männern in den westlichen Gesellschaften „zeigen verblüffend einhellig ein eher karges Sexualleben zwischen Männern und Frauen – und zwar von Helsinki bis San Francisco, von Marseille bis Edinburgh" (5). Die Studien zeigen einen Widerspruch „zwischen den bunten und wilden Sexmärchen der Medien ... und dem spärlichen sexuellen Alltag der meisten Menschen" (5). Die Sexualisierung der äußeren Welt, wie sie sich in der Mode und in Talkshows von privaten Fernsehanstalten beobachten lässt, steht in krassem Gegensatz zur weit verbreiteten sexuellen Langeweile, die sich u. a. im Symptom der „Lustlosigkeit" zeigt. Das „Mannequin" ist dafür eine prototypische Figur: „Durch und durch sexualisiert ist nichts mehr an ihm sexuell und geschlechtlich. Es ist voller Anspielungen und bleibt geschlechtslose Schablone" (5). Und nach Patrick Walder, einem Beobachter der Techno-Szene, werde „das Outfit immer schärfer und aufreizender. Die inszenierte Erotik und Androgynität der Körper verweise nur darauf, dass sie selbst auf Sex verzichten können. Beim sog. „chill out", dem Wiederzusichkommen nach ausuferndem Tanz und putschenden Trips liegen die Techno-Freaks kreuz und quer, wie Katzen in einem Korb, dabei spielt es keine Rolle, ob Mann oder Frau, es geht nicht um Sex, sie ertragen nicht, allein zu sein" (5).

2. **Inszenierung von Sexualität**
   Eine weitere Diskrepanz, mit der man in der Sexualberatung zunehmend häufiger konfrontiert wird, besteht zwischen angestrebtem sexuellem Verhalten und dem sexuellen Erleben. Bei der „sexuellen Performance" spielt es eine untergeordnete Rolle, ob Sex mit einer Partnerin/ einem Partner oder in der Masturbation alleine gelebt wird. Entscheidend ist, das die Sexualorgane und deren Physiologie souverän, vielseitig und außergewöhnlich zum Einsatz kommen und man ob dem „gelungenen sexuellen Event" Bewunderung erhält, vom Partner/ von der Partnerin oder von seinem eigenen „narzisstischen Größen-Ich". Bei all dem exaltierten sexuellen Agieren bleibt häufig das sexuelle Erleben auf der Strecke. Man empfindet nichts oder nur wenig, und wenn eine Befriedigung eintritt, ist sie meist nur von kurzer Dauer.

> **!** Hört man im Beratungsgespräch von all den sexuellen Abenteuern und Hochseilakten, fühlt man sich als Therapeut als „bescheidener Normalverbraucher". In solchen Situationen ist es wichtig, die eigenen Gegenübertragungsgefühle wahrzunehmen und zu kontrollieren, um den Patienten/die Patientin nicht mit unbedachten Äußerungen zu entwerten.

3. **Ästhetisierung und Bagatellisierung sexueller Aggression**
   Erotisierter Hass und Aggression, welche in sexuellen Deviationen zum Ausdruck kommen (6), werden heute zunehmend akzeptiert. Ein Indiz dafür ist die Tatsache, dass von den ehemaligen sexuellen Perversionen eigentlich nur noch die Pädophilie geblieben ist, welche strafrechtlich verfolgt und als behandlungsbedürftige Deviation betrachtet wird. Der Voyeurismus und Exhibitionismus erzeugen kaum noch öffentliches Ärgernis und werden ritualisiert in Love- oder Street-Parades kollektiv praktiziert. Auch „Sado-Maso" hat viel von seinem früheren Schrecken verloren. In den Kontaktinseraten seriöser Zeitungen wird er reichlich angeboten und in Erotic-TVs in bekömmlichen Dosen präsentiert. Wenn die an aggressivem Sex Beteiligten damit einverstanden sind, können heute Rücksichtslosigkeit und Demütigung dargestellt und praktiziert werden, auch wenn dabei psychischer und physischer Schmerz entstehen.

Wagt man als Sexualmediziner, solche Formen von Sexualitäten zu hinterfragen, läuft man Gefahr, als „Moralapostel“ oder „sexueller Hinterwäldler“ in Frage gestellt zu werden. In Beratungsgesprächen mit Patienten mache ich zu Beginn häufig die Bemerkung, es sei wichtig, im Gespräch über die sexuellen Probleme behutsam vorzugehen. Nicht selten erhalte ich dann vor allem von Männern die Antwort: „Mich brauchen sie nicht zu schonen, ich bin hart im Nehmen“. Oft stellt sich dann heraus, dass sie wesentlich härter im sexuellen Geben als Nehmen sind und ihre eigene Verletzlichkeit verleugnen.

4. **Brutalisierung der Pornographie**
Haben Sie schon einmal ein Sex-Journal aus den 50er Jahren oder erotische Bilder von Anfang des 20. Jahrhunderts betrachtet? Viele dieser Darstellungen haben eine humorvolle Seite. Ein steifer Penis als Blumenvase, eine überdimensional große und weit geöffnete Vagina, in welche gut gekleidete Herren einen kleinen Penis wie einen wertvollen Schatz hineintragen oder ein phantasievoller Sexualakt auf dem Küchentisch. Fast bin ich geneigt zu sagen „die guten alten Zeiten“! Surfen Sie heute im Internet durch pornographische Welten, dann hat man eigentlich nur 2 Möglichkeiten. Entweder seiner Gänsehaut zu folgen und schnell „das Weite zu suchen“, sprich sich auszuklicken. Oder aber Sie schalten eigene Gefühle ab und stellen konsterniert fest, welche Abgründe von menschlicher Verachtung und Misshandlung heute jedermann zugänglich sind und offenbar auch „konsumiert“ werden. Die Präzision von Vernichtung, welche heute in der Fernseh-Berichterstattung über Terroranschläge für wenige Sekunden gezeigt wird, kann in den pornographischen Websites im Detail betrachtet und „genossen“ werden.

Welche Einflüsse die geschilderten Determinanten auf sexuelle Einstellungen und Verhaltensweisen des Einzelnen haben, ist schwer zu sagen. Ich bin jedoch immer wieder beeindruckt, wie PatientInnen von sich aus bereit sind, über Normen, Prinzipien und „sexuelle Trends“ zu sprechen, wenn man ihnen in Beratungsgesprächen dazu die Gelegenheit gibt.

2.2 Wandel sexueller Normen

Moral. Studien zum sexuellen Verhalten und zu sexuellen Einstellungen von Jugendlichen und jungen Erwachsenen deuten auf einen Wandel der Sexualmoral hin, den Schmidt als „Demokratisierung der sexuellen Moral“ charakterisiert hat (7, 8).

D Der Begriff „Moral“ kann in folgender Weise umschrieben werden (9):
- Moral ist zu verstehen als ein Orientierungssystem, das Auskunft darüber gibt, welches Grundverständnis eine Gesellschaft oder eine Gruppe in Bezug auf die anerkannten Normen des guten Handelns verinnerlicht hat.
- Da die Moral von den wechselseitigen Erwartungen der Mitglieder einer bestimmen Gesellschaft oder Gruppe abhängt, weist sie zeitspezifische und kulturabhängige Merkmale auf und unterliegt dem gesellschaftlichen Wandel.
- Eine wesentliche Leistung der Moral ist darin zu sehen, dass sie dem Einzelnen innerhalb einer Gesellschaft Schutz vor den verschiedenen Formen des Verletzt- und Erniedrigtwerdens bietet.
- Voraussetzung für die Moral ist die Anerkennung des Anderen als gleichwertiges Gegenüber, was die Relativierung und bisweilen den Verzicht auf die Befriedigung eigener Interessen (z.B. Nahrungs-, Sexual- und Geltungstrieb) nahe legen kann. Auf diese Weise erleichtert die Moral das Zusammenleben von Menschen.

Verhandlungs- und Konsensmoral. In der traditionellen Sexualmoral, welche durch äußere Autoritäten wie Kirchen oder staatliche Institutionen geprägt wurde, sind bestimmte sexuelle Handlungen, wie voreheliche oder außereheliche Sexualität, Masturbation, Oralverkehr, Verhütung, Homosexualität oder Gruppensex als richtig oder falsch qualifiziert. Diese traditionelle Sexualmoral verliert zunehmend an Bedeutung zu Gunsten einer Verhandlungs- und Konsensmoral. „Verhandlungsmoral bewertet nicht sexuelle Handlungen oder Praktiken, sondern die Art und Weise ihres Zustandekommens, also Interaktionen. Sie hat klar liberale Züge. Ob hetero-, homo- oder bisexuell; ehelich oder außerehelich; mit Liebe oder ohne; genital, oral oder anal; zart oder ruppig; bieder oder raffiniert; sadistisch oder masochistisch – all das ist moralisch ohne Belang. Von Belang ist, dass es *ausgehandelt* wird“ (2). Verhandlungsmoral ist demokratisch, indem beide Partner gleichberechtigt diskutieren und aushandeln können, in welcher Weise sie sexuell miteinander verkehren wollen. Damit sollen Unberechenbarkeit und Risiken ausgeschaltet werden. Diese demokratisierte Form von Sexualität hat viele Vorteile, aber sie ersetzt die Utopie von sexueller Leidenschaft durch die einfache Formel „Sexualität ist Kommunikation“ (5). Die Demokratisierung sexueller Interaktionen gibt Frauen mehr Freiräume für Initiative und erlaubt Männern eine entspanntere und defensive Rolle in der Sexualität.

Transformation und Umwertung. Nach der sexuellen Liberalisierung der 60er und 70er Jahre, in welcher die Sexualität zum Gegenstand öffentlicher und wissenschaftlicher Diskussion wurde, vollzieht sich langsam aber kontinuierlich damit eine weitere Transformation und Umwertung der sexuellen Sphäre, welche Sigusch (10) als „neosexuelle Revolution“ bezeichnet hat. In dieser undramatisch und schleichend sich vollziehenden Umwälzung wird nach seiner Auffassung „...die alte Sexualität auseinander gelegt und neu zusammen gesetzt. Dadurch treten Dimensionen, Intimbeziehungen und Sexualfragmente hervor, die bisher keinen Namen hatten oder gar nicht existierten“ (10).

! In der sexualmedizinischen Praxis begegnet man heute einem Pluralismus sexueller Moralvorstellungen. Nicht selten sind diese Moralvorstellungen nur teilweise bewusst und innerhalb einer Paarbeziehung zwischen den beiden Partnern nicht kongruent. Nach meiner Erfahrung entwickeln sich Sexualkonflikte gelegentlich auf der Basis divergierender sexueller Einstellungen und moralischer Wertvorstellungen. Das Finden eines Konsens gelingt nur Paaren, die auch in anderen Bereichen ihrer Beziehung konflikt- und kompromissfähig sind. Diese Klärung unterschiedlicher Moralvorstellungen und das Finden einer weitgehenden Konsensmoral kann, wie wir noch sehen werden, eine zentrale Aufgabe einer Sexualberatung sein.

2.3 Wandel heterosexueller Beziehungen

Demokratisierung von Beziehungen. Parallel zur Demokratisierung der Sexualmoral hat sich in vielen westlichen Ländern eine „Demokratisierung von Beziehungen“ (5) vollzogen. Der Wandel in heterosexuellen Paarbeziehungen lässt sich wie folgt kurz charakterisieren.

Abnahme der Heiratsneigung. Die Wahrscheinlichkeit, mindestens einmal im Leben zu heiraten, ist in Deutschland von 90 % in den 60er Jahren auf 60 % zurückgegangen (11). Im gleichen Zeitraum hat die Zahl unverheirateter Partnerschaften zugenommen.

Zunahme der Scheidungsziffern. Die Scheidungswahrscheinlichkeit von heute geschlossenen Ehen beträgt in allen Ländern der EU, in Kanada und den USA ca. 40 % gegenüber etwa 13 % in den 60er Jahren. Viele Geschiedene heiraten wieder oder leben nach einer Scheidung mit oder ohne Kinder unverheiratet in einer neuen Partnerschaft.

Gender equalisation der Sexualität. Wie eingangs dieses Kapitels schon kurz erwähnt, hat die sexuelle Selbstbestimmung von Frauen im Zuge der Frauenbewegung der 80er Jahre zugenommen (1). Die Frau als „sexuelle Dienerin“ ihres Mannes findet man heute nur noch selten und wenn, dann in traditionellen Ehen älterer Menschen. Die sexuelle Selbstbestimmung und Emanzipation der Frau zeigt sich durch alle sozialen Schichten und Generationen.

Serielle Monogamie. Die meisten heterosexuellen Paare, sowohl verheiratete wie unverheiratet zusammenlebende, haben nach wie vor ein hohes Treueideal. Außenbeziehungen sind eher selten, wie eine neuere Untersuchung der Forschungsgruppe von Gunther Schmidt bestätigt. Danach finden 95 % der Geschlechtsverkehre in festen Beziehungen statt und nur 1 % in Außenbeziehungen. Singles aller Altersstufen führen eher ein bescheidenes Sexualleben und sind an knapp 5% der Geschlechtsverkehre beteiligt (2).

Man findet heute, so lässt sich zusammenfassend sagen, eine Vielfalt von Beziehungsformen. Männer und Frauen haben ein breites Spektrum von Möglichkeiten, wie sie eine Zweierbeziehung gestalten wollen. Eine Folge dieser großen Gestaltbarkeit des Privatlebens ist, dass Mann und Frau als Individuen auf immer mehr Ebenen mit Entscheidungen konfrontiert sind. Beck und Beck-Gernsheim sprechen in diesem Zusammenhang von einem „Überangebot an Wahlmöglichkeiten", welches in einer Paarbeziehung auch zu Überforderung und Konfliktpotential führen kann (12).

2.4 Wandel der Sexualität im Verlauf individueller Biographien

Stellenwert der Sexualität. Sexuelle Einstellungen und Verhaltensweisen werden nicht nur durch äußere, soziokulturelle Faktoren beeinflusst. Mindestens ebenso wichtig sind biographische Entwicklungen, in deren Verlauf der Stellenwert der Sexualität, das Sexualverhalten und das sexuelle Erleben sich mehrfach verändern können. Das folgende Fallbeispiel zeigt dies in eindrücklicher Weise.

Fallbeispiel
Ein 55-jähriger selbständiger Handwerker wird mit der Diagnose „Sexsucht bei Impotenz" unserer Sexualmedizinischen Sprechstunde zugewiesen. Er ist seit 3 Jahren wegen eines progredienten Morbus Parkinson invalidisiert. Seine 10 Jahre jüngere 2. Ehefrau ist Handarbeitslehrerin und voll berufstätig. Im Erstgespräch berichtet er, dass er soeben seine 30-jährige, in Neuseeland lebende Tochter besucht habe. Diese leide an einer schweren Krebserkrankung, und er habe sich anlässlich seines Besuches von ihr verabschiedet, da sie wohl bald sterben werde. Mit seiner Potenz sei es schon seit 5 Jahren immer schlechter gegangen. Glücklicherweise gebe es ja jetzt „Potenzpillen" (gemeint ist Sildenafil), mit denen es ganz gut gehe. Seitdem er nicht mehr arbeiten könne, sei der „Sex zu seiner Hauptbeschäftigung" geworden. Er masturbiere täglich 2-3mal und habe Verkehr sowohl mit seiner Frau als auch mit einer früheren Schulfreundin, die unglücklich verheiratet sei und die ihn schon immer sexuell stark angezogen habe. Die Sexualanamnese ergibt, dass der Patient bis zum Beginn seiner Parkinson-Erkrankung ein unauffälliges, für ihn und seine Frau befriedigendes Sexualleben geführt hat. Vor der Scheidung seiner 1. Ehe unterhielt er während mehrerer Jahre eine außereheliche Beziehung und hatte auch gelegentlich Prostituiertenkontakte.

Kommentar. In den Beratungsgesprächen, welche ich teils mit dem Patienten alleine, teils gemeinsam mit seiner Ehefrau führte, zeigte sich, dass sexuelle Handlungen für ihn seit Beginn seiner schweren Erkrankung zu einer Art Bewältigungsstrategie geworden waren. Durch sexuelle Phantasien konnte er sich von seinen Krankheitsbeschwerden ablenken. Die häufigen sexuellen Handlungen hatten, ohne dass ihm dies bewusst war, eine wichtige Bedeutung zur Abwehr von Krankheits- und Todesängsten. Durch die sexuelle Zuwendung seiner Frau und der Freundin fühlte er sich in seiner Männlichkeit bestätigt, obwohl – wie er es ausdrückte – „seine Lebenskraft ihn zunehmend im Stich ließ".

Sexualität als Ressource zur Bewältigung schmerzlicher Erfahrungen und von Schicksalsschlägen spielt vor allem in der zweiten Lebenshälfte für viele Menschen eine wichtige Rolle. In jüngeren Jahren wird Sexualität häufig als Ausdruck von Lust und Freude praktiziert und hat damit eine völlig andere Bedeutung. Treten sexuelle Probleme und Symptombildungen auf, wird Sexualität zu einer Belastung mit negativen Auswirkungen auf das Selbstwerterleben und die Lebensqualität.

! Spricht man mit älteren Menschen über ihre sexuelle Biographie, so wird deutlich, dass die Sexualität als wichtiges Element der Gesamtpersönlichkeit ebenso wie andere Persönlichkeitsbereiche keine statische Größe ist, sondern ein sich wandelndes Phänomen. Stürmische Zeiten und Durststrecken, glückliche Erfahrungen und Demütigungen wechseln sich ab. Dadurch, dass die Sexualität für viele Menschen bis ins hohe Alter ein wichtiger Lebensbereich ist, durchläuft sie Höhen und Tiefen. Zeitweise spielt sie eine bescheidene Rolle, immer wieder kann sie jedoch zu einer Art Bühne werden, auf welcher sich Komödien ebenso wie Tragödien abspielen.

2.5 Sexualisierung von Konflikten

Intrapsychische Konflikte. Sexuelle Symptombildungen können, wie in den folgenden Kapiteln noch näher ausgeführt wird, vielfältige organische und/ oder psychische Ursachen haben. Ebenso wie andere psychosomatische Symptombildungen sind sexuelle Funktionsstörungen häufig Ausdruck eines intrapsychischen oder interpersonellen Konfliktes. Aus einer psychodynamischen Perspektive finden sich bei sexuellen Symptombildungen häufig folgende, zeitlich überdauernde, intrapsychische Konflikte (13):

- Abhängigkeit vs. Autonomie
- Unterwerfung vs. Kontrolle
- Selbstwertkonflikte (Selbst- vs. Objektwert)
- Über-Ich und Schuldkonflikte
- ödipal-sexuelle Konflikte

Interpersonelle Konflikte. Handelt es sich mehr um einen interpersonellen Konflikt, in welchem sich zwei Partner im Sinne einer Kollusion (14) in gegensätzliche Einstellungen und Verhaltensweisen polarisieren, so findet man häufig folgende Konstellationen:

- Nähe vs. Distanz
- Rivalisierender Machtkampf
- Wunsch nach vs. Angst vor einem Kind
- Bewunderung vs. Entwertung

Sekundärer Krankheitsgewinn. Ob Konflikte einer Beratung zugänglich sind oder eine intensivere Psychotherapie im Sinne einer Einzel- oder Paartherapie erfordern, lässt sich auch bei einer eingehenden Abklärung nicht ohne weiteres sagen. Die Fixierung eines neurotischen Konfliktes hängt stark mit den Persönlichkeiten der beiden Partner, sowie mit dem sog. „sekundären Krankheitsgewinn" zusammen, den ein oder beide Partner aus der Symptombildung haben. „Sekundärer Krankheitsgewinn" meint die Vorteile und Erleichterungen, die ein Patient mittels Symptombildung in seinen zwischenmenschlichen Beziehungen erzielt, z. B. vermehrtes Beobachtetwerden, Befreiung von Verantwortung und Verpflichtung sowie Schonung" (15).

Resümee

Sexuelle Einstellungen des Einzelnen können basieren auf

- konfessionell geprägten Normen
- kulturell geprägten Normen
- ethischen Prinzipien
- gesellschaftlichen Trends

Diese Determinanten der soziokulturellen Umwelt können für den Einzelnen unterschiedliche Bedeutung haben.

Sexuelle Normen haben sich gewandelt. An die Stelle einer allgemein verbindlichen, durch Autoritäten wie Kirchen und staatliche Institutionen geprägten traditionellen Sexualmoral tritt zunehmend eine individuelle Verhandlungs- und Konsensmoral. Diese Entwicklung hat zu einem Pluralismus sexueller Moralvorstellungen geführt.

Der **Wandel heterosexueller Beziehungen** zeigt sich in

- der Abnahme der Heiratsneigung
- der Zunahme der Scheidungsziffern
- einer sog. „Gender equalisation" der Sexualität
- serieller Monogamie

Sexuelle Einstellungen und Verhaltensweisen ändern sich im Verlauf individueller Biographien. Der Stellenwert der Sexualität sowie das sexuelle Verhalten und Erleben können sich in den einzelnen Lebensphasen nachhaltig verändern.

Sexuelle Symptombildungen können Ausdruck eines intrapsychischen und/ oder interpersonellen Konfliktes sein.

Literatur

1. Haavio-Mannila E, Kontula O, Rotkirch A. Sexual lifestyles in the Twentieth Century. A research study. New York: Palgrave; 2002.
2. Schmidt G. Sexualität und Kultur: Soziokultureller Wandel der Sexualität. In: Hornung R, Buddeberg C, Bucher T, editors. Sexualität im Wandel. Zürich: vdf Hochschulverlag AG; 2004. p. 11-28.
3. Kring B. Sexualität und Immigration – Liebe ohne Grenzen. In: Hornung R, Buddeberg C, Bucher T, editors. Sexualität im Wandel. Zürich: vdf Hochschulverlag AG; 2004. p. 45-58.
4. Buddeberg C, Buddeberg-Fischer B. Die Arzt-Patient-Beziehung. In: Buddeberg C, editor. Psychosoziale Medizin 3. Auflage. Berlin Heidelberg: Springer; 2004. p. 330-360.
5. Schmidt G. Spätmoderne Sexualverhältnisse. Zum sozialpsychologischen Hintergrund sexualtherapeutischer Arbeit. In: Strauss B, editor. Psycho-

therapie der Sexualstörungen. Stuttgart: Thieme; 2004. p. 7-17.
6. Stoller RJ. Perversion. Die erotische Form von Hass. Reinbek: Rowohlt; 1979.
7. Schmidt G. Sexuelle Verhältnisse. Über das Verschwinden der Sexualmoral. Reinbek: Rowohlt; 1998.
8. Schmidt G. Kinder der sexuellen Revolution. Kontinuität und Wandel studentischer Sexualität 1966-1996. Giessen: Psychosozial-Verlag; 2000.
9. Ricken F. Allgemeine Ethik. Stuttgart: Kohlhammer; 2003.
10. Sigusch V. Sexuelle Störungen und ihre Behandlung 3. Auflage. Stuttgart: Thieme; 2001.
11. Peuckert R. Familienformen im sozialen Wandel 3. Auflage. Opladen: Leske und Budrick; 1999.
12. Beck U, Beck-Gernsheim E. Das ganz normale Chaos der Liebe. Frankfurt a M: Suhrkamp; 1990.
13. OPD. Operationalisierte Psychodynamische Diagnostik: Grundlagen und Manual. Bern Göttingen: Huber; 2001.
14. Willi J. Die Zweierbeziehung. Reinbek: Rowohlt; 1990.
15. Buddeberg C, Brähler E. Persönlichkeitspsychologie. In: Buddeberg C, editor. Psychosoziale Medizin 3. Auflage. Berlin Heidelberg: Springer; 2004. p. 253-275.

3 Biologische Grundlagen der Sexualität

Caroline Maake

In den westlichen Gesellschaften haben in den vergangenen Jahrzehnten sowohl die Sexualerziehung in den Schulen, als auch eine Fülle von wissenschaftlichen Publikationen und Medienberichten dazu geführt, dass die Mehrheit der Bevölkerung über einen Zugang zu Informationen über die Biologie und Physiologie der Sexualität verfügt. Diese erfreuliche Entwicklung darf aber nicht darüber hinwegtäuschen, dass nach wie vor noch viele Frauen und Männer Wissenslücken und Missverständnisse hinsichtlich der anatomischen Verhältnisse der Sexual- und Reproduktionsorgane oder der physiologischen Vorgänge während der sexuellen Reaktion haben. Die Ursachen hierfür sind vielschichtig, und zweifellos spielen der individuelle soziokulturelle Hintergrund und eventuell damit verbundene Tabus eine wichtige Rolle. Von zusätzlicher Bedeutung mag auch die große Menge an immer komplexer werdender wissenschaftlicher Information sein, welche den Überblick und das Verstehen der Zusammenhänge für Nichtfachleute oft eher erschwert als erleichtert. Auf der anderen Seite muss man sich aber darüber im Klaren sein, dass nach wie vor einzelne Aspekte zur Biologie der Sexualität selbst in der Fachliteratur ungeklärt bzw. heftig umstritten sind. Dazu zählt beispielsweise die biologische Funktion des weiblichen Orgasmus oder das in letzter Zeit viel diskutierte „Climacterium virile“ und seine Konsequenzen. Im folgenden Kapitel werden die wichtigsten anatomischen, physiologischen und hormonellen Grundlagen menschlicher Sexualität in Form eines kurzen Überblicks zusammengefasst.

3.1 Geschlechtsorgane des erwachsenen Mannes

Äußere und innere Geschlechtsorgane. Unter anatomischen Gesichtspunkten unterscheidet man beim Sexual- und Reproduktionssystem des Mannes die äußeren Genitalien (Penis und Hodensack mit Hoden, Nebenhoden und Anfangsteil des Samenstranges) von den inneren Genitalien (restliche Anteile des Samenstranges, Harnröhre, akzessorische Geschlechtsdrüsen). Die Lage dieser Organe ist aus Abb. 3.**1a** (1) ersichtlich.

Hoden. Die Hoden (Testes) sind paarige, etwa pflaumengroße Organe, welche, umgeben von Schutzschichten aus Bindegewebe und glatter Muskulatur, im Hodensack (Scrotum) liegen. In aufrechter Position hängt der linke Hoden üblicherweise etwas tiefer als der rechte. Histologisch gesehen enthält der Hoden zahlreiche stark aufgeknäulte, feinste Samenkanälchen (Tubuli seminiferi contorti) mit einem Keimepithel, in dem mit einsetzender Pubertät täglich mehrere Millionen männlicher Keimzellen (Spermien) entstehen. Im Unterschied zur Frau besitzt der Mann in den Samenkanälchen ein Reservoir an Stammzellen, so dass sich zeitlebens Spermien in einem mehrstufigen Prozess entwickeln können. Diese Differenzierung benötigt 74 Tage und eine Temperatur von etwa 34° C. Letztere wird gewährleistet durch die Lage der Hoden außerhalb des Körpers: die Temperatur im Hodensack ist etwa 3° C niedriger als die Körperkerntemperatur.

Im Bindegewebe zwischen den Samenkanälchen befinden sich Gruppen spezialisierter Zellen (sog. „Leydig-Zellen“). Diese machen etwa 20 % der gesamten Hodenmasse aus und dienen der Produktion männlicher Sexualhormone. Die aus den Samenkanälchen freigesetzten Keimzellen sind allerdings noch nicht voll ausgereift.

! Die endgültige Entwicklung zu befruchtungsfähigen, beweglichen Spermien erfolgt erst in den anschließenden Abschnitten des männlichen Reproduktionssystems.

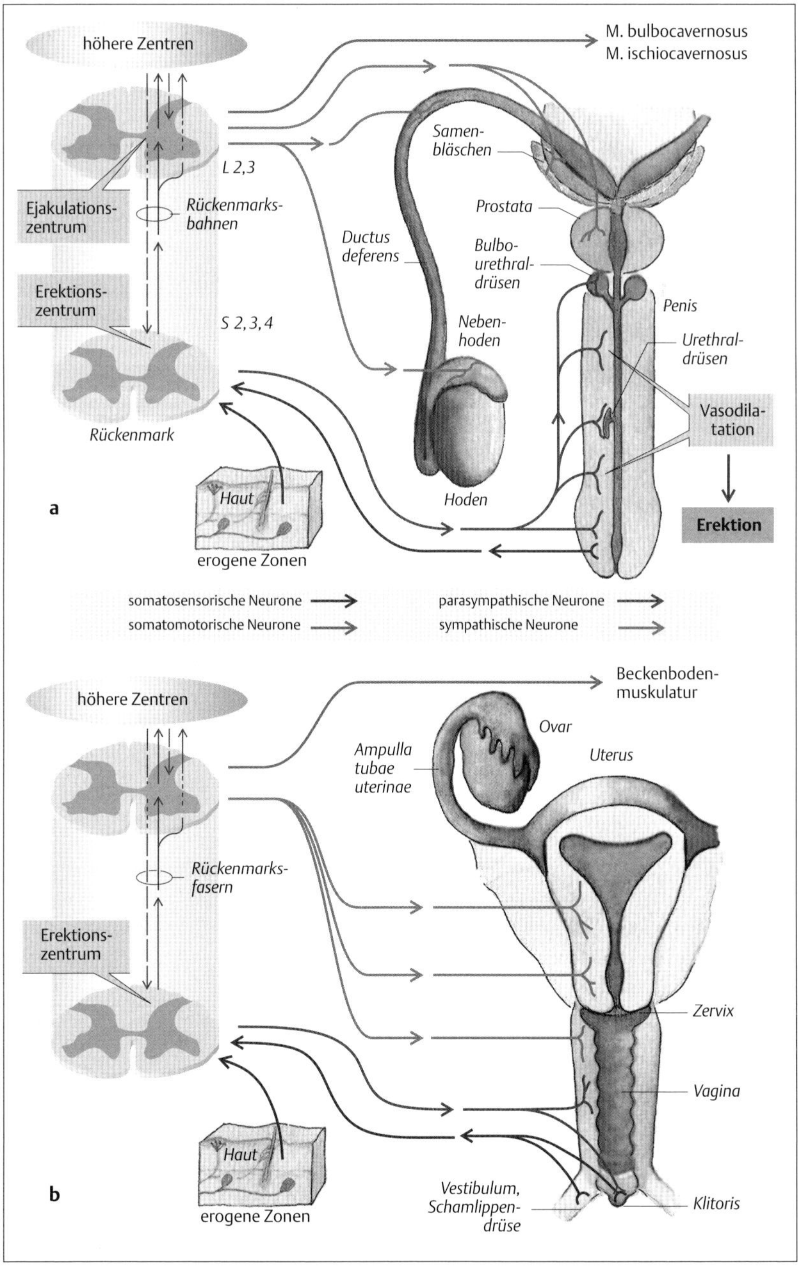

Abb. 3.**1** Sexualreflexe der männlichen (**a**) und weiblichen (**b**) Geschlechtsorgane.
(Aus: Stefan Silbernagl/Agamemnon Despopoulos: Taschenatlas der Physiologie. Stuttgart: Thieme 2001, 5. Aufl., S. 309, Tafel 11.21.).

Zunächst werden die Spermien mithilfe einer ebenfalls in den Samenkanälchen gebildeten Flüssigkeit in das weiterführende Gangsystem des Hodens (Rete testis) gespült, welches anschließend in das Leitungssystem des Nebenhodens (Epididymis) mündet.

Nebenhoden. Die paarigen Nebenhoden sind längliche Organe, die den beiden Hoden seitlich aufsitzen. Sie beinhalten jeweils einen aufgeknäulten Nebenhodengang (Ductus epididymidis), welcher die Spermien über Verbindungsgänge (Ductuli efferentes) aus den Hoden aufnimmt. In den Gängen der Nebenhoden wird ein Sekret aus

Hormonen, Enzymen und Nährstoffen produziert, das essenziell für die weitere biochemische Reifung und das Überleben der Spermien von Bedeutung ist. So erfolgt während der etwa 2–3 Wochen dauernden Passage der Keimzellen durch den Nebenhodengang deren Differenzierung zu fertilen Spermien. Allerdings wird die Fähigkeit zur Eigenbewegung noch bis zum Samenerguss blockiert, und der Vorwärtstransport der Spermien erfolgt nur über Kontraktionen der Gangsysteme.

In den erweiterten Endabschnitten der Nebenhodengänge können die herangereiften Spermien in gewissem Umfang gespeichert werden. Kommt es nicht zu einer Entleerung – z.B. während einer Ejakulation –, altern die Spermien und sterben schließlich ab.

Die Gänge der Nebenhoden finden ihre Fortsetzung im rechten bzw. linken Samenleiter (Ductus deferens), welche die Verbindung zwischen Nebenhoden und Harnröhre (Urethra) herstellen. Die paarigen etwa 35 cm langen Samenleiter ziehen hierbei vom Hodensack kommend rechts und links durch den Leistenkanal und dann nach innen in das kleine Becken. Auf diesem Weg werden sie zunächst von Nervenfasern, Blut- und Lymphgefäßen begleitet, so dass sich sog. „Samenstränge" (Funiculi spermatici) bilden, die aufgrund ihrer Festigkeit und oberflächlichen Lage oberhalb des Hodens im Hodensack getastet werden können.

! Hauptaufgabe der Samenleiter ist der Weitertransport der Spermien. Die Spermien können im Samenleiter aber auch bis zu mehreren Monaten ohne Verlust der Zeugungsfähigkeit gespeichert werden. An der Rückseite der Harnblase münden rechter und linker Samenleiter zusammen.

Akzessorische Geschlechtsdrüsen. An dem weiteren samenableitenden Weg sind die Ausführungsgänge hormonabhängiger, sog. „akzessorischer Geschlechtsdrüsen" beteiligt, deren Sekrete eine bedeutende Rolle für die qualitative und quantitative Zusammensetzung des Ejakulates spielen. Die wichtigsten dieser Drüsen werden im Folgenden kurz besprochen.

Die Samenblasen (Bläschendrüsen, Vesiculae seminales) sind ovale, paarige Drüsen auf der Rückseite der Harnblase. Ihre Ausführungsgänge bilden zusammen mit den Enden der beiden Samenleiter einen etwa 1 cm langen gemeinsamen Kanal, den Ductus ejaculatorius, der schräg durch die Prostata zieht und kurz unterhalb der Harnblase in die Harnröhre mündet.

Die normalerweise kastaniengroße Vorsteherdrüse (Prostata) liegt unterhalb der Harnblase und umfasst den oberen Teil der Harnröhre. Das milchige Prostatasekret wird über zahlreiche kleine Ausführungsgänge im Bereich der Mündung des Ductus ejaculatorius ebenfalls in die Harnröhre abgegeben.

! Die mengenmäßig größten Flüssigkeitsanteile des Ejakulats werden von den Samenblasen (etwa 60–70 %) und der Prostata (etwa 20–30 %) gebildet. Die geringen fehlenden Anteile stammen aus Hoden, Nebenhoden und Samenleiter. Die Sekrete der beiden akzessorischen Geschlechtsdrüsen werden bei der Ejakulation den Spermien beigemischt und sorgen vor allem für deren Beweglichkeit, Schutz und Ernährung.

Die linsengroßen paarigen Bulbourethral-Drüsen (Cowper-Drüsen, Glandulae bulbourethrales) liegen hinter der Harnröhre in der Ebene des Beckenbodens an der Penisbasis. Ihr schleimhaltiges Sekret wird bei sexueller Erregung in die Harnröhre abgegeben, wo es – in Vorbereitung der Ejakulation – für die Anfeuchtung der Urethra sorgt.

Glied. Das männliche Glied (Penis) besitzt 3 schwammartige Schwellkörper, nämlich die beiden oben liegenden Corpora cavernosa und das unten liegende Corpus spongiosum, welches die Harnröhre umschließt. Der funktionell wichtige Aufbau der Corpora cavernosa aus einem System von Hohlräumen, in denen sich bei sexueller Erregung das Blut der Penisgefäße staut, ist die anatomische Voraussetzung für die Versteifung des Penis (Erektion, siehe unten). Die oberflächlich in den Penis einstrahlenden Muskeln (Musculus ischiocavernosus und bulbospongiosus) sind nicht für die Erektion, sondern vor allem für die Orgasmusphase von Bedeutung. An der Spitze des Penis befindet sich die Eichel (Glans penis) mit der Mündungsstelle der Harnröhre.

3.2 Geschlechtsorgane der erwachsenen Frau

Innere und äußere Geschlechtsorgane. Auch bei der Frau unterscheidet man die inneren (Eierstöcke, Eileiter, Gebärmutter, Scheide) von den äußeren (Schamlippen, Kitzler) Geschlechtsorganen. Letztere werden – zusammen mit dem behaarten Schamhügel (Mons pubis) – auch als „Vulva" zusammengefasst. In Abb. 3.**1b** ist die anatomische Lage dieser Organe dargestellt.

Eierstöcke. Die Eierstöcke (Ovarien) sind paarige, etwa mandelgroße Organe, welche über bindegewebige Bänder sowohl am kleinen Becken als auch an der Gebärmutter befestigt sind. Ab der Pubertät reifen hier die weiblichen Keimzellen unter hormoneller Kontrolle in zyklischen Abständen aus einem Reservoir von Vorläuferzellen in sog. „Follikeln" heran. Etwa 400.000 solcher Vorläuferzellen sind zum Zeitpunkt der Geburt vorhanden. Während der Geschlechtsreife der Frau reduziert sich diese Zahl aber durch Eisprung und Degeneration, so dass der Vorrat schließlich aufgebraucht ist und die Eierstöcke ihre Funktion einstellen (Menopause).

Histologisch bestehen die Follikel aus den Eizellen (Oocyten) und – je nach Wachstumsstadium – einer unterschiedlich ausgeprägten Schicht von umgebenden Zellen. Aus diesen umgebenden bindegewebigen und epithelialen Schichten differenzieren sich spezialisierte Zellen (Granulosa- und Thekazellen), die für die Produktion von weiblichen Sexualhormonen verantwortlich sind.

! Normalerweise wächst pro Zyklus abwechselnd im rechten und linken Eierstock nur eine Eizelle bis zur vollen Reife heran. Die Freisetzung der reifen Eizelle aus dem Follikel, der Eisprung (Ovulation), erfolgt etwa in der Zyklusmitte. Die somit aus dem Eierstock entlassene Eizelle wird durch den Eileiter aufgenommen.

In den Eierstöcken findet man auch regelmäßig eine große Anzahl von Follikeln in verschiedenen Stadien der Degeneration und gegebenenfalls einen riesigen Gelbkörper (Corpus luteum), welcher sich aus den Follikelresten nach dem Eisprung für einige Zeit im ovariellen Bindegewebe bildet. Die Zellen des Gelbkörpers sezernieren ebenfalls weibliche Geschlechtshormone, die vor allem im Falle einer Befruchtung während der Schwangerschaft wichtig sind.

Eileiter. Die Eileiter (Tubae uterinae) sind paarige, etwa 12 cm lange schlauchartige Gänge. Auf den Eierstock ausgerichtet besitzen sie trichterförmige Öffnungen mit fingerartigen Fortsätzen (Fimbrien), welche helfen, die aus dem Ovar freigesetzte Eizelle aufzufangen. Durch aktive Bewegung der Eileiterwände werden die Eizellen dann Richtung Gebärmutter transportiert. Während dieses etwa 5-tägigen Weges kann eine Befruchtung durch Spermien erfolgen, die via Scheide und Gebärmutter aktiv in die Eileiter aufwärts geschwommen sind. Da die Überlebensfähigkeit der Eizelle nach der Ovulation nur auf etwa 24 Stunden beschränkt ist, erfolgt die Befruchtung fast immer im oberen Drittel der Eileiter. Die Eileiter münden rechts und links in die Gebärmutter (Uterus), wo alle weiteren Entwicklungsschritte der befruchteten Eizelle bis zur Geburt stattfinden.

Gebärmutter. Bei Frauen, die noch nicht geboren haben, besitzt die Gebärmutter etwa die Grösse und Form einer umgekehrten Birne. Ihre Wand besteht vor allem aus einer dicken Schicht glatter Muskulatur (Myometrium), die eine wichtige Rolle während der Geburt spielt. Die nach innen gewandte Seite der Gebärmutter trägt eine Schleimhaut (Endometrium), deren Aufbau von weiblichen Sexualhormonen abhängig ist. Sie weist je nach Zyklusstadium einen unterschiedlichen Aufbau aus Bindegewebe, Gefäßen und Drüsen auf. Falls während eines Zyklus keine Befruchtung stattgefunden hat, werden große Teile der Gebärmutterschleimhaut während der Menstruation abgestoßen und anschließend in zeitlicher Koordination mit den Wachstumsprozessen in den Eierstöcken wieder regeneriert. Spezielle Drüsen im unteren Teil der Gebärmutter (Cervix uteri) sezernieren zyklusabhängig einen mehr oder weniger zähflüssigen, alkalischen Schleim. Um den Zeitpunkt der Ovulation wird dieser Schleim dünnflüssiger und ermöglicht so eine rasche Passage von Spermien in die Gebärmutter.

Scheide. An die untere, enge Öffnung der Gebärmutter schließt sich der dehnbare, muskuläre Kanal der Scheide (Vagina) an. Sie dient als Schutzzone für die tiefer im Becken liegenden weiblichen Reproduktionsorgane, als Kopulationsorgan der Frau, als Geburtskanal, sowie als Abfluss für Sekrete und Menstrualblut. Die Scheide verläuft schräg nach vorne durch das kleine Becken und mündet im Bereich der äußeren Genitalien zwischen Harnröhre und Darm (Anus).

Um den Eingang von Scheide und Harnröhre befinden sich außen die großen und innen die kleinen Schamlippen (Labien). Dort, wo die kleinen Schamlippen vorne zusammentreffen, oberhalb der Öffnung der Harnröhre, liegt der Kitzler (Clitoris), der embryologisch dem Penis entspricht. Im Bereich des Kitzlers und der angrenzenden großen und kleinen Schamlippen erstrecken sich längliche Schwellkörper. Um den Scheideneingang sind außerdem verschiedene Drüsen lokalisiert, welche die Schleimhaut befeuchten können.

3.3 Hormonelle Regulation

Hierarchische Organisation. Hormone sind chemische Botenstoffe, die von endokrinen Drüsen produziert und ans Blut abgegeben werden. Über den Blutweg werden die Hormone dann an ihre Zielorgane transportiert, wo sie ihre spezifischen Wirkungen entfalten können. Charakteristisch für Hormonsysteme ist ihre hierarchische Organisation. Sowohl im männlichen als auch im weiblichen Hormonsystem findet man eine Kaskade von 3 hintereinander geschalteten Hierarchiestufen: den Hypothalamus, die Hypophyse und schließlich die Keimdrüsen.

Hypothalamus und Hypophyse sind Teile des Gehirns. Vereinfacht gesehen bildet der Hypothalamus unter dem Einfluss anderer Hirngebiete regulatorische Neurohormone (u. a. sog. „Releasing Hormones"), die über spezielle Nervenfasern an die benachbarte Hypophyse transportiert und dort an ein lokales Blutkreislaufsystem abgegeben werden. Regulieren sie die Sexualhormone, werden diese als „Gonadotropin Releasing Hormones" bezeichnet. Im Vorderlappen der Hypophyse wird auf dieses Signal hin die Produktion der beiden Gonadotropine LH (Luteinisierendes Hormon) und FSH (Follikelstimulierendes Hormon) angeregt. LH und FSH werden vom Hypophysen-Vorderlappen in die Blutzirkulation des Körpers abgegeben und gelangen so an ihre Zielgebiete, vor allem im Eierstock bzw. im Hoden. Erst unter dem Einfluss dieser Hypophysenhormone kommt es dort zur Produktion der männlichen bzw. weiblichen Sexualhormone.

> **!** Ein wichtiges funktionelles Charakteristikum dieser hormonellen Regelkreise ist ihre Eigenregulation durch negative Rückkopplungsmechanismen. Auf diese Weise wirken hohe Blut-Spiegel von Testosteron, Östrogen oder Progesteron zurück auf das Gehirn und unterdrücken die weitere Synthese der Botenstoffe im Hypothalamus.

Sexualsteroide. Sämtliche männlichen und weiblichen Sexualhormone gehören zur Familie der Steroidhormone („Steroide"), die sich alle aus dem Cholesterin herleiten. Welches Steroid im Einzelnen produziert wird, hängt vor allem vom Vorhandensein von Rezeptoren für Steuerungshormone wie LH und FSH sowie von Enzymen ab, welche die verschiedenen Syntheseschritte katalysieren. Zu den männlichen Sexualhormonen (Androgenen) zählen Testosteron und seine Metaboliten, bei den weiblichen Sexualhormonen sind vor allem das 17ß-Östradiol (meist synonym verwendet mit Östrogen) und das Progesteron zu erwähnen.

Generell sind Steroide kleine hydrophobe Moleküle, die frei in ihre Zielzellen hinein diffundieren können. Im Komplex mit spezifischen Rezeptoren können die Steroide dann im Zellkern der Zielzellen die Expression bestimmter Gene regulieren. Steroidhormone fungieren also als sog. „Transkriptionsfaktoren", die indirekt wirken, indem sie die Synthese von Proteinen beeinflussen, welche die eigentlichen zellbiologischen Funktionen ausüben.

Hormonelle Regelkreise beim Mann. Wie oben beschrieben, werden unter der Kontrolle des Hypothalamus in der Hypophyse die Hormone LH und FSH synthetisiert und in einem typischen Tag-Nacht-Rhythmus sezerniert. Unter direkter LH-Wirkung wird nun in den Leydig-Zellen des Hodens die Produktion des Steroidhormons Testosteron angeregt. FSH fördert hingegen indirekt die Produktion von Testosteron, indem es die Expression von LH-Rezeptoren auf Leydig-Zellen anregt.

Im Hoden wirkt Testosteron in einem komplizierten Zusammenspiel mit FSH stimulierend auf die Reifung von Spermien in den Hodenkanälchen. Zusätzlich entfaltet Testosteron aber auch eine Wirkung auf den männlichen Gesamtorganismus, da es ans Blut abgegeben mit einer Halbwertszeit von etwa 30 Minuten zirkuliert. Testosteron erfüllt so essenzielle Funktionen für die Entwicklung der männlichen Reproduktionsorgane und sorgt während der Pubertät für die Entwicklung und den Erhalt der sekundären männlichen Geschlechtsmerkmale wie z. B. Körperbehaarung oder die tiefere Stimme. Außerdem hat Testosteron u. a. positive Effekte auf das Wachstum von Muskeln und Knochen, regt die Produktion der Talgdrüsen an und führt zu einer Vermehrung roter Blutkörperchen. In welchem Maße Testosteron für aggressives Verhalten, Libido und Potenz verantwortlich ist, wird kontrovers diskutiert.

Hormonelle Regelkreise bei der Frau. Anders als beim Mann werden bei der Frau die Hormone aus der Hypophyse in einem 28-tägigen Zyklus mit seinem charakteristischen Verlauf der FSH und LH Sekretion freigesetzt. Ziel dieses komplizierten Ablaufs ist die Entwicklung einer befruchtungsfähigen Eizelle bei gleichzeitiger Bereitung der Uterusschleimhaut für eine mögliche Schwangerschaft.

Mit Beginn der Menstruation steigen die Spiegel von FSH, aber auch von LH an, was in den Ovarien zu einem Wachstumssignal für etwa 20 Eifollikel pro Monat führt. Die sich dadurch ebenfalls entwickelnden Thekazellen initiieren die Produktion von Östrogen, was wiederum stimulierend auf die Regeneration der Uterusschleimhaut wirkt. Nach ca. einer Woche wird ein einzelner Follikel dominant, die anderen bilden sich zurück. Für den letzten Wachstumsschub des dominanten Eifollikels etwa 18 Stunden vor dem Eisprung sind vor allem hohe LH-Werte verantwortlich. Im Zusammenspiel von FSH und LH kommt es um den 14. Tag des Zyklus zum Eisprung. Die stattgefundene Ovulation ist erfassbar durch die um 0,5° C erhöhte Basaltemperatur. Die im Eierstock zurückbleibenden Zellen des Follikels bilden sich zum sog. „Gelbkörper“ (Corpus luteum) um, der als Hormondrüse wirkt und für die Produktion vor allem von Progesteron verantwortlich ist. Progesteron führt zum weiteren Wachstum der Uterusschleimhaut und unterdrückt das Heranwachsen weiterer Eizellen. Wenn es nicht zu einer Befruchtung kommt, blockiert Progesteron über einen negativen Feedback-Mechanismus seine eigene Synthese. Vor allem die fallenden Progesteronspiegel (aber auch die gesunkenen Östrogenspiegel) verursachen eine Degeneration des Gelbkörpers, worauf die Schleimhaut der Gebärmutter dem Zelltod anheim fällt. Es kommt zur Menstruation.

Wirkung der Geschlechtshormone. Über den Blutkreislauf können die weiblichen Geschlechtshormone ihre Wirkungen auch außerhalb der Eierstöcke entfalten. Östrogen ist unabdingbar für die normale Entwicklung der weiblichen Sexualorgane, sowie für die Ausbildung sekundärer weiblicher Geschlechtsmerkmale ab der Pubertät wie Scham- und Axillarbehaarung, Wachstum der Brüste, Aufbau von Fettdepots an Hüften und Oberschenkeln und anderes. Im Rahmen des Menstruationszyklus und der Bereitung des Körpers auf eine mögliche Schwangerschaft wirkt Östrogen u. a. auch auf die Eileiter und die Scheidenschleimhaut. Über die Auswirkungen von Östrogenen auf das sexuelle und soziale Verhalten existiert zur Zeit kein klares Bild. Das 2. wichtige Sexualhormon der Frau, das Progesteron, hat vor allem Bedeutung für die Implantation und die Erhaltung der Schwangerschaft, besitzt aber auch Wirkung auf die Eileiter und führt zum Wachstum der Milchgänge der Brust während der Schwangerschaft. Im Gehirn löst Progesteron die Temperaturerhöhung während des Eisprungs aus.

Gegengeschlechtliche Hormone bei Mann und Frau. Seit langem ist bekannt, dass der Hoden auch geringe Mengen an Östrogen und das Ovar geringe Mengen an Testosteron produzieren.

! Beide Geschlechter synthetisieren außerdem sowohl männliche als auch weibliche Geschlechtshormone in den Nebennieren. Unter normalen Bedingungen sind die freigesetzten Mengen aber so gering, dass keine Maskulinisierung bei Frauen bzw. keine Feminisierung bei Männern eintritt.

Die physiologische Bedeutung dieser Hormone im jeweils anderen Geschlecht ist nicht vollständig geklärt. Man vermutet z. B., dass Östrogen beim Mann Effekte auf das Knochenwachstum haben könnte, während die Rolle von Testosteron für die Libido der Frau umstritten ist. Wie Meston u. Frohlich (2) in einer Übersichtsarbeit zur Neurobiologie der sexuellen Funktionen feststellen, sind hinsichtlich der neuroendokrinen Steuerung sexueller Reaktionen beim Menschen noch viele Fragen ungeklärt.

3.4 Anatomie und Physiologie der sexuellen Reaktionen

Koordiniertes Zusammenspiel. Die während der sexuellen Reaktion ablaufenden physiologischen

Prozesse erfordern ein koordiniertes Zusammenspiel von zentralem bzw. peripherem Nervensystem und den anatomischen Strukturen. Die im Folgenden beschriebenen Abläufe sind in den Abb. **3.1a** und **3.1b** schematisch dargestellt.

William Masters u. Virginia Johnson (3) entwickelten das heute nach wie vor anerkannte Modell der sexuellen Reaktion. Für ihr 1966 erschienenes Buch „Human sexual response" untersuchten die Autoren über 700 Männer und Frauen unter funktionell-anatomischen Gesichtspunkten während des Geschlechtsverkehrs und der Masturbation. Basierend auf den Ergebnissen dieser Studie beschrieben sie die sexuelle Reaktion als den Ablauf von 4 aufeinander folgenden Sequenzen: Erregungsphase, Plateauphase, Orgasmusphase und Rückbildungsphase. Wie unten näher erläutert, werden während eines solchen sexuellen Zyklus physiologischerseits vor allem die venöse Blutfülle (Vasokongestion) und die Muskelspannung (Myotonie) beeinflusst.

! Hinsichtlich Verlauf und Dauer unterliegen die von Masters u. Johnson beschriebenen Phasen erheblichen individuellen Unterschieden. Außerdem ist bekannt, dass sich der Ablauf der einzelnen Phasen bei der Frau sehr viel variabler gestaltet als beim Mann.

Die Erregungsphase. Die Erregungsphase bereitet den Körper auf den sexuellen Akt vor. Sie wird ausgelöst durch sexuelle Reize, wie beispielsweise Stimulation des äußeren Genitales und der erogenen Zonen, kann aber auch durch andere Sinneswahrnehmungen (Sehen, Riechen, Hören, Schmecken) oder sexuelle Phantasien initiiert werden. Der Effekt bestimmter sexueller Stimuli ist individuell sehr unterschiedlich und wird stark beeinflusst durch eine Reihe von Faktoren wie z. B. Erziehung, Erfahrung oder kultureller Hintergrund. Die Verarbeitung dieser Reize erfolgt vor allem im Zwischenhirn.

Im Verlauf der Erregungsphase kommt es bei beiden Geschlechtern zur Aktivierung des vegetativen Erektionszentrums, welches sich in den distalen Anteilen des Rückenmarks (S2–S4) befindet. Von dort erfolgt eine Umschaltung auf parasympathische Neurone (Nervi pelvici splanchnici), welche zurück auf die Genitalien wirken.

Beim **Mann** führen die erwähnten Impulse des Parasympathicus zu einer Erweiterung der Penis-Arterien, wodurch der Blutfluss in die normalerweise kollabierten Hohlräume der Schwellkörper des Penis stark zunimmt. Bedingt durch die Blutfülle und den Druck der Schwellkörper werden die venösen Drainage-Gefäße mehr und mehr komprimiert. Der resultierende Stau von etwa 80–120 ml Blut in den Corpora cavernosa verursacht die Verlängerung, Versteifung und Aufrichtung des männlichen Gliedes (Erektion). Die Erektion ist abhängig von einem hohen lokalen Blutdruck in den Cavernen der Penisschwellkörper, für dessen Aufrechterhaltung vor allem der Reflexbogen im Sakralmark verantwortlich ist. Zusätzlich zur Erektion kommt es während der Erregungsphase beim Mann zur teilweisen Anhebung des Hodensackes durch Kontraktionen der Muskulatur im Bereich des Samenstranges.

Auch bei der **Frau** kommt es unter der Wirkung des Parasympathicus vor allem in den Schwellkörpern bzw. Venengeflechten von Scheidenvorhof, Schamlippen und Clitoris zu einem Blutstau, der wahrscheinlich ebenfalls durch die Öffnung der Arterien bei gleichzeitiger Kompression der venösen Abflussgefäße hervorgerufen wird. Dies führt zu einer Verdickung der Scheidenwände, der Schamlippen und der Clitoris. Drüsen im Bereich der kleinen Schamlippen und vor allem ein Transsudat in der Scheide sorgen für eine Befeuchtung der Schleimhäute und machen diese gleitfähig. Zusätzlich kommt es zu einem verstärkten Blutandrang in den Brüsten, und die Brustwarzen richten sich auf. Letzteres kann auch bei Männern beobachtet werden.

Bei beiden Geschlechtern führt die sexuelle Erregung zu einer Allgemeinreaktion im Sinne eines Anstiegs von Blutdruck, Puls und Atmung sowie einem Anstieg der Muskelspannung (Tonus).

Die Rolle des Gehirns für die Erregungsphase ist nicht ganz geklärt, da die beschriebenen Reaktionen unabhängig von höheren Zentren nur über das Rückenmark ablaufen können. Zentralnervöse Einflüsse können diesen Reflexbogen allerdings beeinflussen. Man weiss, dass Impulse über das Erektionszentrum des Rückenmarks in das Gehirn (sensorischer Cortex und Limbisches System) steigen, was dort einerseits zur bewussten Wahrnehmung und positiven Emotionen führt und andererseits einen verstärkenden Einfluss auf die Reflexe im Erektionszentrum hat. Eine wichtige Rolle spielt in diesem Zusammenhang wahrscheinlich auch der Hypothalamus, da er via Hypophyse die Ausschüttung von (Sexual)hormonen fördert. Selbstverständlich können die reflektorischen Abläufe durch das Zentralnervensystem auch gehemmt oder gestört werden.

Die Plateauphase. Die Plateauphase wird ebenfalls vor allem durch Impulse des parasympathischen Nervensystems kontrolliert.

Beim **Mann** nimmt der Penis, der sich während der Erregungsphase versteift und verlängert hat, in dieser Phase zusätzlich an Umfang zu. Gewährleistet wird dies vor allem durch den Blutstau im Corpus spongiosum und in der Eichel des Penis. Jetzt werden auch die Prostata, die Samenblasen und die Hoden verstärkt durchblutet und das Skrotum verfestigt sich. Am Ende der Plateauphase geben die Bulbourethraldrüsen eine kleine Menge schleimigen Sekrets ab. Dieses wird über die Harnröhre an der Penisspitze abgegeben und hat die Funktion eines zusätzlichen Gleitmittels für den Penis in der Scheide.

Die Gefäßreaktionen und Reflexe bedingen bei der **Frau** ein weiteres Anschwellen der Venenpolster im Bereich der kleinen Schamlippen und der Scheidenwände. Vor allem letzteres führt am äußeren Vaginaldrittel zur Ausbildung der sog. „orgastischen Manschette". Gleichzeitig beginnt sich die Scheide in die Länge zu dehnen und im oberen Drittel zu erweitern, während sich die Gebärmutter, deren Wand ebenfalls durch die Blutfülle stark verdickt ist, nach oben und hinten anhebt. Die Clitoris nimmt nur noch gering an Größe zu und verlagert sich etwas nach hinten.

Die Orgasmusphase. Bei vorhandener psychischer Bereitschaft und Erreichen eines individuell unterschiedlichen Maßes an sexueller Erregung steigen bei Mann und Frau Impulse in das Ejakulationszentrum im Lendenbereich des Rückenmarks (L2/L3) auf. Dadurch kommt es zur Stimulation des sympathischen Nervensystems, welches weitgehend für die Steuerung des Orgasmus verantwortlich ist.

Beim **Mann** besteht der Orgasmus aus 2 hoch koordinierten reflektorischen Phasen: der Emission und der Ejakulation. Durch Kontraktion von Nebenhoden, Samenstrang und Prostata gelangen zunächst sowohl Samenzellen als auch ein Teil des Prostatasekrets in die Harnröhre (Emission). Dieser lokale Reiz in der hinteren Harnröhre löst die eigentliche Orgasmusphase des Mannes aus. Durch fortdauernde Stimulation des Ejakulationszentrums im Rückenmark verursacht der Sympathicus den Verschluss des Harnblasenausgangs durch den inneren Schließmuskel, damit Sperma aus der Harnröhre nicht rückwärts in die Harnblase bzw. Urin nicht in das Sperma gelangen kann. Spermien und Samenflüssigkeit werden mit einsetzender Ejakulation durch weitere Kontraktion des Samenleiters, des Ductus ejaculatorius, der Harnröhre und der äußeren Penismuskeln (Musculus bulbospongiosus und ischiocavernosus) vorwärts getrieben. Während des Orgasmus geben – zusätzlich zu weiteren Portionen von Prostatasekret – die Samenblasen ihre Flüssigkeit ab und vervollständigen so das Ejakulat, welches ausgeschleudert wird (Ejakulation). Das zunächst zähflüssige Sperma, welches aus Spermien sowie den Sekreten vor allem von Prostata und Samenblasen, aber auch Hoden und Nebenhoden besteht, verflüssigt sich etwa nach 15–20 Minuten durch die einsetzende Wirkung von Enzymen der Prostata. Etwa 75 % der Spermien werden bereits mit dem ersten Drittel des Ejakulats abgegeben, während die übrigen zwei Drittel des Ergusses vor allem aus Sekreten der Prostata und der Samenblasen bestehen.

Während der Orgasmusphase der **Frau** kommt es zur Kontraktion der orgastischen Manschette, die sich in der Scheidenwand gebildet hat. Die Gebärmutter richtet sich auf und der Muttermund öffnet sich. Wahrscheinlich gesteuert durch Hypophysenhormone durchlaufen Serien von Kontraktionswellen die Gebärmutter von oben nach unten, begleitet von synchronen Mitreaktionen der Muskulatur des gesamten Beckenbodens und oft auch der Scheide. Insgesamt gestaltet sich die Orgasmusphase bei der Frau sehr viel individueller als beim Mann.

> **!** Bei beiden Geschlechtern geht die Orgasmusphase mit einer nochmaligen Verstärkung der Allgemeinreaktion, wie Anstieg des Blutdrucks, Steigerung der Herzfrequenz, Beschleunigung der Atmung, Hautrötung („sex flush"), Schweißausbruch und erhöhtem Tonus der Skelettmuskulatur einher. Man geht davon aus, dass mit diesen Reaktionen die Blutfülle und Muskelspannung während des Orgasmus aufrecht erhalten und die Organe (inklusive des Gehirns) mit genügend Sauerstoff versorgt werden können.

Nach 5-tägiger sexueller Abstinenz beträgt das normale Spermavolumen etwa 3,5–4 Milliliter. Von den darin insgesamt enthaltenen 300–500 Millionen Spermien erreichen allerdings nur einige Hundert die Eileiter der Frau. Gesunde Spermien können sich mit einer Geschwindigkeit von 1–4 mm pro Minute bewegen; unter normalen Bedingungen erreichen einige Spermien aber bereits nach etwa 5 Minuten den oberen Teil der Eileiter.

Die Rückbildungsphase. Während der Rückbildungsphase kommt es zur Normalisierung der Durchblutung in den Genitalien bei Mann und Frau. Dies führt u. a. zur Rückbildung von Erektion, bzw. Abschwellung der Clitoris, sowie Rückverlagerung von Hoden und Hodensack bzw. Scheide und Gebärmutter in die ursprüngliche Position. Außerdem normalisieren sich Herzfrequenz, Blutdruck und Atmung. In der Phase der Rückbildung ist der **Mann** refraktär, d. h. unempfänglich, gegenüber einer erneuten sexuellen Stimulation. Diese kann erst nach Ende der Refraktärphase ausgelöst werden. Da es bei der **Frau** keine solche Refraktärphase gibt, kann es zur Auslösung multipler Orgasmen kommen.

3.5 Veränderungen der Sexualorgane und der Sexualhormone im Alter

Zeitlich nicht eingrenzbar. Viele Studien haben gezeigt, dass „Altern" einen jahrelangen, kontinuierlichen Prozess meist graduell abnehmender zellulärer Funktion und Effektivität darstellt. Anders als die Pubertät ist das „Alter" somit zeitlich nicht klar eingrenzbar. Obwohl mit dem Erreichen eines höheren Lebensalters das Auftreten von bestimmten körperlichen Beschwerden wahrscheinlicher wird, weiss man, dass nicht jede biologische Altersveränderung auch zwangsläufig symptomatisch wird. Beeinflusst durch Parameter wie zum Beispiel genetische Faktoren, frühere Erkrankungen, Umwelt oder Ernährung findet man außerdem große Unterschiede in der individuellen Alterungsrate. Dies führt immer wieder zu heftigen Diskussionen bezüglich Normwerten bei alternden und alten Menschen und des jeweiligen Therapiebedarfs.

Altersveränderungen beim Mann. Der „Höhepunkt der sexuellen Leistungsfähigkeit" des Mannes liegt um das 18. Lebensjahr und nimmt danach langsam und stetig ab. Etwa ab dem Ende der 3. Lebensdekade wird eine kontinuierlich-progressive Verminderung der Testosteronwerte im Serum beobachtet, die allerdings großen individuellen Schwankungen unterliegt. Die Prävalenz eines eigentlichen Androgen-Defizits beim alternden Mann ist bis heute ebenso wenig geklärt wie die ursächlichen Zusammenhänge für diese Testosteron-Reduktion. Beschrieben wurden sowohl eine abnehmende Funktion und Blutversorgung der Testosteron produzierenden Leydig-Zellen im Hoden als auch Störungen in den vorgeschalteten Regulationshierarchien von Hypothalamus und Hypophyse. Durch das (langsame) Absinken der Testosteronspiegel nimmt die relative Konzentration von Östrogen im Serum des alternden Mannes zu.

! Die im Alter oft zu beobachtende Verminderung der Muskelmasse, der Anstieg der Fettmasse oder der Haarverlust können (auch) als Zeichen eines Testosteronmangels interpretiert werden. Ein Zusammenhang von Leistungsschwäche, Antriebslosigkeit, Depressionen und Libidoverlust mit niedrigen Testosteronspiegeln im Alter ist zwar beschrieben worden, gilt aber als umstritten.

Vermutlich verursacht durch die sinkenden Testosteronspiegel kommt es zu einer schleichenden Regression der Gonadenfunktion im Alter. Während eine Reduktion des gesamten Hodenvolumens erst ab dem 8. Lebensjahrzehnt beobachtet wird, treten bereits ab dem 65. Lebensjahr erste degenerative Veränderungen in einigen Samenkanälchen des Hodens auf. So kann es lokal zu negativen Effekten auf die Keimzellbildung kommen, Spermienmissbildungen häufen sich und die Qualität der Spermien nimmt allgemein ab. Außerdem lässt die Elastizität der weiterführenden Samenwege nach, und Dysfunktionen in Nebenhoden und akzessorischen Geschlechtsdrüsen führen zu mangelhafter Spermienreifung bzw. zu einer Abnahme des Ejakulatvolumens und der Spermienmotilität. Besonders eine gutartige Größenzunahme der Prostata (benigne Prostatahyperplasie) betrifft im höheren Alter fast alle Männer. Sie kann (aber muss nicht) Probleme mit der Harnentleerung und der Ejakulation mit sich bringen.

Im höheren Alter reduziert sich die Größe des Penis etwas. Ein Nachlassen der Erektionsfähigkeit im Alter ist aber meist keine Konsequenz des Testosteronmangels oder anatomischer Veränderungen, sondern wird durch neurovaskuläre Erkrankungen (z. B. Atherosklerose) verursacht. Auch altersrelevante psychische Faktoren oder Medikamenteneinnahme spielen hier eine wichtige Rolle.

! Trotz der beschriebenen Abnahme der reproduktiven Funktionen ist bei Männern die Fähigkeit zum Geschlechtsverkehr (Potentia coeundi) und die Zeugungsfähigkeit (Potentia generandi) oft bis ins hohe Alter erhalten.

Altersveränderungen bei der Frau. Anders als Männer erfahren Frauen im Alter einen wesentlich drastischeren Einschnitt in ihrer Fruchtbarkeit und der Funktionalität ihrer Geschlechtsorgane. Dies steht in direktem Zusammenhang mit dem etwa 90 %-igen Abfall der Serum-Östrogenspiegel bei der Menopause.

Die Menopause wird definiert als der Zeitraum nach der letzten Menstruation. In unseren westlichen Gesellschaften liegt der Menopausebeginn im Mittel bei 50 ± 4 Jahren. Die Hormonspiegel von Östrogen, aber auch Progesteron beginnen aber bereits im Klimakterium, also den Jahren vor der Menopause, stark zu sinken. Verantwortlich hierfür ist vor allem die im Alter immer geringer werdende Anzahl von Eizellen, die für eine Ovulation zur Verfügung stehen. Reduziertes und mangelhaftes Wachstum von (Hormon produzierenden) Follikeln in Kombination mit weiteren ovariellen Funktionsstörungen und irregulären Zykluslängen kennzeichnen die Übergangsphase der Wechseljahre. Mit der Zunahme von anovulatorischen Zyklen (Zyklen ohne Eisprung) und der fehlenden Bildung von (hormonsynthetisierenden) Gelbkörpern kommt es oft auch zu Störungen der regulatorischen Kontrollen im Hypothalamus und der Hypophyse.

! Die aus der Summe der klimakterischen Veränderungen resultierenden hormonellen Fluktuationen werden weitgehend verantwortlich gemacht für die typischen Beschwerden der Wechseljahre. Dazu zählen unter anderem Hitzewallungen, Schlafstörungen, Stimmungsschwankungen, Konzentrationsschwäche und Gewichtszunahme. Im Unterschied zum alternden Mann gestalten sich die Symptome, welche mit der Reduktion der Sex-Steroide kausal in Zusammenhang gebracht werden können, bei der alternden Frau sehr viel eindeutiger und stereotyper.

Nach der letzten Menstruation produzieren die Ovarien kein Östrogen (17β-Östradiol) mehr. Schwächer wirksame Östrogene (z. B. Östron) werden aber noch in geringeren Mengen im Ovar und in den Nebennieren sezerniert. Die Östrogenspiegel korrelieren hierbei mit dem Körpergewicht, da einige Östrogen-Syntheseschritte im Fettgewebe stattfinden.

Außer im Ovar sind etwa ab dem 65. Lebensjahr auch in den übrigen Geschlechtsorganen und der weiblichen Brust diverse Veränderungen nachweisbar. Dauerhaft tiefe Östrogenspiegel werden verantwortlich gemacht für die Atrophie der Eierstöcke, der Eileiter, des Uterus und der Scheide, welche schrumpfen bzw. an Elastizität und Wandstärke verlieren. Durch Rückbildung von Drüsen und mangelnde Transsudationsfähigkeit wird die Scheidenschleimhaut trocken, und Infektionen häufen sich. Wegen der Trockenheit und der reduzierten Dehnbarkeit der Vagina erleben ältere Frauen den Geschlechtsverkehr oft als schmerzhaft (Dyspareunie). Zusätzlich zeigt sich ein Östrogenmangel-bedingter Verlust der Dicke, Wasserbindungskapazität und Elastizität der Haut, der auch bei den Schamlippen oder den Brüsten zu beobachten ist. Die verminderte Spannung des Halteapparats des Urogenitaltrakts und der Beckenbodenmuskulatur führt bei älteren Frauen zu einer teilweisen Verlagerung des inneren Genitales, verbunden mit dem erhöhten Risiko eines Scheiden- oder Gebärmuttervorfalls (Prolaps), sowie von Harninkontinenzproblemen.

Veränderungen bei beiden Geschlechtern. Für beide Geschlechter gilt, dass mit dem Alter die Libido und die Koitus-Häufigkeit nachlassen. Man geht heute davon aus, dass dies aber nur zum Teil mit den beschriebenen anatomisch-hormonellen Veränderungen, sondern zum Gutteil auch mit einer altersbedingt verminderten körperlichen Leistungsfähigkeit, mit chronischen Erkrankungen, Medikamenten(neben)wirkungen und einer Reihe psychosozialer Faktoren zusammenhängt. Entsprechend hat ein kompletter Verlust des sexuellen Interesses im Alter nicht selten seine Ursachen (auch) „außerhalb der Geschlechtsorgane".

Wie zuvor beschrieben, erfordert der sexuelle Akt das funktionelle Zusammenspiel der Genitalorgane, aber auch die Integration unter anderem des Herzkreislaufsystems, der muskulären Systeme und des Nervensystems. Es ist also verständlich, dass mit dem Alter und seinen den Gesamtorganismus betreffenden pathophysiologischen Veränderungen sich auch die Abläufe der sexuellen Reaktionen modifizieren. Mögliche Erkrankungen oder Behinderungen, Medikamentenwirkungen oder psychosoziale Bedingungen können sich natürlich auch hier zusätzlich auswirken.

Im Vergleich zu einer jüngeren Lebensphase nimmt die Zeit zu, eine sexuelle Erregung hervorzurufen und eine Erektion zu erzielen, und die Plateauphase, die zum Spannungsaufbau vor dem Orgasmus beiträgt, ist oft verlängert. Damit verlängert sich die Zeit, bis ein Orgasmus erreicht wird. Während der Orgasmusphase kommt es nicht regelmässig zu Ejakulationen, und die Orgasmusintensität wird oft als weniger intensiv beschrieben. Obwohl die Rückbildung und Normalisierung der Systeme nach dem Orgasmus oft schneller ablaufen, ist die Refraktärphase meist deutlich verlängert.

Resümee

- In der **Anatomie der Geschlechtsorgane**, ihrer hormonellen Regulation sowie in der Physiologie der sexuellen Reaktionen **bestehen zwischen Mann und Frau deutliche Unterschiede**.
- Bei den Geschlechtsorganen unterscheidet man bei beiden Geschlechtern **äußere und innere Organe**. Ihre Funktion wird durch hormonelle und neurale Regelkreise gesteuert.
- **Psychosoziale Faktoren** beeinflussen die biologischen Regelkreise und damit auch die **sexuellen Reaktionen** von Mann und Frau.
- Die **Anatomie** der Geschlechtsorgane und die **Physiologie** der sexuellen Reaktionen zeigen bei Mann und Frau eine große **Variationsbreite**.
- Beim **sexuellen Reaktionszyklus** unterscheidet man **4 Phasen**: Erregungsphase, Plateauphase, Orgasmusphase und Rückbildungsphase.
- In der **2. Lebenshälfte** finden bei Frau und Mann tief greifende **Veränderungen** vor allem in den hormonellen Regelkreisen der Sexual- und Reproduktionsorgane statt. Diese haben auch Auswirkungen auf die Sexualphysiologie und die sexuelle Funktionsfähigkeit.
- Der **zeitliche Ablauf** der altersbedingten Veränderungen zeigt bei beiden Geschlechtern eine große **Variationsbreite**.

Literatur

1. Silbernagl S, Despopoulos A. Taschenatlas der Physiologie, 5. Auflage. Stuttgart: Thieme; 2001.
2. Meston CM, Frohlich PF. The Neurobiology of Sexual Function. Arch Gen Psychiatry 2000;57:1012-1030.
3. Masters WH, Johnson VE. Die sexuelle Reaktion. Reinbek: Rowohlt; 1970.

4 Was ist Sexualität?

Sexualität manifestiert sich in sexuellem Verhalten, Erleben, in sexuellen Phantasien und Gedanken. Je nach Situation kann eine dieser Dimensionen im Vordergrund stehen. Während sexuelles Verhalten von außen beobachtbar ist, spielen sich sexuelles Erleben und sexuelle Gedanken intrapsychisch ab. Hinter diesen 3 Dimensionen gibt es eine Art Metaebene sog. „subjektiver Sexualitätskonzepte" oder „sexueller Skripte". Damit sind Grundüberzeugungen gemeint, welche sich im Laufe der Biographie eines Menschen und auch von Paarbeziehungen entwickeln. Diese Skripte beeinflussen sexuelle Wünsche, Phantasien, Erlebens- und Verhaltensweisen. Im Folgenden werden einige Sexualitätskonzepte beschrieben, deren Kenntnis für die Sexualberatung wichtig sind.

Kleine Übung. Bevor Sie dieses Kapitel lesen, möchte ich Ihnen als LeserIn folgende kleine Übung beliebt machen. Schreiben Sie auf ein Blatt Papier eine für Sie zutreffende Antwort zu der Frage: Was ist Sexualität?

Mit dieser Aufgabe beginne ich gelegentlich sexualmedizinische Fortbildungsseminare. Die Aufgabe ruft in der Regel Schmunzeln hervor, da sich die meisten Teilnehmenden die Frage nach ihrem Konzept von Sexualität noch nicht gestellt haben. Die Antworten fallen üblicherweise recht unterschiedlich aus, je nach Geschlecht, Alter und soziokulturellem Hintergrund des Einzelnen. In Tab. 4.1 sind einige typische Antworten zusammengefasst, die ich von Ärztinnen und Psychotherapeutinnen bzw. Ärzten und Psychotherapeuten auf die Frage nach ihrem subjektiven Sexualitätskonzept erhalten habe.

Die Antworten deuten darauf hin, dass die „sexuellen Skripte" (1) und „love maps" (2) von Frauen und Männern verschieden sind.

! Für die Abklärung und Behandlung sexueller Störungen spielen diese Skripte und Liebeslandkarten, d. h. die individuellen Vorstellungen zu Sexualität und Liebe eine wichtige Rolle. Ebenso wie PatientInnen subjektive Krankheitskonzepte haben (3), die ihr Krankheitsverhalten beeinflussen, hat jeder Mensch ein Konzept von Sexualität, welches sein sexuelles Verhalten, Erleben und Denken wie auch den Umgang mit Störungen der eigenen Sexualität beeinflusst.

Tabelle 4.1 Was ist Sexualität? Definitionen von Teilnehmenden an sexualmedizinischen Fortbildungsseminaren

Typische Definitionen von Ärztinnen und Psychotherapeutinnen
Sexualität ist ... • wie ein großes Landgut, mit Garten, dunklem Wald, Wasser und Blumen. • wie ein Wald, in dem ich sowohl Rosengarten als auch Dschungel finden kann. • wie Sonne! Sie wärmt, strahlt, geht auf und unter, kann eine Wolke vor sich haben. Sonne ist notwendig zum Wachsen, Gedeihen und Leben. • die sensibelste Ausdrucksform zwischen den Geschlechtern.
Typische Definitionen von Ärzten und Psychotherapeuten
Sexualität ist ... • eine hormonell bedingte, biologische Eigenschaft des Menschen. • ein ureigener Trieb des Menschen. • wie eine Triebfeder, die nach Erfüllung drängt. • wie ein Seismograph für die allgemeine Verfassung.

4.1 Sexuelle Skripte und Liebeslandkarten

Sexuelle Skripte in Sexualwissenschaft, Beratung und Therapie. Die Bedeutung sexueller Skripte wurde in den Sexualwissenschaften vor allem von

Soziologen näher untersucht (4). Skripte sind nicht nur individuell-biographisch sondern auch kollektiv-kulturell fundiert (vgl. Kap. 2.1). Zu unterscheiden sind individuell-intrapsychische Skripte, welche sexuelle Wünsche, Phantasien und Gewohnheiten des Einzelnen beeinflussen und interpersonelle Skripte, welche die sexuelle Interaktion in erotischen und sexuellen Situationen regeln.

! Sexuelle Skripte sind dem Einzelnen nicht unmittelbar bewusst, da sie eine Art „Meta-Ebene“ der Sexualität darstellen.

In sexualmedizinischen Behandlungen kann das Gespräch über sexuelle Skripte gelegentlich zu einem zentralen Thema werden. In der systemischen Sexualtherapie (5) spielen interpersonelle Skripte eine wichtige Rolle, indem sie die Choreographie der sexuellen Interaktion zweier Partner abbilden. Wenn, um ein Beispiel zu nennen, „der Koitus, die Penetration, kulturell als Bemächtigung und Eroberung der Frau stilisiert und ‚verschrieben' wird, dann ist die Bestätigung der (überlegenen) Männlichkeit ein wichtiger Anreiz zum Koitus, der als sexuelles Verlangen und sexuelle Lust wahrgenommen wird“ (4).

Geschlechtsunterschiede. Die Sexualitäts-Konzepte von Frauen, wie sie in Tab. 4.1 exemplarisch angedeutet sind, ähneln den ‚Liebeslandkarten', wie sie von John Money (2) beschrieben wurden. Nach meiner Erfahrung sind bei Frauen sexuelle Skripte und Liebeslandkarten eng miteinander verknüpft, während das bei Männern – vor allem im jüngeren Alter – weit weniger der Fall ist. Etwas vereinfacht könnte man sagen:
- Bei Frauen sind die sexuellen Skripte umgeben von Liebeslandschaften.
- Bei Männern sind die sexuellen Skripte oft so dominierend, dass sie den Blick auf die umgebenden Liebeslandschaften verdecken.

Sexualität und Liebe. Hier stellt sich die Frage, inwieweit Sexualität und Liebe miteinander verbunden sind. Das Verhältnis zwischen beiden Phänomenen ist nicht statisch, sondern höchst dynamisch. In der Sexualität können sich sowohl Liebe als auch Aggression äußern und gar nicht selten beinhaltet sexuelles Verhalten und Erleben gleichzeitig beide Elemente.

4.2 Sexualität als gefährlicher Dämon

Sexualtheorie Freuds. Die sexuellen Konzepte in den westlichen Gesellschaften wurden in der 1. Hälfte des 20. Jahrhunderts in hohem Maße durch die Sexualtheorien von Sigmund Freud beeinflusst. Liest man heute Freuds 1905 erschienene „Drei Abhandlungen zur Sexualtheorie“ (6), so wird einem deutlich, wie sehr Sexualitätskonzepte und -theorien durch die Zeit geprägt sind, in denen sie formuliert werden. Ohne die Bedeutung der Freudschen Beiträge zur Sexualitätstheorie schmälern zu wollen, komme ich nicht an einer kritischen Bewertung dieser Abhandlungen vorbei, die das Denken tiefenpsychologisch ausgerichteter Psychotherapeuten bis heute nachhaltig beeinflussen.

Fragwürdig an den Ausführungen Freuds ist – aus heutiger Sicht – nicht nur deren Inhalt, sondern auch der ‚Pluralis majestatis', in welchem er seine Vorstellungen formuliert hat. Nachfolgend einige Zitate aus seiner Zusammenfassung der „Drei Abhandlungen zur Sexualtheorie“ (6) [S. 132–145]:
- „Angesichts der erkannten großen Verbreitung der Perversionsneigungen drängte sich uns der Gesichtspunkt auf, dass die Anlage zu den Perversionen die ursprüngliche allgemeine Anlage des menschlichen Geschlechtstriebes sei, aus welcher das normale Sexualverhalten infolge organischer Veränderungen und psychischer Hemmungen im Laufe der Reifung entwickelt werde“ (6) [S. 132].
- „Demnach würden die Mächte, die dazu bestimmt sind, den Sexualtrieb in gewissen Bahnen zu erhalten, im Kindesalter auf Kosten der großenteils perversen Sexualregungen und unter Mithilfe der Erziehung aufgebaut“ (6) [S. 134].
- „Der Charakter der Sexualäußerungen im Kindesalter erwies sich als vorwiegend masturbatorisch. Wir stellten ferner durch Erfahrung fest, dass die äußeren Einflüsse der Verführung vorzeitige Durchbrüche der Latenzzeit bis zur Aufhebung derselben hervorrufen können, und dass sich dabei der Geschlechtstrieb des Kindes in der Tat als polymorph pervers bewährt; ferner, dass jede solche frühzeitige Sexualtätigkeit die Erziehbarkeit des Kindes beeinträchtigt“ (6) [S. 136].

Hier wird Sexualität als bedrohlicher, polymorph perverser Dämon beschrieben, der sich schon im

Kindesalter äußert und den es zu bändigen und zu zähmen gilt. Sexualität wird in der frühen Sexualtheorie Freuds primär als etwas Pathologisches dargestellt, welches durch Erziehung oder psychoanalytische Therapie zu heilen ist.

Frauen als Sexualobjekte. Vergeblich sucht man in Freuds Abhandlungen zur Sexualtheorie nach Ausführungen zur Sexualität von Frauen. Diese werden nur als Sexualobjekte der männlichen Sexualsubjekte am Rande erwähnt. Auch hierzu noch ein Zitat:

- „Trotz der Lückenhaftigkeit unserer Einsichten in das infantile Sexualleben mussten wir dann den Versuch machen, die durch das Auftreten der Pubertät gesetzten Veränderungen desselben zu studieren. Wir griffen zwei derselben als die maßgebenden heraus, die Unterordnung aller sonstigen Ursprünge der Sexualerregung unter das Primat der Genitalzonen und den Prozess der Objektfindung. Beide sind im Kinderleben bereits vorgebildet. Die erstere vollzieht sich durch den Mechanismus der Ausnützung der Vorlust, wobei die sonst selbständigen sexuellen Akte, die mit Lust und Erregung verbunden sind, zu vorbereitenden Akten für das neue Sexualziel, die Entleerung der Geschlechtsprodukte werden, dessen Erreichung unter riesiger Lust der Sexualerregung ein Ende macht. Wir hatten dabei die Differenzierung des geschlechtlichen Wesens zu Mann und Weib zu berücksichtigen und fanden, dass zum Weibwerden eine neuerliche Verdrängung erforderlich ist, welche ein Stück infantiler Männlichkeit aufhebt und das Weib für den Wechsel der leitenden Genitalzone vorbereitet“ (6) [S. 136].

Liest man den letzten Satz von Freuds „Drei Abhandlungen zur Sexualtheorie“, so relativiert er seine zuvor sehr dogmatisch formulierten Ansichten, wenn er schreibt:

- „Der unbefriedigende Schluss aber, der sich aus diesen Untersuchungen über die Störungen des Sexuallebens ergibt, geht dahin, dass wir von den biologischen Vorgängen, in denen das Wesen der Sexualität besteht, lange nicht genug wissen, um aus unseren vereinzelten Einsichten eine zum Verständnis des Normalen wie des Pathologischen genügende Theorie zu gestalten“ (6) [S. 145].

Fragwürdigkeit der Sexualitheorie Freuds. Dass Sexualität, insbesondere männliche Sexualität, ein bedrohlicher Dämon sei, vor dem sich beide Geschlechter in Acht nehmen müssen, ist eine nach wie vor verbreitete Idee. Damit möchte ich nicht in Frage stellen, dass es sexualisierte Gewalt bis hin zum Sexualmord gibt. Fragwürdig erscheint an Freuds Gedanken die Selbstverständlichkeit, mit der er und nicht wenige seiner Schüler einzelne pathologische Ausprägungen und Störungen der Sexualität generalisiert haben.

! Die orthodoxe Psychoanalyse, so möchte ich pointiert formulieren, leistet bis heute einen nicht unwesentlichen Beitrag zur Aufrechterhaltung traditioneller sexueller Moralvorstellungen, in welchen voreheliche Sexualität, Masturbation, Homosexualität, Oralverkehr, Verhütung oder was auch immer als böse und krankhaft angesehen werden.

4.3 Sexualität als Triebkraft

Orientierung an biologischen Grundlagen. Abhandlungen über Sexualität werden gelegentlich damit eingeleitet, dass Sexualität an bestimmte anatomische Strukturen, hormonelle Regelkreise, vaskuläre Mechanismen und neurale Steuerungen gebunden sei (vgl. Kap. 3). Obwohl heute zahlreiche Erkenntnisse vorliegen, die deutlich belegen, dass die Sexualität des Menschen im Gegensatz zur Sexualität der Tiere auch durch psychosoziale Einflüsse geprägt und beeinflusst wird, orientieren sich nicht wenige Sexualtheorien überwiegend an den biologischen Grundlagen der Sexualität. Schorsch (7) bemerkt in Übereinstimmung mit Schmidt (8) dazu:

- „Theorien von Sexualität gehen fast ausnahmslos von einem biologisch vorgegebenen, konstanten, autochthonen, endogenen Sexualtrieb aus, der als ein mehr oder weniger vehementes Energiebündel vorgestellt wird. Diese ‚Dampfkesseltheorie‘ geht davon aus, dass biologische Prozesse im Körper ständig sexuelle Spannungen erzeugen, die von selbst immer wieder stärker werden, auf Abfuhr und Entladung drängen und so den Menschen zu sexueller Aktivität treiben. Diese Dampfkesselvorstellung von Sexualität liegt den Vulgäranschauungen von Sexualität ebenso zu Grunde wie explizit biologischen Konzepten bis hin zur klassischen Psychoanalyse. Das spezifisch Menschliche liegt danach allein darin, wie mit diesem vom Tier ererbten Energiequantum, welches als primär asozial und gefährlich angesehen wird, umzugehen ist, wie es veredelt werden kann.“

Geschlechtsunterschiede. Dieses Konzept von Sexualität kann allenfalls manche Erscheinungsformen der männlichen Sexualität erklären. Auf die Sexualität der Frau ist es nicht übertragbar, da der Drang nach sexueller Aktivität im sexuellen Erleben der meisten Frauen eine recht untergeordnete Rolle spielt. In den Vorstellungen, die sich Männer über die Ursachen ihrer sexuellen Aktivität machen, trifft man jedoch häufig auf psychohydraulische Modellvorstellungen von Sexualität, wie folgendes Beispiel zeigt.

Fallbeispiel
Ein 42-jähriger Italiener, der seit vielen Jahren in der Schweiz lebt, berichtet über Erektionsstörungen, die seit einigen Monaten in der Beziehung zu seiner 38-jährigen, 2mal geschiedenen Freundin aufgetreten sind. Auf die Frage, was er selbst über die Ursache seiner sexuellen Schwierigkeiten denke, äußert er, dass wahrscheinlich die Produktion der Samenflüssigkeit in seinen Hoden nicht mehr in Ordnung sei. Früher habe er beim Samenerguss viel größere Mengen produzieren können. Heute reiche die Samenproduktion nur noch für einen Geschlechtsverkehr alle 14 Tage. Er erwartete als Behandlung ein Medikament zur Steigerung seiner Samenproduktion, von der er sich eine Besserung seiner Erektionsstörung erhoffte.

Kommentar. Die Vorstellungen dieses Patienten entsprachen dem Modell eines Stausees, dessen Wasser bei der Entleerung Kraft erzeugen kann. In den Phantasien von Männern spielen solche mechanischen Kraftvorstellungen eine Rolle und müssen in der Beratung berücksichtigt werden. Erklärungen und Empfehlungen werden von Patienten am ehesten angenommen, wenn sie an ihren eigenen Vorstellungen anknüpfen. Im geschilderten Beispiel versuchte ich, dem Patienten seine Störung anhand der Zuflüsse zum Stausee verständlich zu machen. Da seien die Eifersucht auf die 5 Kinder seiner Freundin und ihre Erwartung, ihn auf keinen Fall zu verlieren, von Bedeutung.

4.4 „Oberflächen-Sexualität“

Fallbeispiel
Eine meiner ersten Patientinnen in der Sexualmedizinischen Sprechstunde war eine 18-jährige Verkäuferin, die mir von ihrem Hausarzt wegen zunehmender sexueller Schwierigkeiten zugewiesen wurde. Sie berichtete, dass sie seit 1 1/2 Jahren fest befreundet sei. Zwar wohne sie noch bei ihren Eltern, die Abende und Wochenenden verbringe sie jedoch gemeinsam mit ihrem 22-jährigen Freund in dessen 2-Zimmer-Wohnung. Seit einem 1/2 Jahr habe sie nun zunehmende Schwierigkeiten beim Vögeln. Es sage ihr nichts mehr, und sie könnte eigentlich darauf verzichten. Bei der genaueren Abklärung ergab sich folgendes Bild über die sexuellen Beziehungen des Paares: Nach der Arbeit traf sie sich jeden Abend mit einigen Kollegen in einer Quartierbeiz zu einem Glas Bier. Um halb acht Uhr ging sie mit ihrem Freund in dessen Wohnung, wo sich beide jeweils gleich nackt auszogen und ins Bett legten. Der Freund stellte den Fernsehapparat ein und während dort Werbespots und Tagesschau abliefen, wurde erst einmal gebumst. Das Bumsen, so die Worte der Patientin, laufe so ab, dass sie nach einigen heftigen Zungenküssen die Beine breit mache, der Freund noch ein wenig an ihr herumfummle und dann seinen Schwanz reinstecke. Während sie am Fernsehapparat die Reklame verfolge, turne er auf ihr herum, bis es ihm schließlich komme. Sie empfinde dabei gar nichts und befürchte, ihr Freund würde sie bald abhängen, wenn sie nicht wieder auf Touren käme.

Kommentar. Soweit die Schilderungen der Patientin. Was sich an diesem Beispiel eindrücklich zeigt, ist die Änderung in der gesellschaftlichen Stellung der Sexualität, welche sich in den letzten Jahrzehnten vollzogen hat. Sex ist heute für einen Teil junger Erwachsener eine Art Genussartikel geworden, dessen man sich bedient, um seine Bedürfnisse zu befriedigen. Die sog. „sexuelle Liberalisierung“ der 60er und 70er Jahre hat ohne Zweifel sehr viel Gutes gebracht. Sexualität wird heute von der jüngeren Generation nicht mehr als destruktive Triebkraft angesehen, die durch Vorschriften kanalisiert werden muss. Die Sexualmoral der heutigen Jugend – so könnte man es stichwortartig sagen – ist freizügig und sexualfreundlich, partner- und liebesorientiert, tolerant und auf Gleichheit der Geschlechter bedacht (9). Diese permissivere Einstellung zur Sexualität ist sicher als Fortschritt zu werten, als Überwindung einer Sexualität, in welcher die sexuellen Triebe bekämpft, die Lust unterdrückt und Unerlaubtes bestraft werden mussten. Die Befreiung von den sexuellen Ängsten ihrer Eltern hat nun aber bei einem Teil von Jugendlichen und jungen Erwachsenen zu einer Art „Oberflächen-Sexualität" geführt. Sexualität scheint dabei als Fummelei an der Außenwand des Körpers, als hastiges Hantieren ohne Zeit zum Empfinden, als beliebig auslösbare Körperreaktion oder als flotte Sache, die zu jedem aufgestellten Typ dazu gehört.

! Diese Form von Sexualität ist nur vordergründig problemlos, da sie dem Einzelnen keinen Spielraum für die Gestaltung seines Sexuallebens lässt. Sexualität wird dabei auf ein Verhaltensmuster reduziert, zu dessen Erfüllung sexuelle Reaktionen programmartig eintreten müssen und es nicht stören darf, wenn gleichzeitig noch andere Programme ablaufen. Das Ausbleiben einer Reaktion wird dann als Störung erlebt, die möglichst schnell beseitigt werden muss. Ängste entstehen dann, wenn trotz allem Bemühen die erwarteten Leistungen nicht erbracht werden können. Der sexuelle Versager ist heute an die Stelle des sexuellen Muffels getreten.

Umfassende Exploration wichtig. In der Sexualberatung ist die Verhaltensebene vor allem in der Phase der Abklärung von sexuellen Störungen von großer Bedeutung. Wie wir noch sehen werden, können anhand einer genauen Exploration des Verhaltens zweier Partner beim Geschlechtsverkehr die verschiedenen psychosozialen Ursachen sexueller Funktionsstörungen recht gut erfasst werden. Das Gespräch über Normvorstellungen, Phantasien, Wünsche, Befürchtungen und Ängste ist dann jedoch das Kernstück einer Sexualberatung.

! Erst wenn die BeraterInnen, ausgehend vom sexuellen Verhalten auch einen Eindruck vom sexuellen Erleben ihrer PatientInnen gewonnen haben, sind sie in der Lage, die richtigen Empfehlungen zu geben. Sexualberatung, die sich nur auf die Verhaltensebene beschränkt, geht an der psychodynamischen und biographischen Dimension des sexuellen Symptoms vorbei und ist nur in wenigen Fällen erfolgreich.

4.5 Sexualität als Erlebnisbereich

Hintergründe sexueller Probleme. Aus der eigenen Erfahrung ist uns bekannt, dass sexuelle Bedürfnisse in Zeiten psychischer Labilität und Krisen ansteigen oder auch abnehmen können. Libido und sexuelle Erregbarkeit können je nach Lebenssituation, Partner und sexueller Praktik schwanken. Eine Frau, die gegenüber ihrem alkoholabhängigen Ehemann eine sexuelle Aversion hat und ihm den Geschlechtsverkehr verweigert, kann gegenüber einem verständnisvollen außerehelichen Freund durchaus sexuelle Bedürfnisse empfinden und am Geschlechtsverkehr Freude haben. Ein junger Mann, der mit seiner Freundin in deren Zimmer Geschlechtsverkehr haben möchte, kann impotent sein, weil er befürchtet, von den Eltern seiner Freundin überrascht zu werden. Außerhalb des Elternhauses, wo sich beide ungestört fühlen, können diese Schwierigkeiten verschwinden. Eine Frau, die aufgrund ihrer sexualfeindlichen Erziehung Selbstbefriedigung ablehnt, kann die manuelle Stimulation ihrer Klitoris durch ihren Partner als unangenehm und schmerzhaft erleben und beim Koitus die indirekte Stimulation ihrer Klitoris durch den Penis als angenehm und lustvoll.

Für das sexuelle Erleben als ein psychosomatischer Vorgang sind frühere Erinnerungen, Wünsche und Sehnsüchte ebenso von Bedeutung wie momentane Phantasien, Hoffnungen und Ängste. Sexualität ist nicht reduzierbar auf Verhalten oder biologische Faktoren. Sexualität ist, wie es Schorsch (7) formuliert hat, eine „im Biologischen verankerte, aber nicht notwendig manifest werdende Möglichkeit des Erlebens". In der sexuellen Erregung sind die momentanen Empfindungen und Gefühle Ausdruck einer Vermischung von früheren und aktuellen Lebenserfahrungen. Dabei können Ängste und Verletzungen ebenso anklingen wie Zustände von Glück und Erfüllung. In der Sexualität kommen die Besonderheiten, aber auch die Schwierigkeiten eines Menschen deutlich zum Ausdruck. Ein weiteres Beispiel soll dies verdeutlichen.

Fallbeispiel
Eine 57-jährige Frau berichtet nach 2-jähriger erfolgloser Psychotherapie wegen einer schweren Depression folgende sexuelle Schwierigkeiten. Seit 8 Jahren habe sie mit ihrem Mann keinen Verkehr mehr, da sie das Einführen des Gliedes als überaus

schmerzhaft erlebe. Ihr Mann habe zwar viel Verständnis für ihre Schwierigkeiten, suche jedoch von Zeit zu Zeit in außerehelichen Beziehungen sexuelle Befriedigung. Als Kind fühlte sie sich von ihrer Mutter, die sich einen Sohn gewünscht hatte, abgelehnt und vernachlässigt. Zu ihrem Vater hatte sie dagegen eine intensive Beziehung. Sexuell war sie nie aufgeklärt worden. In der Adoleszenz wurde sie wegen ihrer voluminösen Brüste gehänselt und scheute deshalb den Kontakt mit Männern. 20-jährig heiratete sie und hatte in den ersten 5 Jahren ihrer Ehe ein befriedigendes Sexualleben ohne Schwierigkeiten. Nach der Geburt ihrer ältesten Tochter nahm ihr sexuelles Interesse ab. Aus Pflichtgefühl ihrem Mann gegenüber hatte sie jedoch weiterhin regelmäßigen Geschlechtsverkehr und akzeptierte auch entgegen ihrem ästhetischen Empfinden oralen Sex. Der Geschmack des männlichen Ejakulates führte bei ihr jedoch zunehmend zu einem Ekelgefühl. Nach einer Entfernung der Gebärmutter wegen eines Myoms nahm die sexuelle Aversion so zu, dass sie ihrem Mann während 6 Jahren jegliche körperliche Annäherung verweigerte. Nach dem Weggang ihrer beiden Töchter wurde sie depressiv, empfand aber gleichzeitig ihrem Mann gegenüber wieder Zuneigung und Liebe. Von sich aus hatte sie in den letzten Monaten vor der 1. Konsultation wieder die Initiative zum Geschlechtsverkehr ergriffen und war bei manueller Stimulation gut orgasmusfähig.

Kommentar. In diesem Beispiel zeigt sich anschaulich, wie die Sexualität dieser Frau durch frühere und augenblickliche Ereignisse beeinflusst wird. Von ihrer Mutter abgelehnt, empfand sie ihre voluminösen Brüste in der Adoleszenz als Bestätigung der Meinung ihrer Mutter, sie sei ein hässliches Kind. In den ersten Ehejahren fühlte sie sich von ihrem Mann akzeptiert und verstanden und hatte keine sexuellen Probleme. Nach der Geburt ihrer Tochter – auch die Patientin hatte sich ebenso wie ihre Mutter einen Sohn gewünscht – sah sie sich mit einer Mutter-Tochter-Konstellation konfrontiert, die in ihr Erinnerungen an ihre Kindheit wachriefen. Der Libidoverlust brachte zum Ausdruck, dass sie sich überwiegend als Mutter und nicht mehr als Liebespartnerin ihres Mannes erleben konnte. Erst mit dem Weggang ihrer Töchter und ihrer Entlastung von der Mutterrolle konnte sie sich wieder ihrem Mann als Partnerin zuwenden und seine körperliche Annäherung akzeptieren.

4.6 Intimate citizenship

Sexualpolitische Vision. Das „Verschwinden der Sexualmoral" (10) im Sinne der in Kap. 2.**2** beschriebenen Enttraditionalisierung von Sexualbeziehungen, Paar- und Familienbeziehungen hat britische Soziologen wie Ken Plummer (11) oder Jeffrey Wecks (12) veranlasst, eine Art sexualpolitische Vision zu entwickeln, welche die Vielfalt sexueller Optionen zugleich gewährleisten und ein wenig ordnen soll. „Intimate citizenship" nennen sie diese Vision. Der Begriff lässt sich am ehesten mit „Bürgerrechte in der Intimsphäre" umschreiben (4). Intimate citizenship meint eine demokratische, radikalpluralistische und tolerante Gesellschaft, in der Individuen u. a. auch in der Sexualität Intimität selbstbestimmt, aber die Grenzen anderer achtend, leben und regeln.

- „Intimität wird dabei breit definiert und umfasst sexuelle Präferenzen, Orientierungen und Vorlieben, Beziehungsformen, Formen des Zusammenlebens mit Kindern, Formen der Elternschaft, Versionen von Männlichkeit und Weiblichkeit. Der oder die bewusst abstinent Lebende wird so wenig diskriminiert, wie der oder die Ausschweifende, die Treuen so wenig wie die Untreuen, die Monosexuellen so wenig wie die Ambisexuellen, die Dirne so wenig wie der Freier, die allein erziehende Mutter so wenig wie der schwule Vater, die lesbische Mutter oder die Hausfrauenmutter, alle finden sozusagen ihre Heimat in der Vielfalt" (4).

Scheitern an alltäglichen Realitäten. Anhänger einer solchen paradiesischen Sexualvision scheitern gelegentlich an den alltäglichen Realitäten ihrer bescheidenen Alltagssexualität. Sexualität ist für sie eine Art mondiale Bühne, auf welche sie ihre narzisstische Größen-Phantasien projizieren. Komplizierte „Dreiecks- und Viereckbeziehungen" werden in absoluter Offenheit gelebt, mitgeteilt und auch für andere als erstrebenswert postuliert.

! Bei PatientInnen, die mit sexuellen Störungen kommen und als therapeutisches Ziel die (Wieder-)Herstellung einer intimate citizenship formulieren, kommt man nicht umhin, in vorsichtiger Weise Zweifel an ihrer paradiesischen Sexualvision zu äußern und sie darin zu ermutigen, auch bescheidenere sexuelle Realitäten als durchaus befriedigend zu akzeptieren.

4.7 Sexualität im Wandel

Definitionen. Stephen B. Levine hat vor allem auf die lebensgeschichtlichen Aspekte der Sexualität hingewiesen und auf die Frage: „Was ist Sexualität?“ mehrere Antworten formuliert. In diesen werden die Bedeutungsmöglichkeiten der Sexualität im Lebenslauf eines Menschen angesprochen. Seine Formulierungen zeigen die Vielfalt der menschlichen Sexualität. Nachfolgend eine freie Übersetzung einiger seiner Gedanken (13).

Sexualität ist ...

- eine psychologische Kraft für Freude, Selbsterleben, Bindung und Selbstwertgefühl.
- eine persönliche Erfahrung unserer Identität basierend auf dem Erleben unserer Anatomie, Physiologie, Geschlechtsidentität und unseren Lebenszielen.
- eine Möglichkeit, die im günstigen Fall zu Lebenszufriedenheit, psychischer Gesundheit, Selbst- und Partnerliebe und im ungünstigen Fall zu Verzweiflung, unerwünschter Schwangerschaft, Krankheit und Tod führen kann.
- unser Repertoire intimen körperlichen Verhaltens gegenüber Partnern und ein Spiegel der Bedeutungen, welche wir, unsere Partner und unsere Kultur einer Zweierbeziehung geben.
- ein emotionales Reaktionssystem für uns und andere Menschen. Sie ist eine Art innere Stimme, ein fortlaufender Dialog mit uns selbst. Diese Stimme orientiert uns über unsere Wünsche nach Beziehung und unsere Zufriedenheit mit einer Beziehung.
- ein Instrument zur Versöhnung mit der Fähigkeit, schmerzliche Erfahrungen der Vergangenheit hinter uns zu lassen und unseren Körper und uns selbst wieder als liebenswert zu erleben.
- ein Fenster, durch welches man die Psychologie von Individuen und Paaren beobachten kann. Sie ist ein Fenster zum Drama unseres Innenlebens, besonders unseres Strebens nach Liebe.

Diese Formulierungen machen deutlich, dass sich Sexualität immer gleichzeitig im Verhalten, im Fühlen und im Denken ereignet. Sexualität hat sowohl eine aktiv gestaltende als auch eine passiv erfahrende Dimension. In beiden inszenieren und erleben wir unsere jeweilige biographisch geprägte Identität.

Die eingangs dieses Kapitels gestellte Frage kann in folgender Weise beantwortet werden (14):

D Sexualität ist ein Thema, das alle Menschen betrifft.

Wie sie vom Einzelnen in verschiedenen Lebensphasen erlebt und gestaltet wird, ist einerseits durch biologische Strukturen und Abläufe bestimmt, andererseits durch soziokulturelle Einflüsse geprägt.

Mit welchen Bedeutungen sie gesellschaftlich und vom Einzelnen versehen wird, ändert sich mit dem Ort und über die Zeit.

Sexualität ist deshalb Gegenstand und Thema verschiedenster natur-, sozial- und geisteswissenschaftlicher Disziplinen wie Biologie und Medizin, Ethnologie, Geschichte, Soziologie, Psychologie, Pädagogik, Sprach- und Literaturwissenschaften.

Resümee

- **Sexuelle Skripte** im Sinne von Grundüberzeugungen beeinflussen sexuelle Wünsche, Phantasien, Erlebens- und Verhaltensweisen. Diese Skripte sind sowohl individuell-biographisch als auch kollektiv-kulturell fundiert.
- **Subjektive Sexualitätskonzepte** werden bis heute durch die frühen Sexualtheorien Siegmund Freuds beeinflusst. In diesen wird Sexualität als gefährlicher Dämon dargestellt, den es zu zügeln und erziehen gilt.
- **Sexualität als Triebkraft, Oberflächen-Phänomen** oder **Erlebnisbereich** sind weitere Sexualitätskonzepte, denen man in der Behandlung von PatientInnen mit sexuellen Störungen begegnet.
- **Intimate citizenship** ist eine von soziologischer Seite kommende Vision einer demokratischen, radikalpluralistischen und radikaltoleranten Gesellschaft, in der Individuen u.a. auch in der Sexualität Intimität selbstbestimmt, aber die Grenzen anderer achtend, leben und regeln.
- **Im Verlauf individueller Biographien** verändern sich subjektive Sexualitätskonzepte und führen zu einem kontinuierlichen Wandel im sexuellen Verhalten, Erleben und Denken.

Literatur

1. Simon W, Gagnon JH. Wie funktionieren sexuelle Skripte? In: Schmerl C, editor. Sexuelle Szenen. Inszenierung von Geschlecht und Sexualität in modernen Gesellschaften. Opladen: Leske und Budrich; 2000. p. 70–95.
2. Money J. Love maps. New York: Livingstone; 1986.

3. Büchi S, Buddeberg C. Subjektive Krankheitskonzepte – Krankheitsbewältigung. In: Buddeberg C, editor. Psychosoziale Medizin 3. Auflage. Berlin Heidelberg: Springer; 2004. p. 409–430.
4. Schmidt G. Das neue DER DIE DAS – Über die Modernisierung des Sexuellen. Giessen: Psychosozial-Verlag; 2004.
5. Clement U. Systemische Sexualtherapie. Stuttgart: Klett-Cotta; 2004.
6. Freud S. Gesammelte Werke, fünfter Band. Drei Abhandlungen zur Sexualtheorie. London: Imago Publishing Co., Ltd.; 1949.
7. Schorsch E. Die Stellung der Sexualität in der psychischen Organisation des Menschen. Nervenarzt 1978;49:456–460.
8. Schmidt G. Sexuelle Motivation und Kontrolle. In: Schorsch E, Schmidt G, editors. Ergebnisse zur Sexualforschung. Köln: Kiepenheuer und Witsch; 1975. p. 30–47.
9. Schmidt G. Jugendsexualität. Sozialer Wandel, Gruppenunterschiede, Konfliktfelder. Stuttgart: Enke; 1993.
10. Schmidt G. Sexuelle Verhältnisse. Ueber das Verschwinden der Sexualmoral. Reinbek: Rowohlt; 1998.
11. Plummer K. Telling sexual stories. Z Sexualforsch 1997;10:69-81.
12. Weeks J. Sexuality 2nd edition. London: Routledge; 2003.
13. Levine SB. Sexual Life. New York: Plenum Press; 1992.
14. Hornung R, Buddeberg C, Bucher T. Sexualität im Wandel. Zürich: vdf Hochschulverlag AG; 2004.

5 Diagnostische Einteilung von Sexualstörungen

Die anerkannten Diagnosesysteme ICD-10 und DSM-IV unterscheiden verschiedene Gruppen sexueller Störungen: Sexuelle Dysfunktionen, Störungen der Sexualpräferenz, Störungen der Geschlechtsidentität und eine Reihe weiterer Störungsbilder. Sexualberatung eignet sich in der Regel nur für die Gruppe der sexuellen Dysfunktionen. Diese lassen sich auch nach dem Dreiphasen-Konzept von Singer Kaplan unterteilen, welches sich am sexualphysiologischen Reaktionszyklus orientiert, wie er von Masters und Johnson beschrieben wurde (vgl. Kap. 3.4). Im Folgenden werden zunächst die Störungsgruppen gemäß ICD-10 und DSM-IV beschrieben. Dann wird das Dreiphasen-Modell von Kaplan erläutert, an welchem sich die weiteren Kapitel dieses Buches orientieren.

Diagnoserelevante Aspekte. Sexuelle Störungen sind in ihrer Symptomatik, in ihrer formalen Ausprägung, ihren Ursachen und ihrer psychischen und somatischen Komorbidität heterogen. Die heute anerkannten Diagnosesysteme berücksichtigen in unterschiedlicher Weise diese vier Aspekte.

5.1 Sexuelle Störungen in ICD-10 und DSM-IV

D

ICD-10

Das ICD (International statistical Classification System of Diseases, Injuries and Causes of Death) erschien erstmals 1900. Das heute gebräuchliche, auch in deutscher Version vorliegende ICD-10 (1) ist ein Diagnosesystem für den Gesamtbereich der Medizin. In Kap. V (F) werden die psychischen Störungen behandelt und in diesem auch die sexuellen Störungen. Das ICD-10 findet heute in allen Disziplinen der Medizin breite Anwendung. Es hat sich vor allem in der klinischen Praxis bewährt. Im Gegensatz zum DSM-IV ist es ein eindimensionales System zur Symptom- und Syndromdiagnostik. Zusätzliche Achsen zum ICD-10, die für die psychodynamische Psychotherapie relevante Merkmale betreffen (Krankheitserleben, Konflikte, Persönlichkeitsstruktur und interpersonelle Beziehung), können mit der operationalisierten psychodynamischen Diagnostik (2) erfasst werden.

DSM-IV

Das DSM (Diagnostic and statistical Manual) wurde erstmals 1952 von der American Psychiatric Association (APA) herausgegeben. Von der heute gebräuchlichen Version DSM-IV liegt seit 1996 auch eine deutsche Version vor (3). Das DSM-IV ist ein multiaxiales System und gliedert sich in 5 Merkmalsbereiche. Achse I umfasst die psychopathologischen Syndrome, Achse II die Persönlichkeitsstörungen und geistigen Behinderungen, Achse III körperliche Störungen und Zustände, die im Zusammenhang mit psychischen Störungen von Bedeutung sein können. Auf Achse IV werden psychosoziale und Umgebungsprobleme erfass, und Achse V erlaubt eine Globalbeurteilung der sozialen und beruflichen Funktionen. Die Achsen I und II mit den eigentlichen psychiatrischen Diagnosen umfassen 17 Hauptgruppen von Störungen. Das DSM-IV bietet genauere Diagnosekriterien als das ICD-10 und ermöglicht, wenn alle Achsen genutzt werden, eine umfassende Beurteilung der Gesundheitsprobleme eines Patienten. Für die alltägliche klinische Praxis ist das DSM-IV zeitlich aber zu aufwändig. Es wird deshalb vor allem in der Forschung eingesetzt.

Sexuelle Dysfunktionen. Neben den Bezeichnungen „sexuelle Dysfunktionen" und „sexuelle Funktionsstörungen" wird für diese Störungsgruppe gelegentlich auch der Begriff „funktionelle Sexualstörungen" gebraucht. In Tab. 5.**1** sind diese Störungen und ihre Klassifikation in ICD-10 bzw. DSM-IV dargestellt.

Tabelle 5.**1** Sexuelle Dysfunktionen in ICD-10 und DSM-IV

ICD-10		**DSM-IV**	
F 52.0	Mangel oder Verlust von sexuellem Verlangen	302.71	Störungen mit hypoaktivem Verlangen
F 52.1	sexuelle Aversion und mangelnde sexuelle Befriedigung		
F 52.10	sexuelle Aversion	302.79	Störung mit sexueller Aversion
F 52.11	mangelnde sexuelle Befriedigung	302.70	nicht näher bezeichnete sexuelle Funktionsstörung
F 52.2	Versagen genitaler Reaktionen	302.71	Störung der sexuellen Erregung bei der Frau
		302.72	Störung der Erektion beim Mann
F 52.3	Orgasmusstörungen	302.73	Orgasmusstörung der Frau
		302.74	Orgasmusstörung des Mannes
F 52.4	Ejaculatio praecox	302.75	Ejaculatio praecox
F 52.5	nichtorganischer Vaginismus	306.51	Vaginismus
F 52.6	nichtorganische Dyspareunie	302.76	Dyspareunie
F 52.7	gesteigertes sexuelles Verlangen		Diagnose nicht vorhanden
F 52.8	sonstige nichtorganische sexuelle Funktionsstörungen		
F 52.9	nicht näher bezeichnete nichtorganische sexuelle Funktionsstörungen	302.70	nicht näher bezeichnete sexuelle Funktionsstörungen

Auf Unterschiede in der Nomenklatur und Unterteilung der Störungen soll an dieser Stelle nicht näher eingegangen werden (4). Die Störungen F 52.0, 52.1, 52.10 und 52.7 im ICD-10 betreffen die Lust-Appetenz-Phase des sexuellen Reaktionszyklus, F 52.2, 52.5 und 52.6 die Erregungsphase und die Ziffern F 52.3 und 52.4 die Orgasmusphase.

Unzureichend erfasst, sowohl in ICD-10 wie DSM-IV, sind die sexuellen Erlebensstörungen, d. h. Symptombildungen, welche vor allem das emotionale Erleben der Sexualität betreffen. Die Ziffer F 52.11 „mangelnde sexuelle Befriedigung" umschreibt diese Störungen nur ansatzweise. Die beiden Begriffe „sexuelle Dysfunktionen" und „sexuelle Funktionsstörungen" werden in diesem Buch synonym verwendet.

Störungen der Sexualpräferenz. Die in dieser Gruppe zusammengefassten Störungen werden auch als „sexuelle Deviationen", „Perversionen" oder „Paraphilien" bezeichnet. Dazu gehören der Fetischismus, Exhibitionismus, Voyeurismus, die Pädophilie und der sexuelle Masochismus und Sadismus. Hierbei handelt es sich um komplexe, häufig mit Persönlichkeitsstörungen kombinierte Störungen. Nähere Ausführungen finden sich bei Becker (5), Berner et al (6) und in Lehrbüchern der Psychiatrie.

Störungen der Geschlechtsidentität. Bei diesen Störungen handelt es sich genau genommen nicht um Sexualstörungen, sondern um Störungen der Geschlechtsidentität wie den Transsexualismus. Der Transsexualismus kann als „fetischistischer Transvestitismus" unter Beibehaltung der Geschlechtsrolle auftreten und zählt dann zu den Störungen der Sexualpräferenz oder als Transsexualismus im engeren Sinn. Nähere Informationen zu diesen Störungen finden sich bei Becker (7) und Sigusch (8) sowie in Lehrbüchern der Psychiatrie.

Weitere Störungsbilder. Hier sind, vor allem wegen ihrer Häufigkeit, „Störungen als Folge von sexueller Gewalt" (9) und die „sexuelle Sucht" (10) zu nennen. Auch diese Störungen treten häufig kombiniert mit anderen psychischen Störungen auf und sind nur durch eine psychiatrisch-psychotherapeutische Behandlung therapierbar. Deshalb soll an dieser Stelle nicht näher auf sie eingegangen werden.

5.2 Einteilung sexueller Dysfunktionen nach Singer Kaplan

Geeignetes Konzept. Unter Sexualwissenschaftlern bestehen kontroverse Meinungen, ob das Dreiphasen-Konzept von Helen Singer Kaplan (11) zur Einteilung sexueller Funktionsstörungen noch aktuell ist. Nach meiner langjährigen Erfahrung als Sexualmediziner und Sexualtherapeut ist es für die Sexualberatung nach wie vor das geeignetste Konzept, da es auch von Nicht-MedizinerInnen, die in der Sexualberatung tätig sind, angewandt werden kann.

Schwächen. Zu den Schwächen dieses Konzeptes zählt, dass mit ihm die häufig bestehenden komorbiden psychischen Störungen nicht erfasst werden und es sich überwiegend an der Physiologie des sexuellen Reaktionszyklus (vgl. Kap. 3.4) orientiert. Die Komorbidität der sexuellen Störungen ist ein bisher in den Sexualwissenschaften vernachlässigter Bereich (4) und die biologischen Grundlagen und somatischen Begleiterkrankungen werden von sozialwissenschaftlich orientierten SexologInnen m. E. zu wenig beachtet. Insofern nimmt das Dreiphasen-Modell in den Diagnosesystemen eine Mittelstellung ein und entspricht einem biopsychosozialen Verständnis von Sexualität, welches die Grundlage dieses Buches bildet.

Sexueller Interaktionszyklus. Die 3 Phasen des sexuellen Interaktionszyklus sind physiologisch und vor allem auch psychologisch miteinander verbunden. Sie können jedoch voneinander abgegrenzt werden, da sie von eigenen neurophysiologischen Systemen gesteuert werden. Jede dieser 3 Phasen ist somatogen und psychogen blockierbar, woraus sich eine Vielfalt von Störungsmustern ergibt.

Lust-Appetenz-Phase. Sexuelles Begehren oder Verlangen wird als Empfinden erlebt, das den Menschen zu sexueller Aktivität und sexuellem Erleben motiviert. Diese Empfindungen werden durch die Aktivierung des Sexualzentrums im Gehirn bewirkt. Das zerebrale Sexualzentrum besteht aus einem Netzwerk, in dem hemmende und aktivierende Zentren im limbischen System, im Hypothalamus und in der präoptischen Region miteinander durch Schaltkreise verbunden sind (vgl. Kap. 3.3 und 3.4). Wenn diese zerebralen Regionen durch visuelle oder taktile Reize, Phantasien oder Erinnerungen aktiviert werden, empfindet der Mensch Lust nach sexueller Betätigung. Das zerebrale Sexualzentrum beeinflusst über die beiden Sexualzentren des Rückenmarks die Reaktionen in den Genitalorganen in der Weise, dass sexuelles Verlangen die Schwelle für die Genitalreflexe herabsetzt. Bei ausgeprägter Libido, wenn sich der Mensch „sexy“ und sinnlich fühlt, können allein durch sexuelle Phantasien sexuelle Erregung und sogar ein Orgasmus ausgelöst werden.

Erregungsphase. Die physiologischen Zeichen der sexuellen Erregung werden bei Männern und Frauen durch eine reflektorische Erweiterung der genitalen Blutgefässe hervorgerufen. Beim Mann zeigt sich die sexuelle Erregung in der Erektion des Gliedes, bei der Frau im Anschwellen der großen und kleinen Schamlippen, der Erweiterung der Scheide und der vaginalen Lubrikation. Bei der sexuellen Erregung werden die beiden im Rückenmark auf der Höhe von Th11 -L2 (psychogenes spinales Sexualzentrum) und S2–S4 (reflexogenes spinales Sexualzentrum) gelegenen Sexualzentren aktiviert. Subjektiv ist die Erregungsphase durch intensive Körperempfindungen vor allem der Haut und Schleimhäute und durch eine weitere Zunahme der sexuellen Lust gekennzeichnet.

Orgasmusphase. Wie die Erregung wird auch die Orgasmusphase durch die neuralen Zentren im Rückenmark gesteuert. Der Orgasmus besteht bei Männern und Frauen in reflektorisch ausgelösten Kontraktionen bestimmter genitaler Muskeln. Subjektiv nimmt der Mann beim Orgasmus vor allem die Kontraktionen in den genitalen Muskeln wahr, die von lustvollen orgastischen Empfindungen begleitet sind. Von der Frau werden die Kontraktionen als Pulsieren, Pochen oder Klopfen in der Scheide wahrgenommen und sind häufig von einem Wärmegefühl begleitet, das sich vom Becken über den ganzen Körper ausbreiten kann. Die lustvollen orgastischen Empfindungen haben bei der Frau eine größere Variationsbreite als beim Mann.

Tabelle 5.**2** Diagnostische Einteilung sexueller Funktionsstörungen nach dem Dreiphasen-Konzept von Singer Kaplan

Phase	Störungen beim Mann	Störungen bei der Frau
1. Lust-Appetenz-Phase	Libidomangel sexuelle Aversion	Libidomangel sexuelle Aversion
2. Erregungsphase	Erektionsstörungen (Impotenz) Dyspareunie	Erregungsstörungen (Frigidität) Vaginismus Dyspareunie
3. Orgasmusphase	vorzeitige Ejakulation verzögerte Ejakulation fehlende Ejakulation	Orgasmusschwierigkeiten

Symptomatik der einzelnen Störungen. Die sexuellen Funktionsstörungen lassen sich am besten verstehen, wenn man sie den drei geschilderten Phasen zuordnet und als Ausdruck einer Störung der psychophysiologischen Reaktionen dieser Phasen auffasst (Tab. 5.**2**).

Hemmungen der Lust-Appetenz-Phase äußern sich bei beiden Geschlechtern in Libidomangel oder sexueller Aversion. Eine Beeinträchtigung der Erregungsphase führt beim Mann zu Erektionsstörungen. Bei der Frau äußern sich Erregungsstörungen in einer Hemmung der Schwellreaktion und der Lubrikation. Die genitale Stimulation wird dann oft nur als Berührung empfunden. Störungen, die beim Einführen des Gliedes oder beim Koitus selbst in Erscheinung treten, sind der Vaginismus der Frau und die Dyspareunie. Der Vaginismus wird durch die spastische, reflektorische Verkrampfung der Muskeln des Scheideneingangs verursacht und verunmöglicht das Einführen des Gliedes. In geringerer Ausprägung können diese Genitalspasmen – bei der Frau häufig kombiniert mit einer Hemmung der Lubrikation und Schwellreaktion – eine Dyspareunie verursachen, die subjektiv als Schmerzen beim Koitus wahrgenommen wird. Vaginismus und Dyspareunie sind in der Tabelle der Erregungsphase zugeordnet. Beeinträchtigungen der Orgasmusphase führen beim Mann zum vorzeitigen (Ejaculatio praecox), verzögerten (Ejaculatio retardata) oder fehlenden Samenerguss (Ejaculatio deficiens), bei der Frau zu Orgasmusschwierigkeiten, wobei der Orgasmus nie oder nur selten eintritt.

Ungeeignete Begriffe. Die Begriffe Frigidität und Impotenz, die nach wie vor häufig gebraucht werden, haben 2 Nachteile und eignen sich deshalb nicht zur Bezeichnung von sexuellen Funktionsstörungen. Zum einen werden sie recht unterschiedlich definiert und häufig als Globalbegriffe für weibliche bzw. männliche Sexualstörungen verwendet. Zum andern werden sie in der Umgangssprache als diskriminierende und abwertende Schimpfworte benutzt. Die beiden Begriffe „Impotentia generandi" und „Impotentia coeundi", die nach wie vor noch verwendet werden, sind verwirrend und unsinnig. Eine „Impotentia generandi" umschreibt keine Sexualstörung, sondern eine Fertilitätsstörung. Letztere steht in keinem Zusammenhang mit den physiologischen Funktionen der Erektion.

Sexualphobien und orgastische Erlebensstörungen. Sexualphobien mit dem für sie typischen Vermeidungsverhalten sind an keine bestimmte Phase der sexuellen Interaktion gebunden und können sich auf verschiedene sexuelle Verhaltensweisen oder Situationen beziehen wie z. B. oraler und analer Sex, Selbstbefriedigung, Betrachten der Geschlechtsorgane, Samen- und Vaginalabsonderungen. Nicht berücksichtigt in Tab. 5.**2** sind die gelegentlich vorkommenden sog. „(nach)orgastischen Erlebensstörungen" wie Gereiztheit, innere Unruhe, Schlafstörungen, Weinanfälle oder Missempfindungen im Genitalbereich. Es handelt sich dabei um psychische oder psychophysiologische Reaktionen auf das Erleben der sexuellen Interaktion.

Häufigkeit sexueller Funktionsstörungen. Was die Häufigkeit der einzelnen sexuellen Funktionsstörungen betrifft, so liegen unterschiedliche Zahlen vor, die hier nicht im Einzelnen referiert werden sollen. Allgemein lässt sich sagen, dass bei jüngeren

Männern vor allem Ejakulationsstörungen und bei Männern in der 2. Lebenshälfte Erektionsstörungen häufiger vorkommen. Letztere werden subjektiv als schwer wiegender empfunden und deshalb bei HausärztInnen öfter geklagt als Ejakulationsstörungen. Bei den Frauen sind Libidostörungen, Orgasmusstörungen und Dyspareunie die am häufigsten vorkommenden sexuellen Funktionsstörungen. Deutlich zugenommen haben in den letzten Jahren bei Frauen und Männern Klagen über mangelnde oder fehlende Libido.

5.3 Formale Ausprägung sexueller Dysfunktionen

Beschreibungskriterien. Die wichtigsten diagnostisch und therapeutisch relevanten formalen Beschreibungskriterien sexueller Funktionsstörungen beim Mann wie bei der Frau sind

- **primär:** Störungen, die von Anfang an bestehen
- **sekundär:** Störungen, die nach einer kürzeren oder längeren symptomfreien Zeit auftreten
- **initial:** Störungen, die bei den ersten sexuellen Erfahrungen auftreten, die aber mit zunehmender sexueller Erfahrung meist von selbst zurückgehen
- **praktikbezogen:** Störungen, die nur bei bestimmten Formen sexueller Betätigung auftreten, z. B. Erektionsschwäche beim Koitus, nicht jedoch bei der Masturbation
- **praktikunabhängig:** Störungen, die unabhängig von der Form der sexuellen Betätigung auftreten
- **partnerbezogen:** Störungen, die nur beim Geschlechtsverkehr mit einem bestimmten Partner auftreten
- **situationsbezogen:** Störungen, die nur unter bestimmten äußeren Bedingungen auftreten, z. B. Erektionsstörungen in der Wohnung der Freundin, jedoch nicht in der eigenen Wohnung
- **Schweregrad:** Intensität und Häufigkeit des Auftretens einer Störung, z. B. bei der Dyspareunie
- **Dauer:** Vorübergehendes oder länger dauerndes Bestehen der sexuellen Störung

Die formalen Ausprägungsmerkmale einer sexuellen Funktionsstörung erlauben häufig Rückschlüsse auf die Schwere und Behandelbarkeit der Störung. So sind primäre, praktik- und partnerunabhängige und über längere Zeit bestehende Störungen im allgemeinen schwieriger zu behandeln als solche, die sekundär, praktik- und partnerbezogen sind und erst seit kurzer Zeit bestehen.

5.4 Komorbide psychische Störungen

Schwierig zu erkennen. Wie schon erwähnt können sexuelle Funktionsstörungen allein oder in Kombination mit anderen psychischen und/ oder somatischen Störungen auftreten.

> **!** Über somatische Begleiterkrankungen, soweit sie den PatientInnen bekannt sind, berichten diese in der Regel von sich aus. Psychische komorbide Störungen werden eher verheimlicht. Für die Indikationsstellung einer Sexualberatung ist aber das Erkennen psychischer Begleitstörungen äußerst wichtig. Werden sie nicht erkannt, so bleibt eine Sexualberatung meist erfolglos.

In der Regel sollten PatientInnen mit psychischen Begleitstörungen von PsychiaterInnen oder ärztlichen und psychologischen PsychotherapeutInnen behandelt werden. Deren sexualmedizinische Kenntnisse sind nach meiner Erfahrung oft aber noch geringer als die von ÄrztInnen der Grundversorgung.

Depressionen, Angststörungen und Phobien lassen sich mit einer guten Sexualanamnese (vgl. Kap. 9.4) häufig erkennen. Es sollte dann gut überlegt werden, ob bei solchen PatientInnen nicht die affektive Störung vorrangig zu behandeln ist. Weit schwieriger zu erkennen sind Persönlichkeitsstörungen, die sich bei Erwachsenen der Durchschnittsbevölkerung in einer Häufigkeit von 10 % (Punktprävalenz in repräsentativen Studien) finden. Dabei ist zu berücksichtigen, dass der Übergang zwischen normalen Persönlichkeitsvarianten und Persönlichkeitsstörungen fließend ist (12).

Merkmale von Persönlichkeitsstörungen. Ein Merkmal psychischer Gesundheit ist, dass ein Individuum seine Eigenschaften und Fähigkeiten flexibel und situationsadäquat zeigen und einsetzen kann.

> **!** Störungen der Persönlichkeit sind dadurch gekennzeichnet, dass bei einem Individuum bestimmte Eigenschaften und Reaktionsweisen dominant im Vor-

dergrund stehen und unabhängig von der Situation repetitiv in Erscheinung treten.

An dieser Stelle kann nicht näher auf einzelne Störungen der Persönlichkeit eingegangen werden: siehe hierzu Lehrbücher der Psychiatrie.

Diagnostische Kriterien. Gemäß ICD-10 kann eine Persönlichkeitsstörung diagnostiziert werden, wenn mindestens 3 der folgenden 6 Kriterien erfüllt sind:

- Deutliche Unausgeglichenheit in den Einstellungen und im Verhalten in mehreren Funktionsbereichen wie Affektivität, Antrieb, Impulskontrolle, Wahrnehmen und Denken sowie in den Beziehungen zu anderen.
- Das abnorme Verhaltensmuster ist andauernd und nicht auf Episoden psychischer Krankheiten beschränkt.
- Das abnorme Verhaltensmuster ist tief greifend und in vielen persönlichen und sozialen Situationen eindeutig unpassend.
- Die Störungen beginnen immer in der Kindheit oder Jugend und manifestieren sich auf Dauer im Erwachsenenalter.
- Die Störung führt zu deutlichem subjektivem Leiden, manchmal erst im späteren Verlauf.
- Die Störung ist meistens mit deutlichen Einschränkungen der beruflichen und sozialen Leistungsfähigkeit verbunden.

Schwierige PatientInnen – schwierige ÄrztInnen. Schwierigkeiten in der Arzt-Patient-Beziehung können ihre Ursache u. a. darin haben, dass die Persönlichkeiten von Patient und Arzt „inkompatibel" sind. Gerät ein Patient in Behandlungssituationen mit ÄrztInnen immer wieder in gleiche Konflikte, so kann es sein, dass die Ursache in einer Persönlichkeitsstörung liegt, der zufolge er die Realität in verzerrter Weise wahrnimmt, einseitig bewertet und immer wieder in gleicher (inadäquater) Weise reagiert.

! Störungen der Persönlichkeit beschränken sich nicht auf Patienten. Wie bei allen anderen Krankheiten sind auch ÄrztInnen nicht davor gefeit, eine Persönlichkeitsstörung zu haben. Von daher ist es bei der Lösung von Konflikten in der Arzt-Patient-Beziehung immer wichtig, die Persönlichkeiten beider Beteiligten zu betrachten.

Bei Personen, deren sexuelle Funktionsstörung in Zusammenhang mit einer Persönlichkeitsstörung steht, ist Sexualberatung kontraindiziert. Wichtig ist, dass ÄrztInnen Hinweise auf eine Störung der Persönlichkeit frühzeitig wahrnehmen und dann versuchen, die PatientInnen für eine eigentliche Psychotherapie zu motivieren und an erfahrene TherapeutInnen zu überweisen.

Resümee

- **Sexualstörungen** werden unter diagnostischen Gesichtspunkten in 4 Störungsgruppen eingeteilt: Sexuelle Dysfunktionen (Funktionsstörungen), Störungen der Sexualpräferenz, Störungen der Geschlechtsidentität und eine Restgruppe weiterer Störungen.
- **Sexuelle Funktionsstörungen** können entweder alleine oder in Kombination mit anderen psychischen und/oder somatischen Störungen auftreten.
- **Sexualberatung** eignet sich nur bei Funktionsstörungen, die ohne wesentliche psychische Komborbidität bestehen und bei Sexualstörungen, die als Folge körperlicher Krankheiten auftreten.
- **Das Dreiphasen-Konzept** von Singer Kaplan unterteilt sexuelle Funktionsstörungen in Störungen der Lust-Appetenz-Phase, der Erregungsphase und der Orgasmusphase. Es eignet sich für die Sexualberatung, da es sich an einem biopsychosozialen Konzept von Sexualität orientiert.
- **Die formale Ausprägung** sexueller Dysfunktionen gibt wichtige Hinweise, ob eine Störung durch Sexualberatung behandelbar ist.
- **Komorbide Störungen** sollten durch eine sorgfältige Anamnese möglichst frühzeitig erkannt werden. In der Regel sind PatientInnen mit psychischer Komorbidität in fachärztliche Behandlung zu PsychiaterInnen oder PsychotherapeutInnen zu überweisen.

Literatur

1. Dilling H, Mombour W, Schmidt MH. Internationale Klassifikation psychischer Störungen ICD-10. Bern Göttingen: Huber; 1991.
2. OPD. Operationalisierte Psychodynamische Diagnostik: Grundlagen und Manual. Bern Göttingen: Huber; 2001.

3. Wittchen HU, Sass H, Zandig M, Koehler K. Diagnostisches und statistisches Manual psychischer Störungen. Weinheim Basel: Beltz; 1996.
4. Mösler T, Rose A. Diagnostische Klassifikation sexueller Störungen nach ICD-10 und DSM-IV. In: Strauss B, editor. Psychotherapie der Sexualstörungen. Stuttgart: Thieme; 2004. p. 18-25.
5. Becker N. Psychoanalytische Theorie sexueller Perversionen. In: Sigusch V, editor. Sexuelle Störungen und ihre Behandlung 3. Auflage. Stuttgart: Thieme; 2001. p. 418–438.
6. Berner W, Hill A, Briken P, Kraus C. Störungen der Sexualpräferenz – Paraphilien. In: Kockott G, Fahrner EM, editors. Sexualstörungen. Stuttgart: Thieme; 2004. p. 107–151.
7. Becker S. Transsexualität – Geschlechtsidentitätsstörungen. In: Kockott G, Fahrner EM, editors. Sexualstörungen. Stuttgart: Thieme; 2004. p. 153–201.
8. Sigusch V. Transsexuelle Entwicklungen. In: Sigusch V, editor. Sexuelle Störungen und ihre Behandlung 3. Auflage. Stuttgart: Thieme; 2001. p. 554–592.
9. Richter-Appelt H, Moldzio A. Sexuelle Traumatisierungen: Sexueller Missbrauch – Folgen von sexueller Gewalt. In: Kockott G, Fahrner EM, editors. Sexualstörungen. Stuttgart: Thieme; 2004. p. 77–106.
10. Clement U. Sexuelle Sucht. In: Strauss B, editor. Psychotherapie der Sexualstörungen. Stuttgart: Thieme; 2004. p. 123–134.
11. Singer Kaplan H. Hemmungen der Lust. Stuttgart: Enke; 1981.
12. Buddeberg C, Brähler E. Persönlichkeitspsychologie. In: Buddeberg C, editor. Psychosoziale Medizin 3. Auflage. Berlin Heidelberg: Springer; 2004. p. 253–275.

6 Ursachen sexueller Funktionsstörungen

Die vorangehenden Kapitel haben gezeigt, dass Sexualität durch biologische, psychosoziale und soziokulturelle Faktoren beeinflusst und geprägt wird. Sowohl als gesellschaftliches Phänomen wie auch als individueller Lebensbereich steht sie in einem ständigen Wandel. Sexuelle Funktionsstörungen entstehen dadurch, dass entweder einzelne wichtige Determinanten wie organische Strukturen, physiologische Regelkreise, emotionales Erleben und kognitive Vorstellungen oder das Zusammenspiel zwischen diesen Faktoren dysfunktional werden. In diesem Kapitel sollen einige häufige Ursachen für sexuelle Funktionsstörungen dargestellt werden.

6.1 Organische Ursachen

Stellenwert organischer Faktoren. Organische Ursachen sexueller Funktionsstörungen spielen im Jugend- und jungen Erwachsenenalter eine geringere Rolle als in der 2. Lebenshälfte. Unabhängig von der jeweiligen Ursache lässt sich für somatisch bedingte Störungen allgemein sagen (1):

- Das Maß der Beeinträchtigung der sexuellen Funktionsfähigkeit durch bestimmte somatische Faktoren ist individuell sehr verschieden.
- Körperliche Faktoren wirken sich oft nur dann auf die sexuelle Funktion aus, wenn sie auf besondere psychische Bedingungen treffen.
- Körperliche Faktoren erhöhen die Disposition zu sexuellen Störungen.
- In der Praxis kommen als Ursachen am häufigsten schwerere Allgemeinerkrankungen, Entzündungen und Durchblutungsstörungen vor.

Tab. 6.**1** gibt einen Überblick über die häufigsten körperlichen Ursachen sexueller Funktionsstörungen.

Sexuelle Störungen im Zusammenhang mit körperlichen Erkrankungen können durch die Krankheit, deren Folgen und/ oder die notwendigen Behandlungsmaßnahmen wie Medikamente, operative Eingriffe oder Strahlentherapie bedingt sein. Häufig haben organische Ursachen sekundär auch psychische Folgen, die ihrerseits das Auftreten einer sexuellen Funktionsstörung begünstigen können.

Psychosoziale Aspekte somatischer Erkrankung. Einige psychosoziale Mechanismen, die bei schweren körperlichen Erkrankungen häufig eine Rolle spielen sind (2):

- Veränderungen des Körperbildes
- Veränderungen des Selbsterlebens und des Selbstwertgefühls
- Gefühl verminderter Attraktivität
- depressive Krankheitsverarbeitung
- Versagensängste
- Ängste vor Verlust der körperlichen Integrität und Autonomie

Im Folgenden sollen einige organische Ursachen besprochen werden, von denen bekannt ist, dass sie mit sexuellen Funktionsstörungen einhergehen. Ausführlichere Darstellungen finden sich bei Sigusch (1) und Beier et al. (3).

Veränderungen der Biochemie der Erektion. Wie in Kap 18.4 noch näher ausgeführt wird, spielen biochemische Reaktionen in den glatten Muskelzellen der Schwellkörper des Penis und der blutzuführenden Arteriolen für die Erektion und Rigidität des Penis eine wichtige Rolle. Die Relaxierung der glatten Muskelzellen ist eine Voraussetzung für das Einströmen von Blut in die Schwellkörper und eine gute und anhaltende Erektion. Mit zunehmendem Alter verändert sich die Biochemie der Erektion dahingehend, dass die Konzentration der die Relaxierung der glatten Muskelzellen auslösenden Substanz (zyklisches Guanosenmonophosphat = cGMP) intrazellulär abnimmt.

Tabelle 6.**1** Organische Faktoren und Erkrankungen, die sexuelle Dysfunktionen bedingen und/ oder eine Sexualstörung mitbedingen können (modifiziert nach Sigusch 2001, S. 228)

Organische Faktoren und Erkrankungen	Beispiele
1. Veränderungen der Biochemie der Erektion	• geringere Relaxierung der glatten Muskelzellen in den Corpora cavernosa und den Arteriolen
2. schwere Allgemeinerkrankungen	• z. B. Tumorerkrankungen, Autoimmunerkrankungen u. a.
3. Nervale Erkrankungen und Traumen	• Temporallappenerkrankungen, Schädel-Hirn-Traumen, Zustand nach Hirntumoroperation, Schlaganfall, M. Parkinson, Tabes dorsalis, Multiple Sklerose, Spina bifida, Rückenmarkserkrankungen, Querschnittslähmungen, Bandscheibenvorfall, Conus-Cauda-Syndrom, Polyneuropathie, Läsionen des autonomen oder somatischen Nervensystems u. a.
4. Endokrine und metabolische Erkrankungen	• Diabetes mellitus, chronische Hepatopathien, chronische Niereninsuffizienz, primärer hypergonadotroper Hypogonadismus (z. B. Klinefelter-Syndrom), sekundärer hypogonadotroper Hypogonadismus (z. B. Hypophysenerkrankungen), Hyperprolaktinämie, Hypothyreose, M. Cushing, M. Addison, feminisierende oder maskulinisierende Tumoren u. a.
5. Kardiovaskuläre Erkrankungen	• Koronare Herzkrankheit, Myokardinfarkt, Hypertonie, atherosklerotische, thrombotische und posttraumatische Prozesse sowie kongenitale Gefäßanomalien im Bereich der Becken- und Genitalarterien, aorto-iliakale Verschlusskrankheit, pelvic steal syndrome, Störungen des veno-okklusiven Schwellkörpermechanismus u. a.
6. Urogenitale Fehlbildungen, Erkrankungen und Traumen	• *beim Mann:* Phimose, Paraphimose, Penisdeviationen, Hypospadie, Epispadie, Hydrozele, Induratio penis plastica, Entzündungen, Neoplasmen, Beckenfraktur, Penisfraktur, Zustand nach Priapismus u. a. • *bei der Frau:* vaginale Fehlbildungen, Entzündungen, Endometriose, Narbenbildungen, Neoplasmen u. a.
7. Operative Eingriffe im Abdominal-, Becken und Urogenitalbereich	• *beim Mann:* abdominale Aortenoperationen, lumbale Sympathektomien, retroperitoneale Lymphadenektomien, Prostatektomien, Blasen-, Kolon- und Rektumoperationen, Zustand nach Nierentransplantation, Zustand nach Penisprothesenoperation, Zustand nach Impotenz-Revaskularisationsoperation u. a. • *bei der Frau:* Episiotomien, Vulvektomien, Hysterektomien, Ovarektomien, Scheiden-, Blasen-, Kolon- und Rektumoperationen, Operationen bei Neoplasmen u. a.
8. Arzneimittel	• u. a. Antihypertensiva, Psychopharmaka, Sedativa, Antihistaminika, Anticholinergika
9. Alkohol	• in kleinen Dosen enthemmend, in höheren Dosen hemmend
10. Straßendrogen	• Amphetamine, Methaqualon, Heroin, Kokain u. a.
11. Chemikalien	• Blei, Arsen, Tetrachlorkohlenstoff, Xylol u. a.

! Als Folge davon wird die Erektion von Männern in der 2. Lebenshälfte störanfälliger. Die biochemischen Veränderungen zeigen eine große Variationsbreite und erklären zum Teil die Tatsache, dass die „Potenz“ älterer Männer recht unterschiedlich ist. Diese normalen altersbedingten Veränderungen können sekundär zu Versagensängsten und dem Gefühl eines Verlustes an „Männlichkeit“ führen.

Wir werden auf diese Aspekte in Kap. 18.4 und 18.5 noch näher eingehen.

Allgemeinerkrankungen. Bei chronischen und konsumierenden Allgemeinerkrankungen wie z. B. Krebserkrankungen, rheumatischen Erkrankungen, Nieren- und Lebererkrankungen kommt es – nicht selten im Rahmen einer reaktiven Depression – zu einer Abnahme des sexuellen Interesses und sekundär dann auch zu eigentlichen sexuellen Funktionsstörungen.

! Sexuelle Störungen können dabei auf Schwierigkeiten in der psychischen Verarbeitung solcher Krankheiten hinweisen. Die Möglichkeiten der Sexualberatung sind hier gut und werden häufig viel zu wenig genutzt (vgl. Kap. 19).

Missbildungen im Genitalbereich. Phimose, Hypo- und Epispadie können, müssen aber nicht zu sexuellen Störungen führen. Gelegentlich steht am Anfang einer Erektions- oder Ejakulationsstörung eine Phimose, wobei die Störungen auch nach der Phimose-Operation noch fortbestehen können. Nicht selten wird von Gynäkologen ein Hymen induratus als Ursache eines Vaginismus angesehen und operiert. In den meisten Fällen besteht jedoch der Vaginismus auch nach der Inzision des Hymens weiter. Missbildungen der Vagina sind sehr selten.

Entzündungen im Ano-Genital-Bereich. Bei Frauen ist vor allein bei der Symptomatik einer Dyspareunie an eine Vaginitis, Colpitis oder Adnexitis zu denken. Bei Männern kann eine akute oder chronische Prostatitis oder Urethritis zu einer Libidoabnahme oder Schmerzen beim Koitus führen. Dabei spielt der entzündungsbedingte Schmerz die entscheidende Rolle für die Hemmung der Sexualfunktionen.

Neurale Erkrankungen. Jede entzündliche, tumoröse, traumatische oder operative Läsion der neuralen Sexualzentren oder Nervenbahnen ist in der Lage, sexuelle Funktionsstörungen zu verursachen. Fast immer bestehen dann neben der sexuellen Störung noch weitere neurologische Symptome. Von klinischer Bedeutung ist die Tatsache, dass die spinalen Sexualzentren in der Lage sind, teilweise Funktionen voneinander zu übernehmen. So können z. B. viele traumatisch Querschnittsgelähmte mit einem völligen Ausfall des reflexogenen Sexualzentrums (S2–S4) und einem totalen Sensibilitätsverlust im Bereich des Genitale über das psychogene Sexualzentrum (Th11-L2) zu normalen Erektionen gelangen.

! Wichtig ist auch zu wissen, dass nach einer Prostatektomie mit einer retrograden Ejakulation gerechnet werden muss.

Kardiovaskuläre Erkrankungen. Vor allem sklerotische Veränderungen in den Becken- oder Penisgefäßen, z. B. als Folge einer arteriellen Hypertonie oder eines Diabetes mellitus, können beim Mann zu Erektionsstörungen führen. Charakteristisch für organisch bedingte Erektionsstörungen ist ein allmählicher Beginn und ein Ausbleiben der nächtlichen und morgendlichen Spontanerektionen sowie ein Erektionsverlust bei der Masturbation. Gefäßbedingte Erektionsstörungen können heute diagnostisch gut abgeklärt und in vielen Fällen medikamentös oder auch operativ behandelt werden (vgl. Kap. 18.6) Einfach durchzuführen ist die nächtliche Tumeszenz-Messung. Dabei wird beim Patienten abends vor dem Einschlafen am Penis eine kleine, subjektiv kaum störende Manschette angebracht. Diese Manschette ist an einen Polygraphen angeschlossen, mit dem während der ganzen Nacht der Füllungszustand des Gliedes aufgezeichnet werden kann. Fehlen z. B. infolge einer arteriellen Durchblutungsstörung die nächtlichen Spontanerektionen – in der Regel 3–4 pro Nacht – so lässt sich dieser Ausfall mit der Tumeszenz-Messung gut nachweisen. Bei einem auffälligen Befund kann dann die genaue Lokalisation der Durchblutungsstörung mit weiteren Untersuchungen – Sonographie und Angiographie der Penisgefäße, Kavernosographie der Corpora cavernosa – genauer abgeklärt werden. Diese Untersuchungen erfordern allerdings eine fachärztliche Abklärung bei einem Urologen.

Endokrine Erkrankungen. Adenome oder Tumoren der Hypophyse (Prolactinom) und Nebennierenrinde, die zu Veränderungen der hormonellen Regelkreise der Sexualhormone führen, können sich durch sexuelle Störungen bemerkbar machen. Wie schon erwähnt, muss vor allem bei Diabetes mellitus mit Erektionsstörungen gerechnet werden, die überwiegend vaskulär, möglicherweise jedoch auch teilweise neurogen bedingt sind.

Arzneimittel-induzierte Funktionsstörungen. Von einer Vielzahl von Medikamenten ist heute bekannt, dass sie eine hemmende Wirkung auf die Sexualfunktion haben können. Nach Sigusch (1) ist mit Beeinträchtigungen der sexuellen Funktionsfähigkeit besonders dann zu rechnen, wenn das Medikament

- eine zentralnervöse Wirkung hat, z. B. Psychopharmaka, Antihypertensiva.
- mit Neurotransmittern interferiert, z. B. Psychopharmaka.
- eine dämpfende Wirkung auf die Hypophysen-Gonaden-Achse hat, z. B. Sexualhormone, Antiandrogene.
- den Prolaktinspiegel erhöht, z. B. Neuroleptika.
- Auswirkungen auf das periphere vegetative Nervensystem hat, z. B. Antihypertensiva wie Guanethidin.
- Veränderungen der peripheren Durchblutung bewirkt.

Medikamente mit hemmender Wirkung. Die wichtigsten Medikamentengruppen, die eine hemmende Wirkung auf die Sexualfunktion haben können, sind

- **Antihypertensiva:** Ganglienblocker, Diuretica und Beta-Rezeptoren-Blocker können vor allem Erektionsstörungen verursachen.
- **Psychopharmaka:** Neuroleptika können sowohl zu Erektions- wie Ejakulationsstörungen führen. Thymoleptika und Tranquilizer vor allem zu einer Libidoabnahme und Erektionsschwäche. Zu berücksichtigen ist allerdings, dass gerade Psychosen, aber auch viele Neurosen mit sexuellen Funktionsstörungen einhergehen.
- **Sedativa** und **Hypnotica**
- **Antihistaminika**
- **Anticholinergika** und **Parasympathikolytika**
- **Antiandrogene:** Sie werden teilweise zur Behandlung sexueller Deviationen eingesetzt.
- **Drogen:** Alle Rauschdrogen können, jedenfalls in bestimmten Dosen, sowohl eine die Sexualität stimulierende als auch hemmende Wirkung entfalten. Stimulierend wirken in geringen Dosen Kokain, Haschisch, Marihuana, LSD sowie Amphetamine. Hemmend wirken Barbiturate, Methaqualon und Amphetamine in größeren Dosen. Heroin und Alkohol können je nach Dosis eher stimulierend oder hemmend wirken.
- **Chemikalien:** Vergiftungen mit Blei, Arsen, Schwefelkohlenstoff, Phosgen, Benzol, Xylol, Kohlenmonoxyd und Tetrachlorkohlenstoff führen neben anderen Symptomen auch zu sexuellen Funktionsstörungen.

Arzneimittel, die beim Mann und/ oder der Frau sexuelle Dysfunktionen bedingen oder mitbedingen, hat Sigusch (1) zusammengestellt. Dort sowie in Kap. 19.6 können weitere Details nachgelesen werden.

6.2 Psychosoziale Ursachen

Keine Konfliktspezifität. Ähnlich wie bei anderen psychosomatischen und neurotischen Symptombildungen gibt es auch für sexuelle Funktionsstörungen keine Konfliktspezifität. D. h., dass die einzelnen Störungen nicht umschriebenen typischen Konflikten zugeordnet werden können. Oder anders formuliert, ähnliche Konfliktkonstellationen können zu unterschiedlichen sexuellen Funktionsstörungen führen (3). Die ursächlichen Faktoren bilden ein Kontinuum, das von oberflächlicher Erwartungs- und Versagensangst bis zu tief gehender Psychopathologie reicht.

! Entsprechend können auch die erforderlichen therapeutischen Interventionen als auf einem Kontinuum liegend betrachtet werden, das von Sexualerziehung und -beratung über Sexualtherapie bis zu ausgedehnter psychotherapeutischer Behandlung reicht.

Sexuelle Störungen entstehen aus einer Kette unterschiedlicher Erfahrungen in verschiedenen Lebensabschnitten, von denen jede für sich nicht mehr als eine Disposition ist.

Ursachenbereiche. Unter praktisch therapeutischen Gesichtspunkten lassen sich bei den psychosozialen Ursachen sexueller Störungen 3 Bereiche unterscheiden (Tab. 6.**2**):

- **Unmittelbare, relativ oberflächliche Gründe sexueller Störungen**, welche mit einem Defizit an Lernerfahrung, Fertigkeiten und irrationalen Vorstellungen in Zusammenhang stehen. Hierher gehören auch bewusstseinsnahe Leistungs-, Versagens- oder Verletzungsängste. Diese Gründe sind einer Sexualberatung meist gut zugänglich.
- **Intrapsychische Ursachen:** Hier liegt der Hauptgrund für die sexuellen Störungen in tiefer liegenden unbewussten Ängsten und Konflikten

Tabelle 6.2 Psychosoziale Ursachen sexueller Funktionsstörungen

Unmittelbare, oberflächliche Gründe
• Unkenntnis des sexuellen Erlebnisbereichs aufgrund mangelnder Lernerfahrung • Fehlvorstellungen • oberflächliche Ängste • Diskrepanz zwischen sexuellen Wünschen und sexueller Realität
Intrapsychische Ursachen
• Triebängste • Beziehungsängste • Geschlechtsidentitäts-Ängste • Gewissensängste • Selbstwertängste
Partnerschaftsbezogene Ursachen
• Sexualangst als gemeinsamer Grundkonflikt • sexuelle Störung als Machtmittel • sexuelle Störung als Ausdruck einer Nähe-Distanz-Problematik • sexueller Rückzug aus Angst vor Entwertung

eines Partners. Häufig finden sich dann neben den sexuellen Störungen auch andere neurotische oder psychosomatische Symptome, die am ehesten in einer Einzelpsychotherapie angegangen werden können.

- **Partnerschaftsbezogene Gründe:** Die sexuellen Störungen eines Partners sind hier Ausdruck eines gemeinsamen Beziehungskonfliktes eines Paares. Vordergründig erscheint nur einer der beiden Partner sexuell gestört. Das Symptom hat hier jedoch die Funktion, gemeinsame Ängste und Konflikte zu neutralisieren. Zahlenmäßig spielen die dyadischen Gründe in der Praxis die größte Rolle und sollten durch Paarberatung oder Paartherapie angegangen werden.

6.3 Unmittelbare, relativ oberflächliche Gründe

Mangelnde Kenntnisse. Im Gegensatz zu anderen Lebensbereichen haben die Eltern in der sexuellen Erziehung und Sozialisation ihrer Kinder nur beschränkt die Funktion von Modellpersonen. Kinder beobachten in der Regel ihre Eltern nicht beim Geschlechtsverkehr, so dass die sexuelle Entwicklung überwiegend auf der kognitiven Ebene erfolgt. Viele Eltern sind jedoch in der Sexualaufklärung ihrer Kinder nach wie vor unsicher und gehemmt. In der Sexualerziehung werden überwiegend die biologischen Grundlagen der Sexualität vermittelt. Die Zusammenhänge zwischen psychosozialen Faktoren und der sexuellen Reaktionsfähigkeit bleiben dagegen Jungen und Mädchen weitgehend unbekannt. Da die Sexualität emotional hoch besetzt ist, sollte die Sexualerziehung in einem kontinuierlichen Lernprozess und nicht in einigen wenigen Aufklärungsgesprächen erfolgen.

! Mangelnde Kenntnisse findet man bei PatientInnen aller sozialen Schichten vor allem hinsichtlich der Möglichkeit des Austauschs körperlicher Zärtlichkeiten und der manuellen sexuellen Stimulation.

Fehlvorstellungen. Weit verbreitet sind Fehlvorstellungen über die Schädlichkeit und Richtigkeit einzelner sexueller Praktiken. Die Masturbation wird immer noch, vor allem in konfessionell traditionell orientierten Kreisen, als etwas Schädliches und Kraftverschwendendes angesehen. Der koitale Orgasmus ist vor allem bei Ehepaaren mittleren und höheren Alters eine weit verbreitete sexuelle Leistungsnorm. Zusätzliche manuelle Stimulation zur Erreichung des weiblichen Orgasmus wird von Männern und Frauen als Ausdruck sexueller Insuffizienz angesehen. Die Schuld, allein durch koitale Stimulation den Orgasmus nicht erreichen zu können, wird teils der Frau, teils dem Mann zugeschoben.

Gleichzeitiger Orgasmus. Der gleichzeitige Orgasmus von Mann und Frau beim Koitus ist eine ebenfalls weit verbreitete sexuelle Norm. Ausbleiben des Orgasmus bei einem Partner oder zweizeitiger Orgasmus beider Partner werden häufig als Symptome eines gestörten Sexuallebens angesehen. Dabei ist seit langem bekannt, dass eine große Zahl von Paaren den nacheinander erlebten Orgasmus ebenso befriedigend findet wie den gleichzeitigen. Gelegentlich äußern Paare auch die Vorstellung, das Glied müsse ohne manuelle Hilfe in die Scheide eingeführt werden können. Zuhilfenahme der Hände bei der sexuellen Stimulation und beim Einführen des Gliedes werden als Unvollkommenheit betrachtet.

„Weibliche Frigidität". Auch bezüglich der sog. „weiblichen Frigidität" halten sich bei Männern althergebrachte Fehlvorstellungen. Eine Frau, die ohne sexuelles Vorspiel nicht auf wenige koitale Beckenstöße mit einer Lubrikation und intensiven sexuellen Lustempfindung reagiert, wird von manchen Männern als kalt und „frigide" betrachtet.

Gleichartiges sexuelles Erleben. Eine weitere Fehlvorstellung betrifft die des gleichartigen sexuellen Erlebens zweier Partner. Vor allem Männer sind oft der Meinung, dass das, was ihnen sexuell Spaß macht und sie erregt, in gleicher Weise auch ihre Partnerin erregen solle. Bei den meisten Paaren haben jedoch die beiden Partner unterschiedliche und situativ sich ändernde sexuelle Wünsche.

! Den genannten Fehlvorstellungen ist eines gemeinsam: Sie beruhen auf der Meinung, dass Geschlechtsverkehr nur auf eine ganz bestimmte Art richtig ist und befriedigen kann. Lassen sich die starren Vorstellungen nicht verwirklichen, ist etwas falsch und nicht in Ordnung. Die Folge sind sexuelle Unzufriedenheit und gegenseitige Beschuldigungen, die schlussendlich zur Symptomatik einer sexuellen Funktionsstörung führen können.

Ängste. Verschiedene Ängste spielen für die Entstehung von sexuellen Funktionsstörungen eine zentrale Rolle. Es ist das Verdienst von Masters u. Johnson (4), dass sie nachweisen konnten, dass nicht nur tief sitzende unbewusste Ängste, sondern auch vergleichsweise harmlose und bewusstseinsnahe Leistungs-, Versagens- und Verletzungsangst sexuelle Störungen verursachen können.

! Diese Ängste sind im Gespräch relativ leicht aufzudecken und können auch durch entsprechende Information und Beratung abgebaut werden.

Diskrepanz zwischen Wunsch und Realität. Eine Diskrepanz zwischen sexuellen Wünschen und sexueller Realität besteht nicht selten bei älteren Paaren, insbesondere älteren Männern. Wie schon erwähnt (vgl. Kap. 3.5) führen die altersbedingten Veränderungen der Geschlechtsorgane, der hormonellen Regelkreise und der biochemischen Reaktionen während der sexuellen Erregung dazu, dass die Sexualfunktionen störanfälliger werden. Bei älteren Männern findet man nicht selten die Wunschvorstellung, auch in fortgeschrittenem Alter noch ebenso „potent" zu sein wie in jungen Jahren. Wenn dies nicht der Fall ist, weisen sie die Schuld nicht selten ihrer Partnerin zu, die nicht mehr so attraktiv sei oder am Sex keine Freude mehr habe.

6.4 Intrapsychische Ursachen

Abwehrfunktion. Sexuelles Verhalten und ganz besonders sexuelle Störungen und Deviationen können auch die Funktion einer Abwehr unbewusster Ängste haben. Vor allem Stoller (5) hat auf die Zusammenhänge zwischen tief verwurzelten Gefühlen von Feindseligkeit, Wut und Hass und den sexuellen Deviationen hingewiesen und sie als Ausdrucksformen von erotisiertem Hass beschrieben.

! Auch den sexuellen Funktionsstörungen können tief greifende Ängste zugrunde liegen, die allein durch eine Sexualberatung oder eine übende Sexualtherapie nicht beeinflusst werden können.

Folgende Ängste finden sich immer wieder bei sexuellen Störungen, wobei neben der sexuellen Symptomatik auch häufig noch andere Symptome bestehen.

Triebängste. Die Angst, besonders beim Orgasmus die Kontrolle über die Gefühle und den Körper zu verlieren, kann zu Ejakulationsschwierigkeiten und Orgasmushemmung führen. Besonders eindrücklich fand ich diese Ängste bei PatientInnen mit einem epileptischen Anfallsleiden, von denen der Orgasmus als symbolisierte Form eines epileptischen Anfalls phantasiert wurde. Schmutzängste und Ekelreaktionen beziehen sich meist auf das Ejakulat und die Lubrikation und können phobisches Vermeidungsverhalten oder eine aversive Einstellung gegenüber jeglicher Form sexueller Betätigung hervorrufen. Gewaltphantasien und Kastrationsängste sind oft sehr schambesetzt und werden deshalb von PatientInnen lange Zeit verleugnet oder verheimlicht.

Beziehungsängste. Versagensangst und Angst vor Ablehnung und Partnerverlust sind die Wurzeln eines sexuellen Leistungsdrucks, der sich in perfektionistischen Sexualvorstellungen äußern kann. Männer, die sich z. B. damit brüsten, an einem Abend mehrmals mit verschiedenen Frauen sexuell verkehren zu können, sind in ihrem brüchigen

Selbstwertgefühl auf ständige Anerkennung und Bestätigung angewiesen. Versagt ihnen ihr strapaziertes Glied einmal den Dienst, so geraten sie in panische Angst. Sexuelle Störungen können auch Ängste vor inzestuösen Wünschen oder Ich-Auflösung verbergen und auf unbewältigte Beziehungskonflikte der frühen Kindheit hinweisen.

Geschlechtsidentitäts-Ängste. Männer und Frauen mit einer unsicheren Geschlechtsidentität sind auch in ihrer Sexualität verunsichert und erleben ihre Genitalien als zu klein oder als unästhetisch. Das zu kleine Glied oder die zu enge Scheide können dann als vordergründige Ursachen sexueller Störungen genannt werden und die Ambivalenz gegenüber dem eigenen Geschlecht verbergen. Die Bedeutung der Geschlechtsidentität wird z. B. auch am Auftreten sexueller Störungen nach Mamma-Amputation, Hysterektomie oder Phimose-Operation und Prostatektomie sichtbar. Hier führt eine sichtbare oder empfundene Veränderung im eigenen Körperbild zu Unsicherheit und Angst, die durch sexuelle Symptombildungen abgewehrt werden.

Gewissensängste. Wenn sich auch die Sexualmoral in den letzten Jahrzehnten deutlich gelockert hat, so weisen Strafängste gelegentlich auf frühere Sexualverbote hin. Von Frauen kann z. B. eine Dyspareunie als gerechte Strafe für unerlaubte voreheliche sexuelle Kontakte erlebt werden. Besonders in der sexuellen Erziehung von Mädchen wurde früher Sexualität mit etwas Gefährlichem in Verbindung gebracht und sexuelles Vermeidungsverhalten oder sexuelle Hemmungen als adäquate Möglichkeit zur Abwendung der Gefahr von Schwangerschaft und Ehrverlust vermittelt. Heute findet man nicht selten sexuelle Konflikte, die aus einer Kollision zwischen sexualfreundlichem Ich-Ideal und überwiegend sexualfeindlichem Über-Ich der Kindheit resultieren.

Selbstwertängste. In Kap. 2.1 hatte ich schon darauf hingewiesen, dass es Männer und Frauen gibt, für welche die Inszenierung von Sexualität eine größere Bedeutung hat als sexuelles Erleben. Hinter der Jagd nach dem extravaganten „sexuellen event“ verbergen sich nicht selten Selbstwertängste, welche mit sexuellen Größenphantasien abgewehrt werden. Bei genauerer Exploration findet sich bei diesen PatientInnen eine umfassendere Selbstwertproblematik

! Im Einzelfall sollten neben der sexuellen Störung auch andere Symptombildungen und Störungen der Persönlichkeit abgeklärt werden. Wir haben in unserer Sexualmedizinischen Sprechstunde in den letzten Jahren die Erfahrung gemacht, dass die Zahl der PatientInnen mit Persönlichkeitsstörungen zunimmt. Bei diesen PatientInnen versagt eine übungsorientierte Sexualtherapie. Sie sollten, soweit sie ausreichend motiviert sind, eher einer eingehenden Einzelpsychotherapie zugeführt werden.

6.5 Partnerschaftsbezogene Ursachen

Kollusionskonzept. Die Beziehung eines Paares und die wechselseitigen Gefühle der beiden Partner spiegeln sich oft in ihren sexuellen Beziehungen wider. Diese können z. B. verschmelzend oder sich abkapselnd, liebevoll oder kämpferisch, leidenschaftlich oder kalt, mit- oder gegeneinander sein. Zwar findet man auch bei Paaren häufig gemeinsame Fehlvorstellungen und oberflächliche Leistungs- oder Versagensängste als Ursache sexueller Störungen. Der Libidomangel einer Frau oder die Erektionsstörung eines Mannes können jedoch auch Zeichen eines kollusiven Paarkonfliktes sein (6). Mit dem Begriff „Kollusion“ hat Willi (7) das überwiegend unbewusste Zusammenspiel zweier Partner in einem gemeinsamen Grundkonflikt mit verteilten Rollen umschrieben.

Die wichtigsten Hypothesen des Kollusionskonzeptes sind:

- Bei der Partnerwahl spielen unbewusste Motive eine entscheidende Rolle.
- Die Dynamik von Partnerbeziehungen wird wesentlich durch unbewusste gemeinsame Phantasien und Ängste bestimmt.
- Die Verhaltensweisen der Partner sind interdependent.
- Das Verhalten in einer Partnerbeziehung kann Abwehrcharakter haben.
- Belastungen (intradyadisch, extradyadisch) begünstigen eine zunehmende Polarisierung der beiden Partner in ihren Verhaltensweisen auf dem Hintergrund eines gemeinsamen Grundkonfliktes.
- Starres, polarisiertes Rollenverhalten dient häufig der Abwehr eines gemeinsamen Konfliktes.

- Paarkonflikte entwickeln sich durch die Wiederkehr von abgewehrten und auf den Partner delegierten Wünschen und Bedürfnissen.

Konfliktsituationen. Bei sexuellen Störungen findet man immer wieder 3 kollusive Konfliktsituationen:

1. **Sexualangst als gemeinsamer Grundkonflikt**

Beiden Partnern gemeinsam ist bei dieser Konflikt-Konstellation die unbewusste Angst, störungsfreie Sexualbeziehungen könnten ihre Beziehung gefährden. Solange einer der beiden eine sexuelle Störung hat, muss er froh sein, vom andern nicht im Stich gelassen zu werden. Der symptomfreie Partner sieht dagegen seine Aufgabe darin, dem Symptomträger bei der Überwindung seiner Störung zu helfen. Die sexuelle Problematik ist also beiden Partnern gemeinsam, wird jedoch im Sinne einer Rollenpolarisierung nur von *einem* Partner – meist dem in der regressiven Position – präsentiert.

> *Fallbeispiel*
> *Ein 35-jähriger Bauingenieur ist seit 3 Jahren mit einer um 1 Jahr jüngeren Krankenschwester verheiratet. Seit Beginn der Ehe besteht bei ihm eine Ejaculatio praecox, die zu zunehmenden ehelichen Spannungen geführt hat. Im Verlauf einer Sexualtherapie konnte er innerhalb weniger Wochen eine bessere Ejakulationskontrolle erlernen. Mit der Besserung der sexuellen Problematik des Mannes trat bei der Frau ein Libidoverlust ein. In den weiteren gemeinsamen Gesprächen ergab sich schließlich, dass beide Partner wechselseitige Ängste hatten, der andere könnte außereheliche Beziehungen aufnehmen und ihn im Stich lassen. Anfänglich hatte die Frau ihre eigenen Ängste auf ihren Mann delegiert. Mit der Besserung seiner Ejakulationsstörung wechselten beide Partner ihre Rollenpositionen, indem der Mann nun seine Ängste auf seine Frau übertrug. Erst nachdem die Trennungsängste beider Partner besprochen waren, konnten beide ihre Störungen aufgeben und ihre sexuellen Beziehungen angstfrei erleben.*

2. **Sexuelle Funktionsstörung als Machtmittel**

Hier wird die sexuelle Funktionsstörung eingesetzt, um sich gegenüber dem Partner durchzusetzen und ihn zu dominieren. Männer drücken ihre Machtansprüche eher durch sexuelle Forderungen aus mit dem Ziel, sich die Partnerin zu unterwerfen. Frauen setzen eher sexuelle Störungen ein, welche als Grund für eine sexuelle Zurückweisung des Mannes dienen. Bei zunehmender Polarisierung gerät der Mann in eine sexuelle Offensive, der sich die Frau durch sexuelle Defensive zu widersetzen versucht. Beide merken dabei nicht, wie sie sich in ihrem gegenseitigen Verhalten beeinflussen und fixieren.

> *Fallbeispiel*
> *Eine Arbeiterfrau berichtet, dass sie seit Jahren nur unter größten Schmerzen mit ihrem Mann sexuell verkehren könne. Während sie kaum noch sexuelle Bedürfnisse verspüre, fordere der Mann von ihr jeden Abend den Geschlechtsverkehr. Auf ihre Zurückweisung reagiere er mit demonstrativem Masturbieren und beschimpfe sie. Sie empfinde dann dem Mann gegenüber Schuldgefühle, könne sich ihm jedoch trotzdem nicht sexuell hingeben.*

Kommentar. Dieses Ehepaar schilderte seine Beziehung mit Ausnahme der Sexualität als harmonisch und problemlos. Der gegenseitige Machtkampf wurde in versteckter Weise über das sexuelle Symptom ausgetragen. Während beim latenten ehelichen Machtkampf die Auseinandersetzung um Dominanz und Unterwerfung über das sexuelle Symptom ausgetragen wird, kann die Sexualität beim offenen ehelichen Machtkampf die Funktion eines Versöhnungsrituals haben, mit dem sich beide Partner nach voraus gegangenem Streit ihre Zuneigung bekunden.

3. **Sexuelle Funktionsstörung als Ausdruck einer Nähe-Distanz-Problematik**

Angst vor körperlicher Nähe und Abhängigkeit kann auch zu sexuellen Störungen führen. Hier besteht bei beiden Partnern eine Unsicherheit, wie viel Nähe sie angstfrei ertragen können und wie viel Schwäche sie sich zugestehen können, ohne sich dem andern auszuliefern. Die Frage, wie viel Abhängigkeit jeder zulassen kann, ohne seine Autonomie zu verlieren, ist ebenso ungeklärt wie die Frage, wie viel Selbständigkeit jeder entfalten kann, ohne dass beide den Eindruck haben, nicht mehr ein Paar zu sein. Auch bei diesem Konflikt polarisieren sich die beiden Partner in komplementäre Positionen. Der eine agiert seine Wünsche nach Nähe oft in intensiven außerehelichen Beziehungen, dem anderen dient seine fehlende sexuelle Appetenz oder Reaktionsfähigkeit als Versuch, sich vom Partner zu distanzieren.

6.6 Multifaktorielle Genese

Unspezifität der Ursachen. Die Erfahrung zeigt, dass die Verursachung sexueller Funktionsstörungen nicht monokausal, sondern multifaktoriell ist. Dies betrifft sowohl das Zusammenwirken von somatischen und psychosozialen Faktoren als auch das Zusammenspiel verschiedener psychosozialer Einflüsse. Ein weiteres Charakteristikum der Verursachung sexueller Funktionsstörungen ist die weitgehende Unspezifität der möglichen Ursachen (3), d.h. bestimmte sexuelle Dysfunktionen wie z.B. ein Libidomangel oder eine Erektionsstörung haben im konkreten Einzelfall unterschiedliche Ursachen.

Selbstverstärkungsmechanismus und Aufrechterhaltung sexueller Funktionsstörungen. Aus der Sicht der Lerntheorie kann man zwischen Faktoren unterschieden, die eine Störung auslösen und jenen, die sie aufrechterhalten. Abb. 6.**1** zeigt diese Zusammenhänge.

In der Regel führt nicht eine einzelne Ursache, sondern die Summierung von ungünstigen Faktoren und Ereignissen zu einer sexuellen Funktionsstörung. Ob ein Mann oder eine Frau aufgrund bestimmter Auslöser eine sexuelle Störung entwickeln, hängt von Persönlichkeitsmerkmalen, von der individuellen sexuellen Lerngeschichte und von den Reaktionen des Partners ab. Ungünstig wirken mangelnde Selbstsicherheit, ein geringes Selbstwertgefühl und eine starke Leistungsbezogenheit.

Für die Aufrechterhaltung sexueller Funktionsstörungen spielen negative Erwartungsgedanken und Versagensängste sowie eine gesteigerte Selbstbeobachtung eine Rolle (8).

! In der Sexualberatung geht es u.a. darum, diese Selbstverstärkungsmechanismen zu erkennen und durch Verhaltens- und Einstellungsänderungen abzubauen.

Resümee
Sexuelle Funktionsstörungen sind nur selten auf eine Ursache zurückzuführen. Meist sind sie multifaktoriell bedingt, wobei organische und psychosoziale Ursachen in unterschiedlichem Maße beteiligt sind.
Organische Ursachen sexueller Funktionsstörungen spielen mit zunehmendem Alter eine wichtigere Rolle. Körperliche Faktoren erhöhen die Disposition zu sexuellen Störungen. In der Praxis am wichtigsten sind normale altersbedingte Veränderungen, schwere Allgemeinerkrankungen, Entzündungen und kardiovaskuläre Erkrankungen. Auch arznei-

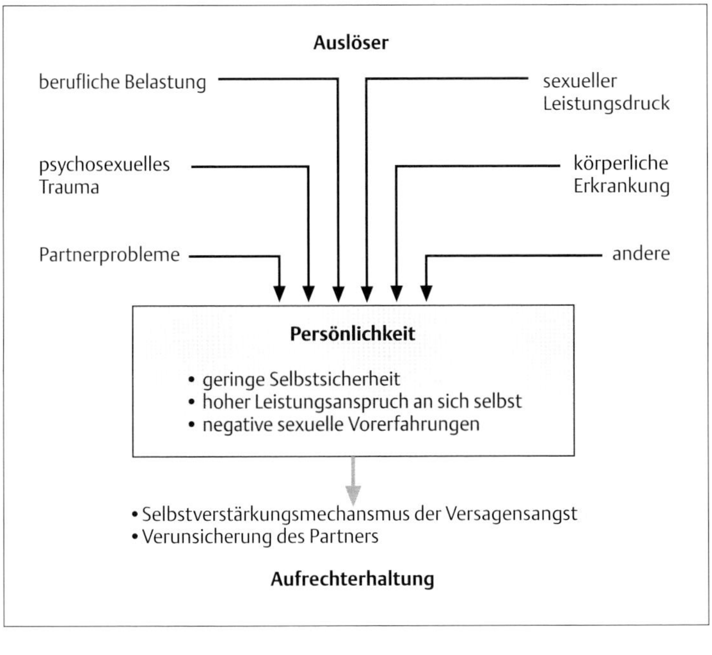

Abb. 6.**1** Entstehung und Aufrechterhaltung sexueller Funktionsstörungen (nach Kockott und Fahrner, 2004, S. 16).

mittel-induzierte Störungen der Sexualphysiologie kommen in der ärztlichen Praxis häufig vor.
Die **psychosozialen Ursachen** sexueller Störungen sind vielfältig. Sie lassen sich 3 Bereichen zuordnen: Unmittelbare oberflächliche Gründe wie mangelndes Wissen über die Sexualität und mögliche Störfaktoren, Fehlvorstellungen und oberflächliche Ängste. Bei den intrapsychischen Ursachen sind Trieb-, Beziehungs-, Gewissens- und Selbstwertängste von Bedeutung. Und den partnerschaftsbezogenen Ursachen liegt oft eine kollusive Konfliktsituation zugrunde, die sich in einem sexuellen Machtkampf oder in einer Nähe-Distanz-Problematik äußern kann.

Literatur

1. Sigusch V. Organogenese sexueller Funktionsstörungen. In: Sigusch V, editor. Sexuelle Störungen und ihre Behandlung 3. Auflage. Stuttgart: Thieme; 2001. p. 224–260.
2. Strauss B. Chronische körperliche Erkrankungen und Sexualität. In: Sigusch V, editor. Sexuelle Störungen und ihre Behandlung. Stuttgart: Thieme; 2001. p. 395–406.
3. Beier KM, Bosinski HAG, Hartmann U, Loewit K. Sexualmedizin. München, Jena: Urban und Fischer; 2001.
4. Masters WH, Johnson VE. Die sexuelle Reaktion. Reinbek: Rowohlt; 1970.
5. Stoller RJ. Perversion. Die erotische Form von Hass. Reinbek: Rowohlt; 1979.
6. Willi J. Therapie von Sexualstörungen – Paar-Therapie oder Sexualtherapie? Familiendynamik 1981;6:248–259.
7. Willi J. Die Zweierbeziehung. Reinbek: Rowohlt; 1990.
8. Kockott G, Fahrner EM. Sexuelle Funktionsstörungen. In: Kockott G, Fahrner EM, editors. Sexualstörungen. Stuttgart: Thieme; 2004. p. 1–76.

Teil II

Methodik der Sexualberatung

7 Sexualberatung und Sprache

Über Sexualität wird viel gesprochen und geschrieben. Während in den Medien Sex ein Dauerthema ist und es in allen Kulturen eine lange Tradition der erotisch-sexuellen Literatur gibt, hat die Sexualwissenschaft dem Thema „Sexualität und Sprache" bisher wenig Beachtung geschenkt. Dies ist umso erstaunlicher, als sprachliche Schwierigkeiten in der Sexualberatung und -therapie eine wichtige Rolle spielen. Sprache wird häufig nur als Kommunikationsmittel gesehen, mit dem man über Sachverhalte spricht und mit dem man Gedanken vermittelt. Sprache hat jedoch eine über das Pragmatische hinausgehende Bedeutung. In den Worten, die wir gebrauchen, sind auch Gefühlskomponenten und Wertungen enthalten. Durch die Art, wie wir über ein Thema sprechen, werden unser Denken, Fühlen und Handeln mitbestimmt. Im Folgenden wird auf die Bedeutung der verbalen Sprache für die Sexualberatung fokussiert. Nonverbale Aspekte sexueller Interaktion haben vor allem in der Kommunikation zwischen zwei Sexualpartnern eine Bedeutung. Auf diese Gesichtspunkte wird in den Kapiteln 13–21, welche die Praxis der Sexualberatung betreffen, näher eingegangen.

7.1 Variationen zum Thema Sex

Sprachvariationen. Angenommen, ein 16-jähriger Jugendlicher kommt in Ihre Sprechstunde und möchte von Ihnen wissen, wie die körperlichen Reaktionen beim Geschlechtsverkehr sind. Welche der folgenden drei Erklärungen würde Ihnen am ehesten zusagen?

- **Variation 1:** Umarmungen und Küsse versetzen Jungen und Mädchen in sexuelle Erregung. Das Mädchen wird nass, der Junge kriegt einen Steifen. Durch Fummeln mit den Fingern und der Zunge kann man die Erregung noch steigern. Auch Schwanz und Möse sind Geschlechtswerkzeuge, die einen in Fahrt bringen. Beim Höhepunkt sind dann beide in Gedanken etwas weg. Das Mädchen spürt ein Klopfen in der Möse, der Junge spürt den Höhepunkt am Samenerguss.
- **Variation 2:** Die Umarmung und der Kuss führen bei den Partnern zu sexuellen Reaktionen. Beim Mädchen tritt vaginale Lubrikation ein, beim Jungen Erektion. Beide Reflexe sind im Sakralmark lokalisierbar. Manuelle oder orale Stimulation können die sexuellen Reaktionen noch steigern. Auch Penis und Vagina eignen sich zur sexuellen Stimulation. Beim Orgasmus tritt dann bei beiden eine leichte Bewusstseinsverschiebung ein. Das Mädchen spürt die Muskelkontraktionen der Vaginalmanschette, der Junge nimmt die Expulsion des Ejakulates wahr.
- **Variation 3:** Die innige Umarmung zwischen Junge und Mädchen lässt beide ihr Verbundensein spüren. Wenn es dann unten feucht wird, wissen beide, dass sie zur körperlichen Vereinigung bereit sind. Beim Höhepunkt des Liebesspieles empfinden Junge und Mädchen sexuelle Lust, die sie aus gegenseitiger Verantwortung nicht bekämpfen müssen, sondern dankbar annehmen dürfen.

Wenig Konsens. Wahrscheinlich wird Ihnen keine der drei Variationen zusagen. Sie werden eher von Geschlechtsverkehr zwischen Glied und Scheide reden, die erogenen Zonen beschreiben und den Orgasmus als natürliche, jedoch nicht notwendige Folge sexueller Zärtlichkeiten erklären. Wie Lang (1) in einer Untersuchung über die Sprache der Sexualerziehung feststellt, besteht eine Schwierigkeit der Sexualerziehung – und dies gilt ebenso für die Sexualberatung – darin, dass in unserer Alltagssprache wenig Konsens besteht, mit welchen Worten und Bezeichnungen wir über Sexualität sprechen sollen und können. Dies ist ein Hinweis auf die Jahrhunderte lange Tabuisierung der Sexualität, die durch die sexuelle Liberalisierung der letzten Jahrzehnte nur teilweise überwunden wurde. Gerade beim sexualmedizinischen Erstgespräch machen sich sprachliche Schwierigkeiten immer wieder bemerkbar. Wie benennt der Patient oder die Patientin ihre Geschlechtsorgane? Hat ein Paar einen gemeinsamen Wortschatz, mit dem sich die Partner über ihre sexuellen Beziehungen verbal verständigen können? Welche Ausdrücke sind dem Arzt bzw. der Ärztin vertraut?

! Immer wieder fragen mich KollegInnen, mit welchen Worten sie mit ihren PatientInnen über sexuelle Fragen sprechen sollen. Meine Antwort: „Benützen Sie doch die gleichen Ausdrücke, mit denen Sie mit Ihrer Frau bzw. Ihrem Mann Fragen Ihrer gemeinsamen sexuellen Beziehungen besprechen“, löst zunächst Schmunzeln, dann jedoch eher Nachdenklichkeit und betretenes Schweigen aus.

Selten eignet sich die eigene Familie besser zur medizinischen Fortbildung wie beim Erlernen eines sprachlichen Vokabulars für die Sexualberatung. Sie können sich die Lektüre von vielen sexualwissenschaftlichen Publikationen ersparen, wenn Sie sich die Zeit nehmen, mit Ihrem Mann, Ihrer Frau oder Ihren Kindern ohne den Gebrauch der medizinischen Fachsprache über sexuelle Fragen zu sprechen.

7.2 Sexuelle Sprachen in der Öffentlichkeit, der Literatur und den Wissenschaften

Unterschiedliches Sprechen über Sexualität. „Seid reinlich bei Tage und säuisch bei Nacht. So habt ihrs auf Erden am weitsten gebracht“. Diese Goetheschen Verse aus den Paralipomena zum Faust I [Zitat nach Müller] (2) sagen etwas Grundsätzliches nicht nur über sexuelle Sprachen, sondern auch über sexuelles Handeln aus: Die äußeren Rahmenbedingungen – Tag, Nacht, anwesende Personen, Anlass des Zusammenseins der Personen – haben einen wesentlichen Einfluss darauf, wie Sexualität kommuniziert und praktiziert wird. Hoberg (3, 4) hat aus sprachwissenschaftlicher Sicht anschaulich dargestellt, wie unterschiedlich in der Öffentlichkeit, der Literatur und den Wissenschaften über Sexualität gesprochen wird.

Öffentlichkeit. In den Ländern der westlichen Welt wird heute so viel wie nie zuvor öffentlich über Sexualität gesprochen. Nicht nur in der Werbung oder in pornographischen Zeitschriften, auch in seriösen Medien ist Sex seit mehreren Jahren ein Dauerthema. Man wird ständig mit dem Thema Sexualität konfrontiert. Auf vielen Fernsehsendern werden meist am späten Abend erotische Spielfilme gezeigt. Zeitungen und Zeitschriften berichten regelmäßig über den Penis, den weiblichen Orgasmus und alle möglichen Besonderheiten des Sexuellen. Talkshows mit mehr oder weniger bekannten Gesprächsteilnehmenden befassen sich mit Themen wie „Noch Lust auf Sex?“ oder „Kribbeln im Bauch. Liebe im Alter“. Und auch Museen zeigen mehr und mehr Ausstellungen zu erotischen und sexuellen Themen. Hoberg (4) stellt aus linguistischer Sicht fest, dass sich zum Thema „Sprache und Sexualität in der Öffentlichkeit“ generell sagen lässt:

- „Es wird viel, sehr viel gesprochen und geschrieben.“
- „Es wird viel, sehr viel darüber gesprochen und geschrieben, dass bedauerlicherweise viel zu wenig gesprochen und geschrieben werde.“
- „Häufiger und meist punktuell wird auch über die sexuelle Sprache gesprochen“ (4) [S. 62].

Literatur. In allen Kulturen gibt es eine lange Tradition der erotisch-sexuellen Literatur. Von der Antike über das Mittelalter bis in die Neuzeit haben sich Schriftsteller wie Ovid, Walther von der Vogelweide, Goethe, Arthur Schnitzler, Thomas Mann und Henry Miller – um nur einige wenige Namen zu nennen – mit sexuellen und erotischen Themen befasst. Auf deutschen Theaterbühnen „tummeln sich die Nackten, und es scheint kaum noch ein modernes Theaterstück zu geben, in dem das Wort „ficken“ fehlt“ (4) [S. 63]. Die Verleihung des Literatur-Nobelpreises 2004 an Elfride Jelinek kann als Indiz gesehen werden, welch hohen Stellenwert Erotik und Sexualität in der gegenwärtigen Literatur haben.

In der trivial-erotisch-sexuellen Literatur, der heute viele Buchhandlungen eine eigene Ecke einräumen, findet man Romane wie „Die Venusblüte“, „Die Zaubermuschel“ oder „Der Liebesapfel“. Die Art und Weise, wie in dieser Softporno-Literatur über Sexualität gesprochen und berichtet wird, ist sehr ähnlich. „Die stets potenten Männer geben den Ton an, aber sie haben es mit relativ selbstbewussten Frauen zu tun, die durch vieles Reden, auch durch viele Lügen, erobert werden müssen“. Nach jeweils etwa 10 Seiten hat es der Mann geschafft. Er kümmert sich zunächst um die „eleganten Schulterblätter", die „graziösen Rundungen", die „exquisiten Formen", die „weichen Brüste" oder die „saftigen Charenton-Melonen" bzw. die „süßen Granatäpfelchen", dann um den „warmen Bauch", die „langen, eleganten Beine" bzw. die „molligen Schenkel", dann „knetet" er die „weichen", „kostbaren", „makellosen", „pfirsichförmigen" und „üppigen Pobacken", die für ihn „hinreißende Leckerbissen" sind. Schließlich „liebkost" er die „rosigen Lippen zwischen den walnussbraunen Löckchen", die „warme Nische", das „petit palais", die „geheime Knospe" bzw. das „Rosenknöspchen" und „schlüpft" mit seinem „Stängel" oder „Schwengel" oder „Knüppel" oder mit seinem „heißen Fleisch" oder seiner „steifen Männlichkeit" oder seinem „bebenden Stolz" in ihr „offenes Portal", ihren „willkommenheißenden Behälter" oder ihr „süßes Bijou" ein (alle Ausdrücke aus Villefranche, (5), Zitat aus Hoberg (4) [S. 64]).

! In der Literatur finden sich viele Sprachmuster, in welchen das Sexuelle ernst oder heiter, langweilig oder witzig, geschliffen oder salopp erzählt und beschrieben wird.

Wissenschaft. In Kap. 4.2 wurde am Beispiel der „Drei Abhandlungen zur Sexualtheorie" von Sigmund Freud schon darauf hingewiesen, wie durch Wortwahl und Sprache Sexualitäts-Konzepte des Autors vermittelt werden. Sprache beinhaltet immer auch Vorstellungen und Wertungen. Wie steht es mit dem Thema „Sexualität und Sprache" in der deutschsprachigen Sexualwissenschaft?

Hoberg (4) ist dieser Frage nachgegangen und kam dabei zu dem erstaunlichen Schluss, dass in den sexualwissenschaftlichen Standardwerken das Thema „Sexualität und Sprache" kaum behandelt wird. Dies gilt für das 1985 von Haeberle erschienene Handbuch „Die Sexualität des Menschen" (6) ebenso wie für das 2001 erschienene Handbuch „Sexualmedizin – Grundlagen und Praxis" von Beier, Bosinski, Hartmann u. Loewit (7). Auch in dem von Sigusch herausgegebenen Standardwerk „Sexuelle Störungen und ihre Behandlung" (8) findet sich im Stichwortregister kein einziger Hinweis auf das Thema „Sprache und Sexualität".

Diese Abstinenz ist umso erstaunlicher wenn man bedenkt, wie vielfältig und unterschiedlich in der Öffentlichkeit und der Literatur über Sexualität kommuniziert wird. In der Linguistik werden 2 Ebenen der Sprache unterschieden: die Pragmatik, d. h. das sprachliche Handeln – Sprechen oder Schreiben, Hörverstehen oder Lesen – und das Sprachsystem, die vom konkreten Kommunikationsakt unabhängigen phonetischen, grammatischen und lexikalischen Strukturen einer Sprache, d. h. das, „was ich im Kopf haben muss, bevor ich spreche oder schreibe, höre oder lese, weil sonst verbale Kommunikation nicht möglich ist" (4) [S. 68]. Sexualwissenschaftler und Sexualtherapeuten haben sich bisher mehr oder weniger nur mit der pragmatischen Ebene sexueller Sprachen befasst (9). Was weitgehend fehlt, ist eine Erforschung der Sprachsysteme sexueller Sprachen.

7.3 Die sexuellen Sprachen

Sprachen in der Sexualerziehung. Wie soll man sich im sexuellen Sprachgewirr von Koitus, Geschlechtsverkehr, Beischlaf, Bumsen oder Vögeln orientieren? Lang (1) unterscheidet aufgrund ihrer Analyse von Aufklärungsbüchern sechs Sprachen, die in der Sexualerziehung Verwendung finden:

1. Die medizinische Fachsprache

- Die Ausdrücke sind meist lateinische oder griechische Fremdworte, die in medizinischen Lehrbüchern und in der Sexualwissenschaft Verwendung finden.
- Sie zielt auf Genauigkeit und Objektivität und legt großen Wert auf präzise Sachinformation.
- Sie ist jedoch abstrakt, emotional steril und eine Art Geheimsprache für Fachleute, die sich unter Abspaltung des affektiven Erfahrungsbereiches über Sexualität verständigen wollen.
- Beispiele: Penis, Vagina, Klitoris, Lubrikation, Ejakulation, Koitus

2. Die Bürokratensprache

- Die Ausdrücke finden im Bereich der öffentlichen Kommunikation, in Gesetzestexten, im behördlichen Verkehr und im Schulunterricht Verwendung. Es sind die deutschen Bezeichnungen von Fachworten.
- Sie zielt auf Sachlichkeit, Neutralität und Klarheit.
- Sie ist emotional kühl, jedoch leicht verständlich und allgemein akzeptiert, wird von allen Sprachen am häufigsten gebraucht und in schriftlichen Texten ebenso verwendet wie im privaten Gespräch.

- Beispiele: Glied, Scheide, Kitzler, Samenerguss, Geschlechtsverkehr

3. Die Alltagssprache
- Sie besteht aus Worten, die ohne Vorbehalt täglich in der zwischenmenschlichen Kommunikation gebraucht werden können. Für die Benennung der Geschlechtsorgane und des Geschlechtsverkehrs fehlen Ausdrücke. Dies macht deutlich, dass der Bereich der Sexualität in der Gesellschaft nach wie vor tabuisiert ist.
- Sie zielt auf Neutralität und Verständlichkeit.
- Sie ist in ihrer Emotionalität nicht einseitig festgelegt und beschränkt sich auf diejenigen Randgebiete der Sexualität, die nicht der Tabuisierung unterliegen.
- Beispiele: Ausdrücke für die Geschlechtsorgane und den Geschlechtsverkehr fehlen! Typische Begriffe dieser Sprache sind z. B. Hintern, Popo, Binden, Regel, Pille

4. Die Kindersprache
- Sie umfasst jene Ausdrücke, die Erwachsene für Kinder erfunden haben, nicht eigentlich das Vokabular, das Kinder im Gespräch untereinander benutzen.
- Sie verschleiert und vermittelt stark verminderte Sachinformation. Im sexuellen Bereich finden sich nur Ausdrücke für die sichtbaren Geschlechtsorgane.
- Sie ist verniedlichend, zielt auf Ablenkung und wird überwiegend in Gesprächen verwendet, die Erwachsene mit Kindern führen. Im Gespräch zwischen Erwachsenen wirkt sie inadäquat.
- Beispiele: Pimmel, Pfifli, Zipfel, Schwänzchen, Weggli, Pipi, Müschelchen, Muschi (Ausdrücke für den Geschlechtsverkehr fehlen)

5. Die blumige Sprache
- Auch ihr Vokabular ist im sexuellen Bereich stark eingeschränkt. Ihre Ausdrücke klingen feierlich und pathetisch.
- Sie zielt auf verhüllende und indirekte Umschreibungen.
- Sie ist emotional übersättigt und findet vor allem in konfessionellen Aufklärungsschriften Verwendung.
- Beispiele: da unten, Liebesakt, Schlüsselchen, Spalte, körperliche Vereinigung, Höhepunkt

6. Die Vulgärsprache
- Sie besteht aus Worten mit hohem Bekanntheitsgrad, die jedoch in der Öffentlichkeit teilweise verpönt sind.
- Sie ist emotional derb, abwertend und frauenfeindlich.
- Sie zielt auf Direktheit, Peinlichkeit und Lächerlichkeit und wird vor allem von Jugendlichen, Arbeitern, Zuhältern und Prostituierten verwendet.
- Beispiele: Schwanz, Schwengel, Riemen, Möse, Fotze, bumsen, ficken, vögeln, bürsten, nageln, mausen, orgeln

! Die Ausdrücke der erwähnten Sprachen unterscheiden sich vor allem in ihrer inhaltlichen und affektiven Information. Während die Fach- und Bürokratensprache vorwiegend sachliche Information vermitteln und die Emotionalität vernachlässigen, rufen die blumige Sprache, die Kinder- und Vulgärsprache stärkere Gefühle hervor, sind jedoch in ihrem Informationsgehalt unklar und mehrdeutig.

Inhalts- und Beziehungsaspekt. Watzlawick, Beavin und Jackson (10) haben mit ihrer grundlegenden Analyse der menschlichen Kommunikation deutlich gemacht, dass jede Mitteilung einen Inhaltsaspekt und einen Beziehungsaspekt hat. Der Inhaltsaspekt übermittelt Faktenwissen, der Beziehungsaspekt wird durch averbale Parameter wie Tonfall, Mimik und Körpersprache vermittelt. Dass diese beiden Aspekte nicht nur für das unmittelbare mündliche Gespräch Bedeutung haben, sondern auch für die Reaktionen des Lesers eines geschriebenen Textes, sollte mit den 3 Textvariationen am Anfang des Kap. 7.1 deutlich gemacht werden.

7.4 Sprachliche Möglichkeiten und Notwendigkeiten in der Sexualberatung

Sprachliche Flexibilität. Für die Sexualberatung ist eine gewisse sprachliche Flexibilität eine der wichtigsten Voraussetzungen. Ein Gespräch, bei dem die inhaltliche Information und die Atmosphäre, in welcher die Gesprächspartner miteinander reden, nicht übereinstimmen, schafft eher

Verwirrung, als dass es zur Überwindung von Schwierigkeiten beiträgt.

! Will der Arzt mit einem Patienten über sexuelle Fragen sprechen, so sollte er sich mit ihm erst über eine gemeinsame Sprache einigen.

Wenn ein Patient berichtet, er habe keinen Steifen mehr und der Arzt zurückfragt, seit wann er denn mit seiner Erektion Schwierigkeiten habe, gerät das Gespräch schnell ins Stocken. Stellt der Patient von sich aus sexuelle Fragen, wird er im Regelfall das ihm vertraute Vokabular benutzen. Nicht selten habe ich jedoch bei einfachen Leuten oder Angehörigen der Unterschicht erlebt, dass sie sich für das Gespräch mit dem Arzt einige Fachausdrücke erwerben, weil sie sich noch am ehesten Rat und Hilfe erhoffen, wenn sie versuchen, die Sprache des Arztes zu sprechen. Wesentlich besser und offener ist das Gespräch aber dann, wenn der Arzt die Sprache des Patienten sprechen kann. Er erhält dann neben der sachlichen Information die mindestens ebenso wichtige Information, welche Gefühle der Patient seinen sexuellen Schwierigkeiten gegenüber hat.

! Eine gute Möglichkeit, sich zu vergewissern, ob man mit dem Patienten auf der gleichen Wellenlänge spricht, besteht darin, den Patienten zu fragen, wie er üblicherweise seine Geschlechtsorgane benennt. Ausgehend von diesem Vokabular kann man dann mit ihm über sein Sexualleben und seine sexuellen Schwierigkeiten sprechen.

Ich benutze überwiegend die deutschen Worte Glied, Scheide, Eichel, Kitzler, Samenerguss und Geschlechtsverkehr, da diese Ausdrücke am leichtesten verständlich sind und im emotionalen Bereich je nach den Reaktionen des Patienten einen Spielraum lassen. Bekommt eine Frau bei der Frage, wie ihre Empfindungen am Kitzler seien, wenn ihr Mann sie mit dem Finger dort streichle, einen roten Kopf, so versuche ich es im nächsten Satz einmal mit dem Ausdruck Klitoris. Schaut dagegen ein junger Mann gelangweilt, wenn ich ihn frage, welche Schwierigkeiten er beim Geschlechtsverkehr habe, so komme ich ihm mit der Formulierung entgegen, was denn beim Bumsen oder Vögeln nicht mehr klappe.

Gemeinsame Sprache finden. Im ersten Gespräch passe ich mich weitgehend den Sprachgewohnheiten der Patienten an. Zeigt sich jedoch, dass z. B. Mann und Frau unterschiedliche Worte benutzen, so besteht ein Ziel der Sexualberatung darin, ihnen dabei behilflich zu sein, eine gemeinsame Sprache zu finden, mit der jeder seine Wünsche und Ängste ausdrücken kann. Die Vulgärsprache entwertet die Frau und wird deshalb besonders von Frauen als peinlich und abstoßend empfunden. Die oft deftigen Ausdrücke – bumsen, rammen, bürsten, umlegen – schreiben der Frau nur die Rolle eines passiven Sexualobjektes zu und lassen ihr keine Ausdrucksmöglichkeiten für eigene Wünsche und Aktivitäten. Ich bemühe mich deshalb, den Wortschatz eines Paares dahingehend zu erweitern, dass auch die Frau die Ausdrücke ohne Zögern benutzen kann.

Sprachlosigkeit. Gar nicht selten fehlen den Patienten jedoch ganz einfach die Worte, mit denen sie sich verständlich machen können. Die Sprachlosigkeit der Alltagssprache breitet sich als beklemmendes Schweigen im Sprechzimmer aus und führt zu feuchten Händen, roten Köpfen und verlegenen Blicken ins Leere. Der folgende Ausschnitt aus einem Erstgespräch mit einem jüngeren Ehepaar, das mich wegen eines Vaginismus der Frau aufsuchte, soll verdeutlichen, wie der Arzt in einer solchen Situation vorgehen kann. Nachdem der Mann recht offen und genau über seine Erfahrungen beim letzten Geschlechtsverkehr gesprochen hatte, wende ich mich mit der Frage an die Frau:

Fallbeispiel

Arzt: Wie ist das denn für Sie, Frau Marti, wenn Ihr Mann Sie an der Brust streichelt?

Frau: ... normal.

Arzt: Haben Sie das gerne oder stört es Sie?

Mann (nach kurzem Schweigen seiner Frau): Das haben alle Frauen gern, das gefällt auch meiner Frau.

Arzt (zur Frau): Wissen Sie, das erleben die meisten Frauen nicht immer gleich. Manchmal haben sie es sehr gern, wenn der Mann sie an den Brüsten streichelt oder küsst, manchmal spüren sie weniger oder es ist ihnen, z. B. kurz vor der Periode oder in der Schwangerschaft, eher unangenehm. Wie war das denn bei Ihnen beim letzten Geschlechtsverkehr mit Ihrem Mann?

Frau: Ich hab' eigentlich gar nichts an der Brust gespürt, erst als ... (blickt ihren Mann fragend an).

Mann: Nur zwischen den Beinen ist es meiner Frau unangenehm, wobei sich das schon ein wenig gebessert hat.
Arzt (zur Frau): Wie ist das denn, wenn Sie duschen oder in der Badewanne die Brüste waschen? Welche Empfindungen haben Sie da an Ihren Brüsten? Haben Sie es gern, wenn das Wasser aus der Dusche auf die Haut prasselt oder empfinden Sie es angenehmer, wenn Sie mit der Hand oder dem Waschlappen über ihre Brust fahren?
Frau: Ich seife mich immer mit den Händen ein. Das macht mir an der Brust nichts aus.
Arzt: Und an den Brustwarzen?
Frau: Die wasche ich eigentlich nicht besonders.
Arzt: Dann würde ich Ihnen empfehlen, dass Sie beim nächsten Duschen oder Baden sich mal richtig Zeit nehmen und mit Ihren Händen über Ihre Brüste streicheln, oben, seitlich und auch vorn an den Brustwarzen. Und dass Sie sich ganz darauf konzentrieren, was Sie dabei an Ihren Brüsten und an Ihren Händen spüren.

Kommentar. Die Frau hat sich in ihrer ganzen Aufmerksamkeit und in ihrem Empfinden auf ihren Scheideneingang konzentriert. Schon bei den kleinsten Zärtlichkeiten ihres Mannes denkt sie daran, dass es heute mit dem Einführen des Gliedes wohl wieder nicht klappen wird. In ihrer Sensibilität ist sie ganz auf die Verkrampfung ihrer Scheidenmuskulatur fixiert und nimmt gar nicht wahr, welche Körperempfindungen sie beim Vorspiel hat. Ich versuche ihr verschiedene Möglichkeiten des Empfindens mit Worten anzubieten. Als der Mann auf die Schwierigkeiten seiner Frau, meine Fragen zu beantworten, mit einer Flucht „zum eigentlichen Problem" reagiert, gehe ich einen Schritt zurück und stelle Fragen zu Empfindungen an der Brust in nicht sexuell gefärbten Situationen wie beim Duschen oder Baden. Hier kann die Frau etwas leichter Worte finden und antworten.

Sprachunterricht. Sexualberatung ist bisweilen Sprachunterricht für PatientInnen, denen vor lauter ängstlichem Hantieren noch nicht aufgefallen ist, dass sie die Körperregionen und Organe, die sie zärtlich berühren wollen, nicht einmal mit Worten benennen, geschweige denn ihre Empfindungen ausdrücken können. In solchen Fällen ist es wichtig, dort anzufangen, wo man seinen Körper ungestört alleine betrachten und betasten kann, und das ist z. B. eher im Bad oder unter der Dusche möglich als bei einem ängstlichen Versuch eines Geschlechtsverkehrs mit dem Partner im Bett.

7.5 Sexuelle Sprachen im Wandel

Kontinuierlicher Wandel. Dass nicht nur die Sexualität, sondern auch die sexuellen Sprachen einen kontinuierlichen Wandel erfahren, wird deutlich, wenn man frühere Benennungen des männlichen Gliedes oder der weiblichen Scheide betrachtet (2). Für das männliche Glied gab es Wörter wie Visel, Zers, Zumpt, Bärzeug, Zagel, Adamsrute, Liebesstab, Vernusstachel oder Bremzengel. Die weibliche Scheide nannte man Geburtsteil, Venus, Wolllustlefzen, Wolllustlippen, Steckbahn oder Nette.

Umwertung. An diesen Benennungen wird deutlich, dass in der Bedeutung, der Semantik der Wörter nicht nur Rational-Begriffliches, sondern auch Emotionales und Wertungen enthalten sind, die sich mit der Zeit wandeln. Begriffe wie schwul, Hure oder geil, welche früher eindeutig in diskriminierender Weise verwendet wurden, werden heute, vor allem von Jugendlichen, in der Alltagssprache verwendet. Etwas, was heute als „hurengeil" bezeichnet wird, gilt als erstrebenswert und wird bewundert. Auch im fäkalischen Bereich haben Worte eine Umwertung erfahren und finden heute häufig und salopp Anwendung: „Scheiße", in meiner Jugend noch ein Tabuwort, ist heute völlig geruchlos und wird auch im feinen gesellschaftlichen Rahmen verwendet. „Arsch" macht gegenwärtig eine ähnliche Entwicklung durch.

Der Germanist Hoberg stellt am Ende seines lesenswerten Beitrags „Sexualität und Sprache" (4) [S. 77] die Frage:

- „Wenn man sieht, dass uns einerseits ein großes sexualsprachliches Repertoire zur Verfügung steht, dass wir aber andererseits eine mehr oder weniger große Scheu haben, uns dieses Repertoires zu bedienen, und meinen, der Wortschatz reiche nicht aus: Könnte es nicht sein, dass wir über Sexuelles gar nicht so viel sprechen wollen oder können, weil die Sexualität auch heute noch als etwas Geheimnisvolles, Rätselhaftes, Tabuisiertes, von manchen sogar Verbotenes empfunden wird, als etwas, das gerade dadurch besonders faszinierend ist?"

Resümee

- **Sexualität und Erotik werden** in der Öffentlichkeit und der Literatur **in vielen Variationen kommuniziert.** In der Sexualwissenschaft hat das Thema „Sexualität und Sprache" bisher kaum Beachtung gefunden.
- Aus linguistischer Sicht sind die **pragmatische Ebene und das Sprachsystem einer Sprache** zu unterscheiden. Bei der Diskussion über Sexualität und Sprache geht es meist um die pragmatische Ebene.
- Wörter enthalten außer dem **Rational-Begrifflichen** immer auch **Gefühle und Wertungen**, die sich im Lauf der Zeit **wandeln** können.
- Die **Sexualsprachen** – medizinische Fachsprache, Bürokratensprache, blumige Sprache, Kindersprache und Vulgärsprache – haben alle **Vor- und Nachteile.**
- In der Sexualberatung ist es vor allem im Erstgespräch wichtig, die **Sprache der PatientInnen sprechen zu können**, da sonst wichtige Informationen über das emotionale Erleben der PatientInnen verloren gehen.
- **PatientInnen, die noch kein Vokabular** zur Benennung ihrer Geschlechtsorgane und ihres Erlebens beim Geschlechtsverkehr haben, sollte zunächst geholfen werden, die ihnen entsprechenden Worte zu lernen und im Gespräch zu gebrauchen.

Literatur

1. Lang A. Die Sprache der Sexualerziehung. Düsseldorf: Schwann; 1981.
2. Müller W. Seid reinlich bei Tage und säuisch bei Nacht (Goethe) oder: Betrachtungen über die schönste Sache der Welt im Spiegel der deutschen Sprache – einst und jetzt. In: Hoberg R, editor. Sprache-Erotik-Sexualität. Berlin: Erich Schmidt; 2001. p. 11–61.
3. Hoberg R. Sprache-Erotik-Sexualität. Berlin: Erich Schmidt; 2001.
4. Hoberg R. Sexualität und Sprache. In: Hornung R, Buddeberg C, Bucher T, editors. Sexualität im Wandel. Zürich: vdf Hochschulverlag AG; 2004. p. 59–78.
5. Villefranche AM. Die Venusblüte. München: Goldberg; 1997.
6. Haeberle EJ. Die Sexualität des Menschen. Berlin: de Gruyter; 1985.
7. Beier KM, Bosinski HAG, Hartmann U, Loewit K. Sexualmedizin. München, Jena: Urban und Fischer; 2001.
8. Sigusch V. Sexuelle Störungen und ihre Behandlung 3. Auflage. Stuttgart: Thieme; 2001.
9. Loewit K. Die Sprache der Sexualität. Frankfurt a M: Fischer; 1992.
10. Watzlawik P, Beavin J, Jackson DD. Menschliche Kommunikation 10. Auflage. Bern: Huber; 2000.

8 Bevor Sie die erste Frage stellen ...

Das sexuelle Gerede in der medialen Öffentlichkeit und die Vermarktung von Intimität dürfen nicht dahingehend interpretiert werden, dass auch im ärztlichen Gespräch sexuelle Fragen jederzeit thematisiert werden können. Ein vertrauensvolles Gespräch über sexuelle Probleme und Störungen ist sowohl für ÄrztInnen als auch für PatientInnen nach wie vor eine besondere Herausforderung. Wann soll was mit wem in welcher Weise angesprochen werden? Wie schon in Kap. 1 dargelegt wurde, erwarten die meisten PatientInnen, dass die Initiative zum Gespräch über das heiße Eisen Sexualität von den ÄrztInnen ausgehen soll. Dieses Kapitel gibt einige Hinweise, in welchen Situationen ÄrztInnen gegenüber ihren PatientInnen sexuelle Fragen (nicht) ansprechen sollten.

8.1 Wer ist für sexuelle Fragen zuständig?

Jeder Arzt, jede Ärztin kann beraten. Mit welchem Arzt bzw. welcher Ärztin würden Sie am ehesten über Ihre Sexualität sprechen? Könnten Sie Ihre Schwierigkeiten und Probleme leichter Ihrem Hausarzt sagen, der Sie und Ihre Familie schon seit vielen Jahren kennt oder würden Sie es vorziehen, mit einer Frauenärztin oder einem Urologen, bei dem Sie zum ersten Mal zu einer Untersuchung sind, über Ihre fehlende Libido oder Ihre Erektionsschwäche zu sprechen? Diese Frage wird der eine so, der andere so beantworten. Manchen PatientInnen fällt es leichter, mit einem ihnen bekannten Arzt über sexuelle Fragen zu sprechen, andere haben in einer eher anonymen und distanzierten Arzt-Patient-Beziehung weniger Hemmungen. Daraus folgt, dass die Sexualberatung nicht als Aufgabe nur des Allgemeinarztes, der Gynäkologin oder des Urologen betrachtet werden kann, sondern dass prinzipiell jeder Arzt, jede Ärztin PatientInnen in sexuellen Fragen beraten kann. Er bzw. sie wird sich einem solchen Beratungsgespräch umso eher gewachsen fühlen, wenn er/ sie

- über ein ausreichendes sexualmedizinisches Grundwissen verfügt.
- einige Kenntnisse und Fähigkeiten in der Gesprächsführung hat.
- selbst die Überzeugung hat, dass ein befriedigendes Sexualleben eine gewisse Bedeutung für das Wohlbefinden eines Menschen hat.
- bereit ist, gegenüber PatientInnen eigene Hemmungen und Schwierigkeiten nicht zu überspielen, sondern diese als Ausdruck von Nichtwissen, mangelnder Erfahrung oder anderer Einstellung zur Sexualität zu erklären.
- eigene Einstellungen zur Selbstbefriedigung, zum oralen Sex, zur Empfängnisverhütung, zu außerehelichen Beziehungen und anderen wichtigen Fragen der Sexualität kennt.
- die Möglichkeit hat, Sexualität als einen Bestandteil der individuellen Persönlichkeit eines Patienten und dessen Paarbeziehung zu sehen und Fragen unter Berücksichtigung der psychosozialen Lebenssituation des Patienten beantworten.
- überzeugt ist, dass man psychogene Sexualstörungen eher mit den Mitteln eines ärztlichen Gesprächs als mit Tabletten oder Kräutern behandeln sollte.

Geschlecht des Arztes. Auch das Geschlecht des Arztes spielt eine Rolle. Manche PatientInnen wollen Fragen ihrer Sexualität nur mit einem Arzt ihres Geschlechtes besprechen. Für andere spielt es keine Rolle, ob der ärztliche Gesprächspartner ein Mann oder eine Frau ist.

8.2 Wann sollten Fragen nach dem Sexualleben gestellt werden?

Richtiges Timing. Im Grunde genommen gehören zu jeder eingehenden ärztlichen Anamnese Fragen nach der Sexualität. Die Fragen eignen sich jedoch weder für den Anfang noch das Ende einer Anamneseerhebung, sondern können am besten in der Mitte des Gesprächs gestellt werden. Fragen am Anfang der Anamnese können PatientInnen den Eindruck vermitteln, die Sexualität sei in Bezug auf ihre Gesundheitsprobleme von vorrangiger Bedeutung. Fragen am Ende des Gesprächs können den Eindruck erwecken, Sexualität sei für das Wohlbefinden von PatientInnen nebensächlich oder der Arzt habe keine Zeit mehr, allfällige Fragen zu beantworten. Wenn dagegen die Fragen im Verlauf eines Anamnesegesprächs gestellt werden, hat der Arzt die Möglichkeit, auf Reaktionen des Patienten näher einzugehen. Welche Möglichkeiten ihm dabei zur Verfügung stehen, soll noch eingehend dargestellt werden.

In einigen Lebensphasen und -situationen bedeutsam. Nun ist es selbstverständlich nicht sinnvoll und wohl auch zeitlich kaum möglich, wenn ein Hausarzt einen Patienten, den er seit vielen Jahren kennt, bei jeder Konsultation auf sein Sexualleben anspricht. Fragen nach der Sexualität sind jedoch in gewissen Lebensphasen des Patienten und bei bestimmten Krankheiten von nicht zu unterschätzender Bedeutung und sollten dann auch gestellt werden.

! Sexuelle Schwierigkeiten oder Störungen treten vor allem in den Lebensphasen auf, in denen biologische Entwicklungsvorgänge oder Veränderungen und Änderungen in den familiären oder partnerschaftlichen Beziehungen den Menschen vor die Notwendigkeit stellen, sein Sexualverhalten oder seine Einstellung zur Sexualität zu ändern. Tab. 8.1 gibt einen Überblick, in welchen Lebensphasen und Krankheitssituationen Fragen nach der Sexualität angebracht sind und von PatientInnen als hilfreich erlebt werden.

Gemeinsam ist den geschilderten Lebensphasen und Krankheitssituationen der Umstand, dass der Mensch aufgrund innerer oder äußerer Faktoren seine Sexualität an eine neue Situation anpassen muss.

Tabelle 8.1 Lebensphasen und Krankheitssituationen, in welchen Fragen nach der Sexualität im ärztlichen Gespräch gestellt werden sollten

Lebensphasen
• Pubertät und Adoleszenz • während der festen Bindung an einen Partner nach der Heirat • während der Schwangerschaft und nach der Geburt von Kindern in den mittleren Lebensjahren (Klimakterium der Frau) • bei Ehe- oder Familienkonflikten • nach Trennung, Scheidung oder Tod eines Partners
Krankheitssituationen, in welchen sexuelle Einstellungs- und Verhaltensänderungen bzw. sexuelle Funktionsstörungen gehäuft auftreten
• bei chronischen Erkrankungen • vor und nach urologischen und gynäkologischen Operationen • bei Erkrankungen der Geschlechtsorgane • bei Verletzungen oder Erkrankungen an Organsystemen und Regelkreisen, welche die sexuellen Funktionen beeinflussen • bei länger dauernder Behandlung mit Medikamenten, die die sexuelle Funktionsfähigkeit beeinflussen können • bei funktionellen Beschwerden, insbesondere unklaren Bauchschmerzen, Schmerzen im kleinen Becken, Kopfschmerzen, Schwindelzuständen, Schlafstörungen und klimakterischen Beschwerden • bei psychischen Erkrankungen

8.3 Welche Arten von Fragen eignen sich?

Art der Fragestellung. Nehmen wir an, Sie wollen einen Patienten nach seinem Verhältnis zur Selbstbefriedigung fragen. Dies könnten Sie etwa mit folgenden Fragen tun:

1. Wie sehen Sie die Selbstbefriedigung, welche Einstellung haben Sie dazu?
2. Wie oft machen Sie Selbstbefriedigung und welche Schwierigkeiten haben Sie damit?
3. Machen Sie Selbstbefriedigung?
4. Machen Sie etwa nicht Selbstbefriedigung?
5. Ich versuche mir vorzustellen, welche Einstellung Sie zur Selbstbefriedigung haben?

Die Antworten, die Sie auf diese Fragen von ein und demselben Patienten erhalten würden, würden Ihnen recht unterschiedliche Informationen bringen und möglicherweise ein uneinheitliches Bild von der Einstellung des Patienten zur Selbstbefriedigung geben. Wichtig ist zu wissen – und dies gilt nicht nur für das Gespräch über sexuelle Fragen, sondern ganz allgemein –, dass durch die Art der Fragestellung die Antworten des Patienten mit beeinflusst werden.

Wie kann man die oben formulierten Fragen charakterisieren (1)?

- Frage 1 ist eine **offene** Frage, die dem Patienten die größte Freiheit lässt, sich in irgendeiner Weise zu äußern. Sie verlangt jedoch die Möglichkeit und Bereitschaft, die Frage zu beantworten.
- Frage 2 ist eine **gezielte** Frage. Dem Patienten wird dabei durch die Fragestellung vermittelt, dass Selbstbefriedigung etwas allgemein Übliches ist bzw. dass viele Leute mit der Selbstbefriedigung Schwierigkeiten haben. Der Arzt geht bei dieser Art der Fragestellung davon aus, dass der Patient Hemmungen hat, seine Einstellung offen zu äußern.
- Frage 3 ist eine **geschlossene** Frage. Der Patient kann auf diese Frage nur mit Ja oder Nein antworten, so dass der Informationsgehalt der Antwort relativ gering ist.
- Frage 4 ist eine **Suggestiv**frage. Mit dieser Art von Frage gibt der Arzt dem Patienten verbal oder averbal zu verstehen, welche Antwort er erwartet. In der oben formulierten Frage wäre die vom Patienten erwartete Antwort: doch, selbstverständlich.
- Frage 5 ist eine **indirekte** Frage. Die indirekte Frage lässt offen, wer zunächst weiter sprechen soll, der Arzt oder der Patient. Sie eignet sich für das Gespräch mit Patienten, die Hemmungen haben oder wenig gewillt sind, zu antworten.

! Für die Sexualanamnese und Sexualberatung eignen sich am besten offene und ungerichtete Fragen für eine erste Orientierung über die grundsätzliche Bereitschaft und die Möglichkeiten des Patienten, über sexuelle Fragen zu sprechen. Gezielte und indirekte Fragen sollten verwendet werden, wenn der Patient Hemmungen und Widerstände hat, über seine Sexualität zu sprechen, dem Arzt ein Gespräch darüber aber wichtig erscheint. Auf den Umgang mit Widerständen werden wir in Kap. 12 noch näher eingehen. Gezielte und geschlossene Fragen können bei der Erhebung genauer zeitlicher Daten angebracht sein, liefern aber ansonsten ebenso wie Suggestivfragen wenig oder gar falsche Informationen.

Resümee

Wie ein Gespräch über sexuelle Fragen abläuft und welche Schwierigkeiten dabei auftauchen, hängt nicht nur von den PatientInnen, sondern im gleichen Maße auch von den ÄrztInnen ab. Sie beeinflussen den Ablauf und Inhalt des Gesprächs durch:

- ihre persönliche Einstellung, ihr Wissen, ihre kommunikativen Fähigkeiten und Fertigkeiten, ihre Rolle und ihr Geschlecht;
- durch den Zeitpunkt und die Situation, in denen sie PatientInnen auf ihre Sexualität ansprechen,
- durch die Art von Fragen, die sie den PatientInnen stellen.

Allgemein gilt, dass sich im Verlauf eines Gespräches die beteiligten Personen darüber verständigen und klären müssen: **Wer redet wann, wie, mit wem über was?**

Literatur

1. Langewitz W, Buddeberg-Fischer B, Laederach K. Das ärztliche Gespräch – die ärztliche Untersuchung. In: Buddeberg C, editor. Psychosoziale Medizin 3. Auflage. Berlin Heidelberg: Springer; 2004. p. 373–407.

9 Die Sexualanamnese: Wie zufrieden sind Sie mit Ihrer Sexualität?

Die Sexualanamnese unterscheidet sich von anderen Spezialanamnesen wie der kardiologischen, gynäkologischen oder dermatologischen Anamnese dadurch, dass Sexualität nicht auf einzelne Organe und Organfunktionen reduziert werden kann, sondern – wie in Kap. 4 dargestellt wurde – ein individuelles, interpersonelles und soziokulturelles Phänomen ist. Die Bedeutung dieser drei Ebenen ist im konkreten Fall eines Patienten oder eines Paares unterschiedlich. Von daher ist bei der Sexualanamnese eine Grundhaltung angebracht, welche die Patientin/ den Patienten als „terra incognita" und das Anamnesegespräch als eine Art „Entdeckungsreise" betrachtet. Einzelne Stationen und Ziele dieser Entdeckungsreise werden im Folgenden beschrieben.

9.1 Sexuelle Zufriedenheit und sexuelle Funktionsfähigkeit

Leidensdruck als Behandlungskriterium. Müssen alle PatientInnen, die eine sexuelle Störung haben, beraten werden? Hier stellt sich die Frage nach dem Zusammenhang zwischen sexueller Funktionsfähigkeit und sexueller Zufriedenheit. Wären alle PatientInnen, die sexuelle Störungen haben, mit ihrer Sexualität auch unzufrieden, würde die Sexualberatung in der ärztlichen Praxis eine zentrale Rolle spielen, da man – wie wir in Kap. 1 gesehen haben – davon ausgehen kann, dass etwa jeder 4. Patient in der allgemeinärztlichen Praxis länger dauernde sexuelle Probleme oder Störungen hat. Gegenwärtig ist die Lage jedoch noch so, dass wesentlich weniger PatientInnen sexuell unzufrieden als gestört sind. Oder anders formuliert, viele PatientInnen mit sexuellen Störungen sind mit ihrem Sexualleben nicht unzufrieden (1). ÄrztInnen sind – und dies gilt nicht nur für den Bereich der Sexualität – zunächst am Wohlbefinden ihrer PatientInnen interessiert. Der Anspruch, eine Störung behandeln zu wollen, unter der PatientInnen nicht leiden, geht an der Realität der ärztlichen Praxis vorbei. PatientInnen sind im Allgemeinen nur dann bereit, Ratschläge anzunehmen und genügend motiviert, bei einer Behandlung mitzumachen, wenn ein gewisser Leidensdruck vorhanden ist. Deshalb wird sich die Sexualberatung vorwiegend auf diejenigen PatientInnen konzentrieren müssen, die sexuelle Probleme haben und sich deshalb in ihrem Befinden beeinträchtigt fühlen.

! Es ist zu erwarten, dass die Zahl dieser PatientInnen in den kommenden Jahren zunehmen wird, da sich der Informationsstand der Bevölkerung über die Sexualität und die Möglichkeiten der Behandlung sexueller Störungen verbessert haben. Bei Jugendlichen und jungen Erwachsenen lässt sich dieser Trend schon einige Zeit beobachten. Von ihnen werden sexuelle Störungen sensibler wahrgenommen, subjektiv als Schwierigkeit erlebt und als zu behandelndes Problem ÄrztInnen gegenüber vorgebracht.

Biographisches Ereignis als Auslöser. Interessant ist die Beobachtung, dass eine sexuelle Störung über mehrere Jahre die sexuelle Zufriedenheit nicht maßgeblich tangieren kann und erst ein biographisches Ereignis zu einem Leidensdruck mit sexueller Unzufriedenheit führt, wie folgendes Beispiel zeigt.

Fallbeispiel
Ein 70-jähriger Jurist kommt von sich aus in die Sexualmedizinische Sprechstunde und beantwortet die Eingangsfrage nach dem Grund seines Kommens mit dem Satz: „Ich habe eine Ladehemmung". Wie sich im weiteren Gespräch herausstellt, pflegt er seit Jahren eine außereheliche sexuelle Beziehung zu einer 15 Jahre jüngeren Frau, in der er seit 8 Jahren eine Ejaculatio deficiens (fehlender Samenerguss)

hat. Bei der Masturbation, die er parallel 2mal wöchentlich pflegt und sich dabei die längst verstorbene Freundin seiner Mutter vorstellt, ist er gut ejakulationsfähig. Mit seiner gleichaltrigen, seit Jahren depressiven Frau, hat er seit 10 Jahren keine sexuellen Kontakte mehr, lebt aber mit ihr in einer seiner Meinung nach guten Ehe zusammen.

Kommentar. Weshalb sucht dieser Mann gerade jetzt die Hilfe eines Sexualtherapeuten? Die von ihm zu Beginn des Gesprächs geäußerte Metapher „Ich habe eine Ladehemmung" erwies sich als roter Faden, der seine turbulente, von zahlreichen Schicksalsschlägen gekennzeichnete Biographie durchzog. Der von einem Urologen festgestellte Verdacht auf ein Prostatakarzinom war, wie sich herausstellte, der Auslöser, dass er die Initiative ergriff, Hilfe zu suchen. Sein Vater war vor 25 Jahren relativ rasch an einem metastasierenden Prostatakarzinom gestorben, weshalb er den Eindruck hatte, vor seinem nahenden Tod noch einige „unerledigte Geschäfte seines Sexuallebens ins Reine bringen zu müssen". Dieses Beispiel ist insofern typisch, als es zeigt, dass sexuelle Störungen dann mit Leidensdruck gekoppelt sind, wenn sie vom Betroffenen selbst in einen biographischen Zusammenhang gestellt werden. In Anbetracht einer möglicherweise nur noch beschränkten Lebenszeit hatte der Patient den Eindruck, nicht nur seine sexuelle, sondern auch noch weitere „Ladehemmungen" seines bisherigen Lebens anzugehen.

Präsentiersymptome. Der gelegentlich vorgebrachte Einwand, man sollte nicht künstlich Behandlungsbedürftigkeit erzeugen, wo keine besteht, ist für den Bereich sexueller Schwierigkeiten nicht berechtigt. Viele PatientInnen, die Probleme in ihrer Sexualität oder in ihren zwischenmenschlichen Beziehungen haben, präsentieren ÄrztInnen in der Sprechstunde zunächst Beschwerden, die nicht auf eine sexuelle Problematik hinweisen. Würden die ÄrztInnen bei der Abklärung und Behandlung vor allem sog. „funktioneller Beschwerden" häufiger mit ihren PatientInnen über deren Sexualleben sprechen, ließen sich die Dauer und damit auch die Kosten für die Behandlung dieser Präsentiersymptome wahrscheinlich wesentlich verringern.

Information und Aufklärung. Die sexualmedizinischen Aufgaben von ÄrztInnen beschränken sich jedoch nicht nur auf die Beratung und Behandlung bereits eingetretener Störungen. Sehen sie ihre Aufgabe auch in der Information und Aufklärung ihrer PatientInnen über mögliche Entstehungsbedingungen von Störungen und Krankheiten, so sollten sie dem Thema Sexualität sehr viel mehr Beachtung schenken. Auf diesen Punkt, die Rolle von ÄrztInnen in der Sexualaufklärung und Sexualinformation, werden wir später noch näher eingehen.

9.2 Ausgangssituation und Zielsetzung eines sexualanamnestischen Gesprächs

Auf die Grundsätze einer umfassenden biopsychosozialen Anamnese wird an dieser Stelle nicht näher eingegangen. Interessierte LeserInnen finden hierzu Informationen bei Langewitz et al (2).

ÄrztInnen müssen Initiative ergreifen. Fragen zur Sexualität können im ärztlichen Gespräch entweder vom Patienten oder vom Arzt gestellt werden. Wie schon erwähnt, kommen nur wenige PatientInnen primär wegen eines sexuellen Problems in die Sprechstunde. Diese stehen unter einem Leidensdruck und sind meist genügend motiviert, über ihr Sexualleben zu sprechen.

! Die überwiegende Zahl der PatientInnen, die sexuelle Schwierigkeiten haben, suchen ÄrztInnen jedoch wegen anderer mehr oder weniger schwer wiegender Krankheiten auf. Sie erwähnen in ihren Beschwerdeschilderungen ihre sexuellen Probleme nicht. Hier muss die Initiative zu Fragen nach der Sexualität von den ÄrztInnen ergriffen werden.

Zu weiteren Gesprächen einladen. In der ärztlichen Praxis ist folgende Ausgangssituation relativ häufig: Ein Patient kommt wegen irgendwelcher nichtsexueller Beschwerden. Der Arzt hat für die Konsultation – Gespräch und Untersuchung – im Ablauf seiner Sprechstunde eine beschränkte Zeit vorgesehen, nehmen wir an 20 Minuten. Stellt sich dabei heraus, dass der Patient mit seiner Sexualität unzufrieden ist, so kann der Arzt in der ihm zur Verfügung stehenden Zeit nur einen ersten Eindruck vom sexuellen Problem des Patienten gewinnen. Er sollte ihn, entweder alleine oder mit seiner Partnerin, noch einmal zu einem weiteren

Gespräch einladen, für das er sich 30–60 Minuten Zeit nehmen kann. Hat der Arzt für die erste Untersuchung des Patienten schon ausreichend Zeit zur Verfügung, so kann er im Rahmen seiner Anamneseerhebung ausführlicher auf die Sexualität des Patienten eingehen. Je nach Schwere des Problems kann die Erhebung der Anamnese auch mehrere Konsultationen erfordern.

Sexuelle Erlebnisfähigkeit. Die Anamneseerhebung sollte sich besonders auf das sexuelle Erleben und auf die Zufriedenheit mit dem Sexualleben konzentrieren. Die Abklärung der sexuellen Funktionsfähigkeit sollte dabei nicht vergessen werden, aber nicht ausschließlich Inhalt des Gespräches sein. Das subjektive Erleben des Patienten, die Beziehung zu seinem Partner, die Situation in der Familie, sein Verhältnis zu seiner Herkunftsfamilie und seine außerfamiliären Kontakte sind wichtige Fragen, um den Stellenwert einer sexuellen Störung und die Möglichkeiten zu ihrer Behandlung beurteilen zu können. Durch die Gewichtung und Ausrichtung seiner Fragen kann der Arzt dem Patienten indirekt zu verstehen geben, was nach seiner Meinung für ein befriedigendes Sexualleben wichtig ist. Dies ist nach meiner Auffassung in weit höherem Maße die sexuelle Erlebnisfähigkeit als die sexuelle Funktionsfähigkeit.

Gesprächsphasen. Im Folgenden soll anhand eines sexualanamnestischen Gesprächs mit einer 28-jährigen Patientin, die keine besonderen Hemmungen hatte, über ihre Sexualität zu sprechen, der mögliche Ablauf einer Sexualanamnese veranschaulicht werden. Die Patientin hatte sich wegen Bauch- und Kopfschmerzen bei ihrem Hausarzt zu einer eingehenden Untersuchung angemeldet. Das Gespräch ist in einzelne Phasen unterteilt, die nach dem jeweiligen Gesprächsabschnitt eingehender erläutert werden.

9.3 Die Anfangsphase des Gesprächs

Fallbeispiel
Arzt: Frau Huber, Sie haben sich zu einer Untersuchung bei mir angemeldet. Könnten Sie mir schildern, welche Beschwerden Sie haben?
Patientin: Seit längerer Zeit habe ich immer wieder Bauchschmerzen und Kopfschmerzen, die mir Sorgen machen.
Arzt: Könnten Sie mir etwas eingehender schildern, wo Sie die Schmerzen haben und seit wann sie aufgetreten sind.
Patientin: Kopfschmerzen hatte ich immer schon gelegentlich, vor allem über der Stirn. Aber seit ungefähr 2 Jahren habe ich fast täglich Kopfschmerzen und jede Woche auch noch 2 oder 3 Tage Bauchschmerzen.

Der Arzt erkundigt sich dann genau nach der Symptomatik sowohl der Kopf- als auch der Bauchschmerzen und wesentlicher Vorerkrankungen. (Falls Anhaltspunkte für eine organische Genese der Beschwerden bestehen, könnte z. B. hier die somatische Untersuchung eingeschoben werden). In diesem Fall hat er die Vermutung, die Beschwerden könnten im Zusammenhang mit ehelichen Schwierigkeiten der Patienten stehen und fährt deshalb im Gespräch fort.

Fallbeispiel
Arzt: Wie ist das denn für Ihren Mann, wenn Sie immer wieder diese Schmerzen haben?
Patientin: Anfänglich hatte er noch Verständnis und hat mir im Haushalt ab und zu geholfen, aber seit er sich selbständig gemacht hat, hat er dafür keine Zeit mehr.
Arzt: Was arbeitet Ihr Mann?
Patientin: Er ist Schreiner und hat jetzt seit 2 Jahren einen eigenen kleinen Betrieb mit zwei Lehrlingen.
Arzt: Seit wann sind Sie verheiratet?
Patientin: Seit 6 Jahren.
Arzt: Haben Sie Kinder?
Patientin: Ja, zwei Buben. Stephan, der wird im nächsten Monat 5 Jahre alt und Markus ist 2 Jahre.
Arzt: Wie geht es den Kindern, sind sie gesund?
Patientin: Gesund sind sie schon, aber vor allem Markus ist sehr lebhaft und kommt häufig auch während der Nacht.
Arzt: Wie kommen Sie mit den Kindern sonst zurecht?
Patientin: Die Kinder, das ginge ja noch. Aber ich mache meinem Mann die Buchhaltung und da sitze ich häufig bis spät in die Nacht.
Arzt: Haben Sie denn dann noch etwas Zeit, wo sie mit Ihrem Mann einmal ungestört sein können?
Patientin: Seit er den Betrieb hat praktisch nicht mehr.
Arzt: Ich könnte mir vorstellen, dass diese Belastungen mit den Kindern und der Arbeit Ihres Mannes

auch Auswirkungen auf Ihr Intimleben haben. Wie ist es denn mit der Sexualität, sind Sie damit zufrieden?
Patientin: Das klappt nicht mehr so gut.
Arzt: Könnten Sie mir das etwas genauer schildern, was im Sexuellen nicht mehr so gut klappt?
Patientin: Ich habe praktisch gar kein Bedürfnis mehr zum Geschlechtsverkehr. Mein Mann könnte jeden Abend mit mir schlafen, aber es tut mir jedes Mal weh, wenn wir Liebe machen.

Kommentar zur Anfangsphase. Zunächst erkundigt sich der Arzt nach der genauen Symptomatik und der Dauer der Beschwerden. Aufgrund der Schilderungen der Patientin hat er den Verdacht, die Beschwerden könnten funktioneller Genese sein und stellt Fragen zur Ehe- und Familiensituation der Patientin. Dabei erfährt er, dass die Zunahme der Beschwerden zeitlich mit zwei wichtigen Familienereignissen zusammenfallen: der Geburt des zweiten Kindes und der Eröffnung des eigenen kleinen Handwerkbetriebs. Beide Ehepartner haben kaum mehr Zeit füreinander. Die erste Frage nach der Sexualität wird so gestellt, dass die Patientin den Eindruck hat, ihre sexuellen Schwierigkeiten werden von ihrem Arzt nicht als etwas Außergewöhnliches angesehen. Die Frage nach ihrer sexuellen Zufriedenheit beantwortet sie recht genau: In der sexuellen Appetenz bestehen zwischen ihren Bedürfnissen und denen des Mannes deutliche Unterschiede. Zusätzlich hat sie wahrscheinlich eine Dyspareunie.

Ziele. Die Ziele der Anfangsphase eines Anamnesegespräches sind:

- eine genaue Exploration der Vorerkrankungen und der Symptomatik und Dauer der nichtsexuellen Beschwerden, welche die Patientin zum Arzt geführt haben
- falls Anhaltspunkte für eine psychogene Genese der Beschwerden bestehen, Orientierung über die persönlichen Beziehungen der Patientin
- eine erste recht allgemein formulierte Frage zur Sexualität mit dem Ziel, der Patientin die Möglichkeit zu geben, ihre sexuellen Schwierigkeiten in ihrer Sprache darzustellen. Fragen zur Sexualität können bei Frauen z. B. im Zusammenhang mit der gynäkologischen, beim Mann mit der urologischen Anamnese gestellt werden. Auch Fragen nach der familiären Situation des Patienten, besonders seiner Beziehung zu seinem Partner eignen sich zum Einstieg in die eigentliche Sexualanamnese.

9.4 Inhalt und Gliederung der eigentlichen Sexualanamnese

Auf die erste Äußerungen der Patientin über ihre sexuellen Schwierigkeiten fährt der Arzt im Gespräch fort.

Fallbeispiel

Abschnitt A

Arzt: Für viele PatientInnen ist es gar nicht so einfach, mit ihrem Arzt über ihre Sexualität zu sprechen. Teilweise haben sie Hemmungen oder es fehlen ihnen ganz einfach die Worte, um ihre sexuellen Schwierigkeiten genau schildern zu können. Für mich ist es aber wichtig, mit Ihnen ausführlich und sehr genau über Ihre sexuellen Beziehungen zu sprechen, damit ich mir ein Bild von Ihren Schwierigkeiten machen kann. Wenn Sie dabei Mühe haben, die eine oder andere Frage zu beantworten, macht das gar nichts. Ich glaube, dass es uns gemeinsam schon gelingen wird, die wichtigen Punkte zu klären. Vielleicht wäre es auch sinnvoll, wenn wir in einem weiteren Gespräch mit Ihrem Mann seine Meinung zu den Schwierigkeiten in Ihren sexuellen Beziehungen hören könnten. Was mich jetzt zunächst interessieren würde, ist eigentlich das, was Ihnen in den körperlichen Beziehungen zu Ihrem Mann Spaß macht?

Kommentar zu Abschnitt A. Bevor der Arzt die erste Frage stellt, gibt er der Patientin einige wichtige Mitteilungen: Wenn Sie beim Gespräch über Ihre sexuellen Probleme Schwierigkeiten haben, ist das nichts Ungewöhnliches. Ich werde Ihnen helfen, Ihre Probleme zu schildern. Möglicherweise wird es notwendig sein, Ihren Mann in die Beratung mit einzubeziehen. Durch diese Äußerungen versucht der Arzt, mögliche Ängste und Hemmungen vor dem Gespräch abzubauen und bietet der Patientin für das Gespräch seine Hilfe an. Darüber hinaus gibt er bereits hier zu verstehen, dass er sexuelle Schwierigkeiten nicht als individuelles, sondern als ein Beziehungsproblem ansieht. Schließlich erkundigt er sich zunächst nach dem, was der Patientin in ihrer Beziehung zu ihrem Mann Freude macht. Diese Gesprächsführung zielt darauf ab, mögliche Widerstände der Patientin zu umgehen und sie für die Exploration ihrer sexuellen Probleme zu motivieren.

Fallbeispiel

Abschnitt B

Patientin: Was ich immer gern habe, ist, wenn mich mein Mann einfach in die Arme nimmt und wir dann ruhig nebeneinander liegen. Auch wenn er mich am Rücken massiert, empfinde ich das als sehr angenehm. Nur ist das in letzter Zeit kaum mehr vorgekommen.

Arzt: Was hat Sie daran gehindert, dass Sie das nicht mehr so häufig machen?

Patientin: Meistens sind wir beide abends so müde, dass wir uns dafür keine Zeit mehr nehmen.

Arzt: Seit wann haben sich denn Ihre sexuellen Beziehungen verschlechtert, waren Sie am Anfang Ihrer Ehe mit Ihren sexuellen Beziehungen zufriedener?

Patientin: Wir hatten schon vor der Heirat sexuelle Kontakte. Das ging eigentlich von Anfang an sehr gut. Die ersten Schwierigkeiten kamen während der ersten Schwangerschaft.

Arzt: Was hat sich damals verändert?

Patientin: Ich war sehr müde, manchmal war es mir auch schlecht und dann hatte ich keine Lust mehr zum Verkehr. Mein Mann hatte zwar dafür Verständnis, aber irgendwie war er doch unzufrieden.

Arzt: Konnten Sie damals miteinander über die Veränderung in Ihrem Sexualleben sprechen?

Patientin: Nein, ich dachte auch, dass sich das nach der Geburt wieder bessern würde.

Arzt: Wie war das denn nach der Geburt Ihres ersten Sohnes?

Patientin: Es wurde wieder besser. Wir hatten zwar nicht mehr so häufig Verkehr wie davor, aber wir waren eigentlich beide damit zufrieden.

Arzt: Und während der zweiten Schwangerschaft, wie war es da?

Patientin: Da hatten wir gar keinen Verkehr. Mein Mann war damals abends häufig weg, da er viel Arbeit mit der Eröffnung seiner eigenen Schreinerei hatte. Ich war darüber ganz froh und er hat den Verkehr damals wahrscheinlich auch nicht so vermisst.

Arzt: Und nach der Geburt von Markus?

Patientin: Da ging es eigentlich mit den Schwierigkeiten richtig los. Ich kann mich noch genau erinnern, als wir zum ersten Mal wieder Verkehr hatten, da hat es mir ziemlich weh getan.

Arzt: Wann war das?

Patientin: Ungefähr 3 Monate nach der Geburt.

Arzt: Was hat Ihnen damals weh getan, das Einführen des Gliedes oder das Hin- und Herbewegen in der Scheide?

Patientin: Vor allem das Einführen des Gliedes war schmerzhaft. Danach ging es einigermaßen.

Arzt: Haben sich die Schmerzen dann wieder verloren?

Patientin: Nein, eigentlich nicht mehr seither. Es tut mir praktisch bei jedem Verkehr weh, deshalb habe ich auch keine Lust mehr, mit meinem Mann zu schlafen.

Arzt: Wie häufig haben Sie denn durchschnittlich Geschlechtsverkehr?

Patientin: 1–2mal pro Woche.

Kommentar zu Abschnitt B. Abschnitt B beinhaltet die partnerbezogenen sexuellen Erfahrungen der Patientin: Was macht ihr heute Freude? Gab es eine Phase in der Beziehung ohne sexuelle Schwierigkeiten? Wann haben diese angefangen? Welche Ereignisse und welche Verhaltensweisen haben die sexuellen Probleme begünstigt? Wie ist das Paar mit den sexuellen Schwierigkeiten bisher umgegangen?

Fallbeispiel

Abschnitt C

Arzt: Da wäre für mich sehr wichtig, ganz genau zu wissen, wie das eigentlich abläuft, wenn Sie mit Ihrem Mann Verkehr haben. Vielleicht ist das für Sie ungewohnt, so genau über Ihre sexuellen Beziehungen zu sprechen. Aber ich kann mir ein besseres Bild machen, wenn ich weiß, wie die sexuellen Beziehungen zwischen Ihnen genau sind. Am besten kann man das anhand des letzten Geschlechtsverkehrs besprechen. Wann haben Sie das letzte Mal mit Ihrem Mann Verkehr gehabt?

Patientin: Gestern Abend.

Arzt: Wie war das denn gestern Abend? Haben Sie zusammen zu Nacht gegessen, wie war die Stimmung?

Patientin: Nein, mein Mann kam erst nach 22 Uhr nach Hause. Dann hat er noch etwas gegessen und noch eine Zeitlang Fernsehen geschaut.

Arzt: Was haben Sie in dieser Zeit getan?

Patientin: Ich hatte noch mit der Wäsche zu tun und war beim Bügeln.

Arzt: Und wie ging es dann weiter?

Patientin: Ja dann sind wir so gegen 23 Uhr ins Bett gegangen.

Arzt: Miteinander?

Patientin: Ja.

Arzt: Wie ist Ihr Schlafzimmer, fühlen Sie sich darin wohl, haben Sie zwei Betten oder ein französisches Ehebett?

Patientin: Wir haben zwei Betten nebeneinander.

Arzt: Hat sich dann jeder alleine ausgezogen oder haben Sie sich gegenseitig ausgezogen?
Patientin: Nein, jeder hat sich alleine ausgezogen.
Arzt: Und dann?
Patientin: Dann sind wir ins Bett gegangen.
Arzt: Kam dann Ihr Mann zu Ihnen ins Bett oder gingen Sie zu Ihrem Mann ins Bett?
Patientin: Mein Mann kam zu mir.
Arzt: Wie war das für Sie?
Patientin: Ich dachte, hoffentlich will er nichts mehr von mir.
Arzt: Wer hat dann mit Zärtlichkeiten angefangen?
Patientin: Mein Mann.
Arzt: Wo hat er Sie gestreichelt?
Patientin: Zuerst an der Brust...
Arzt: Hat er Sie davor auch im Gesicht, an den Schultern oder am Rücken gestreichelt?
Patientin: Nein, ich merkte dann schon, dass er mit mir schlafen wollte. Und dann ist es mir am liebsten, wenn das möglichst schnell vorbeigeht...
Arzt: Haben Sie Ihren Mann auch gestreichelt?
Patientin: Nein, eigentlich nicht.
Arzt: War das gestern nur zufällig so oder ist Ihr Mann immer derjenige, der die Initiative ergreift?
Patientin: Eigentlich immer mein Mann.
Arzt: Hat es Ihr Mann nicht gern, wenn Sie ihn streicheln?
Patientin: Doch, er hat es eigentlich ganz gern, aber ich war einfach zu müde.
Arzt: Können Sie das Ihrem Mann sagen, wenn Sie müde sind und keine Lust mehr haben zum Verkehr?
Patientin: Meistens sage ich nichts.
Arzt: Weshalb nicht?
Patientin: Mein Mann ist dann etwas sauer, wenn ich ihn abweise.
Arzt: Können Sie eigentlich mit Ihrem Mann über Ihre Sexualität sprechen?
Patientin: Nein, eigentlich haben wir das bisher noch nicht getan. Aber es liegt ja an mir, dass es nicht mehr klappt.
Arzt: Ich habe den Eindruck, dass das mit Ihnen beiden zusammenhängt und auch mit den Belastungen, die Sie im Augenblick haben. Aber wie ging das dann weiter, gestern Abend? Ihr Mann hat Sie an der Brust gestreichelt, war das für Sie angenehm?
Patientin: Das habe ich ganz gern, aber ich wusste dann schon, dass er wieder Verkehr haben will und dann dachte ich, hoffentlich geht das schnell und tut nicht so weh.
Arzt: Hat Ihr Mann Sie dann auch noch am Scheideneingang gestreichelt?
Patientin: Nur kurz, mir ist das dann eher unangenehm.
Arzt: Was ist Ihnen unangenehm?
Patientin: Wenn er mich am Kitzler streichelt, das habe ich nicht so gern.
Arzt: Und wenn Sie sich selbst an den Schamlippen und am Kitzler berühren, wie ist es dann für Sie?
Patientin: Das ist eigentlich recht angenehm. Das mache ich manchmal, wenn ich Selbstbefriedigung mache.
Arzt: Wie oft machen Sie Selbstbefriedigung?
Patientin: 1–2mal im Monat.
Arzt: Haben Sie dabei auch Schmerzen?
Patientin: Nein.
Arzt: Welche Einstellung haben Sie zur Selbstbefriedigung, haben Sie da irgendwie Hemmungen oder ein schlechtes Gewissen?
Patientin: Nein, das habe ich nicht.
Arzt: Und wie ging das dann gestern Abend weiter mit Ihrem Mann?
Patientin: Ja, er hat dann eigentlich recht bald das Glied eingeführt.
Arzt: Hat es Ihnen weh getan?
Patientin: Ja.
Arzt: Wann genau tut es Ihnen weh?
Patientin: Wenn mein Mann das Glied einführt.
Arzt: Haben Sie dann den Eindruck, dass Sie sich verkrampfen?
Patientin: Ein bisschen schon.
Arzt: Kann denn Ihr Mann das Glied einführen?
Patientin: Ja, es geht schon, aber es tut eben weh am Anfang.
Arzt: Und wenn Ihr Mann das Glied dann hin- und herbewegt, tut es dann auch noch weh?
Patientin: Weniger.
Arzt: Kommen Sie dann zum Orgasmus?
Patientin: Den hab ich mit meinem Mann schon lange nicht mehr gehabt.
Arzt: Und Ihr Mann, wie schnell kommt er zum Orgasmus?
Patientin: Das ist normal.
Arzt: Was meinen Sie damit?
Patientin: Ja, nach einer Weile, wenn er genügend erregt ist.
Arzt: Also das heißt, dass er nicht relativ schnell nach dem Einführen des Gliedes zum Orgasmus kommt?
Patientin: Nein.
Arzt: Woran denken Sie denn beim Verkehr?
Patientin: Wie meinen Sie das?
Arzt: Womit beschäftigen Sie sich in Gedanken, denken Sie an Ihren Mann, an einen anderen Mann oder an was denken Sie?
Patientin: Ich denke nur, hoffentlich ist es bald vorbei.

Arzt: Und nach dem Orgasmus Ihres Mannes, wie war das dann gestern Abend?
Patientin: Dann ist mein Mann in sein Bett gegangen.
Arzt: Und Sie, wie war das denn für Sie?
Patientin: Ich bin auch schnell eingeschlafen.
Arzt: Was sagt denn Ihr Mann zu Ihren Schwierigkeiten?
Patientin: Anfangs hatte er noch Verständnis, aber seit einigen Monaten macht er mir Vorwürfe, ich hätte ihn nicht mehr gern.
Arzt: Wie sieht das von Ihnen her aus, haben Sie Ihren Mann gern?
Patientin: Ich mag ihn sehr, aber das mit der Sexualität belastet unsere Beziehung schon.
Arzt: Haben Sie oder hat Ihr Mann in letzter Zeit eine außereheliche Beziehung gehabt?
Patientin: Nein, da bin ich sicher, das würde mein Mann nicht tun.

Kommentar zu Abschnitt C. Im Abschnitt C versucht der Arzt anhand einer genauen Exploration des Ablaufs und des Erlebens des letzten Geschlechtsverkehrs die gegenwärtige Situation der sexuellen Beziehungsstörungen zu klären: In welcher Situation ergreift welcher der beiden Partner die Initiative zum Geschlechtsverkehr? Wie ist die Atmosphäre im Schlafzimmer? Wie verständigen sich beide Partner, ob sie zum Geschlechtsverkehr Lust haben? Wie tauschen sie Zärtlichkeiten aus? Wie reagieren die Partner auf sexuelle Zurückweisung? Können beide über ihre sexuellen Schwierigkeiten miteinander sprechen? Nehmen sie ihre Empfindungen im Verlauf der sexuellen Interaktion wahr? Welche Phase der sexuellen Interaktion ist gestört? Welche sexuellen Phantasien hat die Patientin während des Geschlechtsverkehrs? Welche Auswirkungen haben die sexuellen Schwierigkeiten auf die übrigen Bereiche der Paarbeziehung? Hat einer der beiden Partner eine außereheliche Beziehung?

Ziele. Das Ziel dieser genauen Exploration ist das Auffinden von Faktoren, welche die Entstehung und Aufrechterhaltung der sexuellen Störung begünstigt haben können (Ängste, Kommunikationsschwierigkeiten, Verhaltensweisen, Einstellungen). In einem weiteren Schritt wird dann der Stellenwert der sexuellen Störung für die Paarbeziehung zu klären versucht.

Fallbeispiel

Abschnitt D

Arzt: Vielleicht lassen wir das mal jetzt mit Ihren augenblicklichen Schwierigkeiten. Bevor ich Ihnen meinen Eindruck sage, würde mich eigentlich noch interessieren, wie das bei Ihnen mit der sexuellen Aufklärung und Entwicklung war. Haben Sie als Kind Doktorspiele gemacht?
Patientin: Ja, das habe ich mit einigen Nachbarskindern verschiedentlich gemacht.
Arzt: Was meinten Ihre Eltern dazu?
Patientin: Die wussten davon nichts.
Arzt: Wie wurden Sie sexuell aufgeklärt?
Patientin: Meine Mutter hat mir das mit der Monatsblutung gesagt, als ich 12 Jahre alt war, aber sonst habe ich das Meiste von meiner älteren Schwester erfahren.
Arzt: Wann hatten Sie die erste Periode?
Patientin: Mit 14 Jahren.
Arzt: Und wann haben Sie mit Selbstbefriedigung angefangen?
Patientin: Eigentlich erst nach der Heirat. Davor dachte ich, dass man das als Frau nicht tut.
Arzt: Wie war denn die Beziehung Ihrer Eltern zueinander? Haben sie in Anwesenheit der Kinder Zärtlichkeiten ausgetauscht?
Patientin: Das nicht, aber gestritten haben sie sich auch nicht, wenn wir dabei waren.
Arzt: Haben Sie in Ihrer Kindheit oder Jugend irgendwelche unangenehmen sexuellen Erfahrungen gemacht, dass Sie jemand belästigt oder betastet hat oder Sie verführen wollte?
Patientin: Beim 1. Geschlechtsverkehr wurde ich von meinem damaligen Freund schon etwas überrumpelt. Ich habe das nicht als angenehm erlebt, aber so schlimm war es auch nicht.
Arzt: Wie alt waren Sie damals?
Patientin: 18 Jahre.
Arzt: Haben Sie dann vor Ihrem späteren Mann auch noch mit anderen Männern Beziehungen gehabt?
Patientin: Nein, ich habe meinen Mann mit 19 Jahren kennen gelernt.
Arzt: Vor der Heirat, wie waren da die sexuellen Beziehungen mit Ihrem jetzigen Mann?
Patientin: Es ging eigentlich recht gut. Er hatte wesentlich mehr Erfahrung als ich, aber er war mir gegenüber immer sehr rücksichtsvoll.
Arzt: Welche Art von Empfängnisverhütung machen Sie?
Patientin: Ich nehme die Pille und vertrage sie eigentlich recht gut.

Kommentar zu Abschnitt D. Schließlich erkundigt sich der Arzt in Abschnitt D nach der sexuellen Entwicklung der Patientin: Wie waren die sexuellen Kindheitserlebnisse, die sexuelle Aufklärung, die ersten sexuellen Erfahrungen? Liegen sexuell traumatisierende Erfahrungen vor? Wie waren die sexuellen Erfahrungen mit andern Partnern? In dieser Gesprächsphase geht es vor allem um Erfahrungen, welche die sexuelle Entwicklung geprägt und eventuell behindert haben.

Ziele. Zu den Zielen der Mittelphase einer Sexualanamnese zählen die Klärung

- der augenblicklichen sexuellen Beziehungsstörung aus der Sicht der Patientin.
- der sexuellen Entwicklung in der Partnerschaft/Ehe.
- der individuellen sexuellen Entwicklung in der Kindheit und Jugend.

! Nach meiner Erfahrung fällt es PatientInnen leichter, über ihre sexuellen Schwierigkeiten zu sprechen, wenn sie sich zunächst über ihre positiven sexuellen Erfahrungen geäußert haben. Die Reihenfolge der Besprechung der positiven und negativen sexuellen Erfahrungen sollte im Einzelfall flexibel gehandhabt werden.

9.5 Die Abschlussphase des Gesprächs

Ziele. Am Ende der Sexualanamnese sollte der Arzt versuchen,

- die wesentlichen Punkte des Gesprächs zusammenzufassen.
- eine erste Beurteilung der sexuellen Probleme aus seiner Sicht geben.
- einen Vorschlag für das weitere Vorgehen machen.

Hierzu die Abschlussphase unseres Gesprächsbeispiels.

Fallbeispiel
Arzt: Nachdem Sie mir Ihre augenblicklichen Schwierigkeiten und die Beziehung zu Ihrem Mann so ausführlich geschildert haben, möchte ich versuchen, einige Punkte zusammenzufassen, die mir wichtig erscheinen. Wenn ich es recht sehe, haben Ihre sexuellen Schwierigkeiten mit den Schwangerschaften und vor allem nach der Geburt Ihres zweiten Kindes angefangen. Offenbar ist damals in der Beziehung zu Ihrem Mann eine Änderung eingetreten. Wahrscheinlich hat auch die berufliche Belastung Ihres Mannes durch die Eröffnung des eigenen Betriebes eine Rolle gespielt. Ich habe den Eindruck, dass Sie in Ihrer Beziehung vielleicht in eine Krise geraten sind und Ihre Kopf- und Bauchschmerzen zum Ausdruck bringen, dass Ihnen dabei nicht so ganz wohl ist. Ich möchte zwar durch einige Untersuchungen noch eine organische Ursache Ihrer Beschwerden ausschließen. Aber ich könnte mir gut vorstellen, dass die sexuellen Schwierigkeiten mit Ihren Kopf- und Bauchschmerzen in Zusammenhang stehen. Was Ihnen offenbar bisher nicht möglich gewesen ist, ist mit Ihrem Mann über Ihre sexuellen Probleme zu sprechen. Ich würde es gut finden, wenn wir einmal zu dritt, gemeinsam mit Ihrem Mann, über Ihre augenblickliche Beziehung sprechen würden. Ich denke, dass es auch wichtig ist, die Ansicht Ihres Mannes zu hören. Wir könnten uns dann gemeinsam überlegen, was Sie allenfalls in Ihrer Beziehung ändern könnten. Glauben Sie, dass Ihr Mann bereit wäre, zu einem Gespräch vorbeizukommen?
Patientin: Ich könnte mir schon vorstellen, dass er einmal zu einer Besprechung mitkommt. Aber ist das denn nötig, die Schwierigkeiten habe ja nur ich?
Arzt: Die Schmerzen und mangelnde Lust zum Geschlechtsverkehr haben Sie, das stimmt. Aber ich vermute, dass Ihr Mann mit dem augenblicklichen Sexualleben in Ihrer Ehe ebenfalls nicht zufrieden ist.
Patientin: Das stimmt, das hat er immer mal wieder gesagt.
Arzt: Nach meiner Erfahrung ist es viel leichter, sexuelle Schwierigkeiten eines Ehepaares zu behandeln, wenn ich mit beiden Partnern sprechen und sie beraten kann. Ich würde vorschlagen, dass Sie mit Ihrem Mann am noch einmal vorbei kommen.

Kommentar zur Abschlussphase. Die Äußerungen des Arztes beinhalten einerseits eine vorläufige Hypothese über die Entstehung der sexuellen Schwierigkeiten: Die Geburt der beiden Kinder und die berufliche Entwicklung des Mannes haben zu Änderungen in der Paarbeziehung geführt, die das Paar noch nicht bewältigt hat. Zum andern gibt der Arzt eine Beurteilung der sexuellen Schwierigkeiten aus seiner Sicht: Es handelt sich nicht um ein individuelles Problem der Frau, sondern um ein Beziehungsproblem, welches nur unter Einbeziehung des Mannes gelöst werden kann. Die Frau äußert zwar leichte Zweifel an der Auffassung des

Arztes, ist jedoch zu einem gemeinsamen Gespräch bereit.

Ohne Zweifel ist es eher ungewöhnlich, dass ein Patient bei der Erhebung einer Sexualanamnese so wenig Hemmungen und Widerstände hat wie diese Frau. In diesem Kapitel sollte aber vor allem der Inhalt und Ablauf einer Sexualanamnese dargestellt werden. Wie ÄrztInnen mit den verschiedensten Widerständen von PatientInnen umgehen können, wird zusammenfassend in Kap. 12 dargestellt.

Resümee

Anfangsphase

- Klärung möglicher anderer oder zusätzlicher Beschwerden
- Orientierung über die Lebenssituation (Beruf, Ehe- oder Partnerschaftsdauer, Kinder, soziale Belastungen)
- Eröffnungsfrage: Wie sind Sie mit Ihrem Sexualleben zufrieden? Der Patient soll hier die Möglichkeit haben, die sexuellen Schwierigkeiten mit seinen Worten zu formulieren. Der Arzt erhält den 1. Eindruck über Hemmungen und Widerstände des Patienten.

Mittelphase: Augenblicklicher Zustand der sexuellen Schwierigkeiten

- nicht gestörte und gestörte Bereiche der Paarbeziehung
- Exploration der sexuellen Interaktion anhand des letzten Geschlechtsverkehrs (Atmosphäre bei der Annäherung, verbale und averbale Kommunikation, Empfindungen, Phantasien, Störungen in den sexuellen Körperreaktionen, Antikonzeption, Hemmungen, Ängste, Ekelgefühle, Normvorstellungen, Tabus, religiöse Skrupel, Vermeidungsverhalten)
- Einstellung zur Masturbation, oralem Sex, außerehelichen Beziehungen
- Auswirkungen der sexuellen Störung auf die Paarbeziehung

Entstehung der sexuellen Schwierigkeiten

- sexuelle Beziehung vor Auftreten der Störung
- Lebenssituation und Paarbeziehung beim erstmaligen Auftreten der sexuellen Störung
- Dauer der Störung
- auslösende Faktoren
- Reaktion beider Partner auf die Störung
- die Aufrechterhaltung oder Zunahme der sexuellen Symptomatik begünstigende Faktoren
- bisherige Versuche des Paares, das sexuelle Problem zu lösen

Sexuelle Entwicklung beider Partner

- sexuelle Atmosphäre im Elternhaus (Tabus, verführerisches Verhalten)
- Beziehung der Eltern zueinander
- sexuelle Kindheitserlebnisse (Doktorspiele, Masturbation, traumatisierende Erfahrungen)
- sexuelle Aufklärung
- erste hetero- und homosexuelle Erfahrungen
- sexuelle Erfahrungen und Schwierigkeiten mit anderen Partnern

Abschlussphase

- Zusammenfassung der wichtigsten Aussagen durch den Arzt
- erste Beurteilung der augenblicklichen Störung und deren Entstehung – Motivierung für weitere Einzel- und Paargespräche

Literatur

1. Nettelbladt P, Uddenberg N. Sexual dysfunction and sexual satisfaction in 58 married swedish men. J Psychosom Res 1979;23:141-147.
2. Langewitz W, Buddeberg-Fischer B, Laederach K. Das ärztliche Gespräch – die ärztliche Untersuchung. In: Buddeberg C, editor. Psychosoziale Medizin 3. Auflage. Berlin Heidelberg: Springer; 2004. p. 373–407.

10 Vom Einzel- zum Paargespräch

In der Regel finden Erstgespräche über sexuelle Störungen im Einzelsetting statt, da PatientInnen eine sexuelle Funktionsstörung zunächst als individuelles Problem eines Partners betrachten. Sexuelle Symptombildungen sind jedoch, wie in Kap. 6.**5** ausgeführt wurde, nicht selten Ausdruck eines Beziehungsproblems. Es ist deshalb nicht selten sinnvoll, im Anschluss an ein Einzelgespräch ein zweites Gespräch gemeinsam mit dem Partner des Symptomträgers vorzuschlagen. In diesem Kapitel werden ausgehend von dem in Kap. 9 geschilderten Einzelgespräch methodische Aspekte eines Paargespräches dargestellt.

10.1 Ausgangssituation vor einem Paargespräch

Gemeinsames Problem. Beziehungsstörungen sind besser zu beurteilen und leichter zu behandeln, wenn man beide Partner in die Beratung einbezieht. Auch wenn häufig nur der Mann oder die Frau die Symptomatik einer sexuellen Funktionsstörung entwickeln, drückt sich darin doch ein gemeinsames Problem in der Beziehung der Partner zueinander aus. Wie wir in Kap. 6.5 bei der Besprechung der dyadischen Gründe sexueller Funktionsstörungen gesehen haben, sind sexuelle Symptombildungen häufig Ausdruck einer Kollusion (1), d. h. eines überwiegend unbewussten Zusammenspiels zweier Partner in einem gemeinsamen Grundkonflikt. Einer übernimmt dabei die Rolle des Symptomträgers, der andere die Rolle des Symptompflegers. Oder anders formuliert, der Partner ohne manifeste Störung kann durch sein Verhalten dazu beitragen, dass die sexuellen Symptome beim anderen entstehen und bestehen bleiben.

Störung im Beziehungssystem. Sowohl bei PatientInnen wie ÄrztInnen ist heute noch die Vorstellung weit verbreitet, Krankheiten und Symptombildungen seien Ausdruck einer Störung im Individuum. Der Gedanke, dass der Symptomträger durch seine Beschwerden eine Störung in einem Beziehungssystem (Paarbeziehung, Familienbeziehungen) signalisiert, ist vielen ÄrztInnen trotz der Entwicklung der Paar- und Familientherapie noch fremd und unvertraut. Selbst wenn Beziehungsstörungen als Ursache von Symptombildungen akzeptiert werden, können viele ÄrztInnen dieser Überzeugung in ihren Gesprächen und Behandlungen nicht Rechnung tragen. Ihre Fragen richten sich überwiegend an Einzelpersonen und nicht an ein gemeinsames Paar. Auch bei PatientInnen ist die Vorstellung noch tief verwurzelt, Krankheitsursachen müsse man im Individuum suchen und nicht auf der zwischenmenschlichen Beziehungsebene. Deshalb sehen sich ÄrztInnen, die mit einem Paar ein gemeinsames Gespräch über sexuelle Störungen führen wollen, verschiedenen Schwierigkeiten gegenüber.

Schuldzuweisungen. Mit welchen Erwartungen kommt ein Paar in die Sprechstunde? Jeder der beiden befürchtet, ihm werde die Schuld am Auftreten der Störung zugeschoben. Unausgesprochen haben beide Partner die Erwartung, in einem Paargespräch gehe es vor allem darum, den Sündenbock zu finden. Jeder rechnet damit, er werde vom Arzt mehr kritisiert als der andere und stehe am Ende als der Dumme da. Unterschwellig fürchten beide, sie könnten vom Partner verlassen werden, wenn der Arzt den Schuldigen ausfindig gemacht hat. Letztlich empfinden viele PatientInnen die Einladung zu einem Paargespräch zunächst einmal als Vorladung zu einer Art Gerichtsverhandlung, in welcher der Arzt über jeden sein Urteil spricht.

! Für den Arzt ist es sehr wichtig, in seiner Gesprächsführung diese möglichen Befürchtungen der beiden Partner zu berücksichtigen.

Neutrale Haltung. Auch für ÄrztInnen ist die Ausgangssituation vor einem Paargespräch nicht einfach. Gegenüber den beiden Partnern ist er bzw. sie in der Minderzahl, also von der Zahl der Anwesenden her in der unterlegenen Position. Ist ihm/ ihr diese Rolle unangenehm, so läuft er/ sie Gefahr, sich mit einem der beiden Partner gegen den andern zu verbünden. Vor allem, wenn schon mit einem der Partner ein erstes Gespräch stattgefunden hat, besteht die Gefahr, dass er/ sie sich offen oder indirekt mit dessen Auffassungen solidarisiert. Die Folge einer solchen einseitigen Parteinahme ist jedoch, dass ÄrztInnen in die offenen oder unterschwelligen Auseinandersetzungen eines Paares einbezogen werden und ihre Möglichkeiten als Berater, beiden zu helfen, mindern. Deshalb ist von ärztlicher Seite eine neutrale Haltung beiden Partnern gegenüber eine der wichtigsten Voraussetzungen für das Gelingen eines Paargesprächs. Er/ Sie sollte beiden das gleiche Vertrauen, die gleiche Zuwendung und Aufmerksamkeit schenken und die meist unterschiedlichen Schilderungen des gleichen Problems als wichtig und wesentlich werten.

! Nur aus dieser Haltung einer ausgewogenen Neutralität heraus bieten sich in der Beratung die Möglichkeiten, einem Paar bei der Bewältigung eines sexuellen Problems zu helfen.

10.2 Ziele eines sexualanamnestischen Paargesprächs

Unterschiede im sexuellen Erleben verdeutlichen. Beziehungsstörungen und damit auch sexuelle Störungen werden von Mann und Frau meist unterschiedlich erlebt. Beide Partner meinen jedoch, der andere müsse die sexuelle Schwierigkeit in gleicher Weise erleben wie er selbst. Eine Frau z. B., die eine Orgasmusstörung hat, empfindet sich vielleicht deshalb als minderwertig. Ihr Mann kann jedoch ihre Anorgasmie als Folge seiner eigenen Insuffizienz und Minderwertigkeit erleben.

! Das Deutlichmachen des unterschiedlichen sexuellen Erlebens der beiden Partner ist deshalb ein wichtiges Ziel eines Paargespräches. Haben beide von ihrem Problem dieselbe Sichtweise, so kann es für das Paar wichtig sein zu hören, dass andere Paare dieselbe sexuelle Störung ganz anders erleben.

Abbau von Hemmungen. Da die wenigsten Menschen gelernt haben, über ihre sexuellen Empfindungen mit ihrem Partner zu sprechen, ist für sie das gemeinsame Gespräch über ihre Sexualität oft eine neue Erfahrung. Diese kann für sie Modellcharakter haben und sie vielleicht ermuntern, auch ohne einen Arzt über ihre sexuellen Beziehungen miteinander zu sprechen. Wie wir noch sehen werden, ist eine der zentralen Aufgaben der Sexualberatung der Abbau von Hemmungen, über sexuelle Fragen offen miteinander zu sprechen. Diese Aufgabe sollten ÄrztInnen schon beim Erstgespräch im Auge haben.

Wechselseitige Abhängigkeit deutlich machen. Die wechselseitige Abhängigkeit (Interdependenz) des Verhaltens beider Partner (1) ist ein weiteres Ziel, das in einem Paargespräch wenigstens ansatzweise deutlich gemacht werden sollte. Einzelne Verhaltensweisen sind sowohl als Reaktion auf vorausgegangenes Verhalten des Partners als auch als neuer Impuls zu sehen, auf den der andere dann wieder reagiert. Veränderungen sind deshalb in einer Paarbeziehung nur dann möglich, wenn beide Partner bereit sind, eingeschliffene Verhaltensmuster aufzugeben. Ein Mann, der seine Erektionsstörung verlieren will, ist darauf angewiesen, dass nicht nur er, sondern auch seine Frau sich in ihrem Sexualverhalten ändert. Dasselbe gilt für sexuelle Störungen von Frauen.

Gespräch als positive Erfahrung. Die meisten Paare, die längere Zeit eine sexuelle Störung haben, erleben den Geschlechtsverkehr überwiegend als Enttäuschung. Ihre eigenen Bemühungen, das sexuelle Problem zu lösen, sind gescheitert, sodass beide ratlos und teilweise auch resigniert sind. ÄrztInnen sollten deshalb alles daransetzen, dass das gemeinsame Gespräch nicht zu einer weiteren Enttäuschung für beide Partner wird, sondern zu einer ersten positiven Erfahrung. Dies erfordert von ihnen eine aktive Gesprächsführung, bei der sie alle Versuche der Partner, sich gegenseitig zu beschuldigen, zu beschimpfen oder zu verletzen, im Ansatz unterbinden sollten. Eine abwartende Haltung kann im Einzelgespräch richtig und hilfreich sein. Im Paargespräch führt sie meist zu einem Misserfolg, indem das Gespräch entweder gar nicht in Gang kommt oder zu einem Streit entartet, bei dem sich beide Partner verteidigen und den anderen beschuldigen.

10.3 Die Anfangsphase des Paargesprächs

Anhand des im letzten Kapitel geschilderten Beispiels soll jetzt der Ablauf eines sexualanamnestischen Paargesprächs verdeutlicht werden. Entsprechend dem Vorschlag des Arztes findet eine Woche nach dem Erstgespräch mit der Frau ein Ehepaargespräch statt.

Fallbeispiel
Arzt: Ich bin froh, Herr Huber, dass Sie sich die Zeit nehmen konnten, heute mit Ihrer Frau zu einem Gespräch zu kommen. Ihre Frau hat mir erzählt, dass Sie es beruflich recht streng haben. Deshalb wird es Ihnen nicht leicht gefallen sein, sich für dieses Gespräch frei zu machen. Nun weiß ich nicht, was Ihnen Ihre Frau von unserem ersten Gespräch erzählt hat. Vielleicht kann ich kurz sagen, was mir in Erinnerung geblieben ist. Ihre Frau hat mir berichtet, dass sie schon seit einiger Zeit wenig Lust zum Geschlechtsverkehr hat und beim Verkehr selbst Schmerzen empfindet. Ich hatte dann den Eindruck, dass Sie wahrscheinlich beide mit der augenblicklichen Situation Ihres Sexuallebens nicht so ganz zufrieden sind. Für mich ist es nun wichtig, auch von Ihnen zu hören, wie Sie die sexuellen Schwierigkeiten erleben und welche Meinung Sie darüber haben. Zunächst würde mich aber noch kurz interessieren, ob Sie im Augenblick unter irgendwelchen Beschwerden leiden oder schon schwerere Erkrankungen durchgemacht haben.

Die Fragen zur augenblicklichen Gesundheit und zu früheren Erkrankungen des Mannes ergeben keine wichtigen Informationen.

Fallbeispiel
Arzt: Nun könnte ich mir vorstellen, dass Sie beide so etwas mit gemischten Gefühlen hierher gekommen sind?
Mann: Meine Frau hat mir von Ihrem Gespräch mit Ihnen nicht viel erzählt. Eigentlich war sie ja wegen der Kopf- und Bauchschmerzen zu Ihnen gekommen.
Arzt: Bei der Untersuchung Ihrer Frau konnte ich keine organische Ursache für Ihre Beschwerden finden. Ich hatte den Eindruck, dass die Beschwerden mit inneren Verspannungen im Zusammenhang stehen. Aber wahrscheinlich haben Sie sich auch Gedanken über die Beschwerden Ihrer Frau gemacht.
Mann: Sie hat in letzter Zeit nicht mehr richtig gegessen und auch schlecht geschlafen. Vielleicht kommen die Bauch- und Kopfschmerzen daher.
Arzt: Wie sehen Sie das, Frau Huber, Sie haben sich vielleicht seit unserem 1. Gespräch noch einige Gedanken darüber gemacht?
Frau: Es stimmt schon, dass ich seit einigen Monaten schlecht schlafe und wenig Appetit habe.
Arzt: Vielleicht zeigen diese Beschwerden zusammen mit den sexuellen Schwierigkeiten, dass Sie, Frau Huber, und vielleicht sogar Sie beide in den letzten Monaten durch die Belastung mit den beiden Kindern und dem Betrieb manchmal überfordert sind?
Frau: Ferien täten uns schon mal gut (der Mann nickt zustimmend).
Arzt: Wie sehen Sie das mit den augenblicklichen Belastungen, Herr Huber?
Mann: Ich hoffe, dass es mit der Zeit etwas besser wird.
Arzt: Und wie sehen Sie das mit der Sexualität, sind Sie damit zufrieden?
Mann: Schon nicht ganz. Meine Frau hat kaum Lust zum Verkehr und gibt mir häufig einen Korb, wenn ich mit ihr schlafen will.

Kommentar. Der Arzt drückt dem Mann gegenüber zunächst seine Anerkennung für sein Kommen aus und informiert ihn dann kurz über die von der Frau geschilderten sexuellen Beschwerden. Der Mann versucht zunächst auf die Kopf- und Bauchschmerzen auszuweichen, lenkt dann aber bei der Frage nach seiner sexuellen Zufriedenheit ein.

! Die wichtigste Aufgabe der Anfangsphase ist die Herstellung eines Gleichgewichtes zwischen allen drei am Gespräch Beteiligten. Dazu ist es notwendig, dass der Arzt zunächst mehr auf den Mann eingeht und ihn kurz über das vorausgegangene Einzelgespräch mit seiner Frau informiert. Indirekt gibt er damit dem Paar zu verstehen: Hier wird mit offenen Karten gespielt. Sexuelle Schwierigkeiten kann man nur lösen, wenn man offen darüber spricht.

10.4 Die Mittelphase des Gesprächs

Fallbeispiel

Abschnitt A

Arzt: Wie empfinden Sie solche Zurückweisungen von Ihrer Frau?

Mann: Oft werde ich ärgerlich und mache dann eben Selbstbefriedigung.

Arzt (zur Frau): Wie wirkt das auf Sie, wenn Ihr Man neben Ihnen im Bett Selbstbefriedigung macht?

Frau: Ich bekomme dann Schuldgefühle und mache mir Vorwürfe, dass ich ihm nicht entgegengekommen bin.

Arzt (zum Mann): Wissen Sie von diesen Schuldgefühlen Ihrer Frau?

Mann: Davon höre ich heute zum ersten Mal. Das kann ich auch nicht ganz glauben. Sie dreht sich immer auf die andere Seite und schläft dann schnell ein.

Arzt: Ihre Frau hat mir schon ein wenig erzählt, wie ein Geschlechtsverkehr zwischen Ihnen üblicherweise stattfindet. Könnten Sie mir vielleicht auch noch erzählen, wie das von Ihrer Seite her aussieht?

Mann: Ich habe den Eindruck, dass sich meine Frau in Gedanken ständig mit den Kindern beschäftigt und sich gar nicht mehr für mich interessiert.

Arzt (zur Frau): Wie sehen Sie das?

Frau: Der Kleine ist aber auch nicht einfach und hält mich ständig auf Trab.

Arzt: Haben Sie in der Nachbarschaft niemanden, dem Sie die Kinder mal für ein paar Stunden anvertrauen können?

Mann: Das ist ein wunder Punkt. Ich weiß nicht, ob Ihnen meine Frau erzählt hat, dass ein Bruder von ihr im Alter von 3 Jahren unter ein Auto kam, als sie mit ihm unterwegs war. Jetzt hat sie ständig Angst, unserem Buben könnte so etwas auch zustoßen.

Arzt: Sehen Sie das ähnlich wie Ihr Mann?

Frau: Vielleicht spielt das schon etwas mit. Aber wenn ich jemanden hätte, dem ich die Kinder mit gutem Gewissen anvertrauen könnte, wäre ich manchmal ganz froh.

Arzt: Wohnen Ihre Eltern oder Schwiegereltern in der Nähe?

Frau: Nein.

Arzt: Vielleicht können wir diese Frage noch ein wenig zurückstellen. Mich würde jetzt noch einmal interessieren, wie das jeder von Ihnen erlebt, wenn Sie miteinander Liebe machen.

Mann: Mir stinkt es, immer die Initiative ergreifen zu müssen und dann oft abgewiesen zu werden.

Arzt: Kommen Sie denn auf Ihre Kosten, wenn Sie dann gelegentlich miteinander schlafen?

Mann: Das läuft immer nach Schema F ab. Wenn meine Frau mal einwilligt, dann sagt sie: Mach schnell, mir tut's sowieso weh.

Arzt: Wie hätten sie es denn gern?

Mann: Meine Frau könnte mich ruhig auch einmal streicheln und nicht nur passiv daliegen.

Frau: Wenn Du nicht gleich so draufgängerisch wärst, würde ich das gerne machen.

Kommentar zu Abschnitt A. Der Arzt versucht, durch seine Fragen – wie ist das...,wie wirkt das auf Sie..., wie reagieren Sie darauf... – die Interdependenz des partnerschaftlichen Verhaltens deutlich zu machen. Die Passivität der Frau zwingt den Mann, die Initiative zu ergreifen. Die Annäherung des Mannes löst bei der Frau häufig eine Zurückweisung aus. Diese wiederum veranlasst den Mann, Selbstbefriedigung zu machen. Im Abschnitt A versucht der Arzt vor allem den beiden Partnern diese Wechselseitigkeit ihres sexuellen Verhaltens zu zeigen. Selvini et al. (2) haben diese Art der Gesprächsführung als zirkuläres Explorieren beschrieben. Neben der Klärung des partnerschaftlichen Verhaltens zielen die Fragen des Arztes auf das Erleben beider Partner. Wie erlebt und empfindet jeder sein eigenes Verhalten und das des Partners. Das unterschiedliche Erleben derselben Verhaltenssequenz – z. B. das Abwenden der Frau während der Selbstbefriedigung des Mannes ist in ihrem Erleben ein Ausdruck ihrer Schuldgefühle, im Erleben des Mannes ein Zeichen der Müdigkeit seiner Frau – soll den Partnern ihre bisher voreinander verheimlichten Gefühle und Empfindungen deutlich machen. Mit seinen Fragen versucht der Arzt gleichzeitig zu erfahren, welche Möglichkeiten der Lösung des sexuellen Problems vom Paar bisher erprobt wurden. Diese Exploration der bisherigen Problemlösungsversuche liefert ihm erste Anhaltspunkte, in welcher Weise er das Paar möglicherweise beraten kann. Dabei kann er davon ausgehen, dass diejenigen Lösungsversuche, die das Paar bisher ohne Erfolg selbst versucht hat, von ihm nicht mehr vorgeschlagen zu werden brauchen.

Fallbeispiel

Abschnitt B

Arzt: Offenbar erleben Sie das beide recht unterschiedlich. Sie, Herr Huber, haben den Eindruck, Ihre

Frau drängt beim Geschlechtsverkehr auf Eile. Und Sie, Frau Huber, haben den Eindruck, Ihr Mann sei so hastig. Im Endeffekt sieht das dann so aus, dass die ganze Initiative und Aktivität von Ihnen (zum Mann) ausgeht und Sie (zur Frau) eher die Abwartende und Passive sind. Offenbar sind Sie aber beide mit diesen eingespielten Rollen nicht zufrieden. Wie war das denn am Anfang Ihrer Beziehung?
Mann: Ich war immer der Aktivere, aber meine Frau hat dann ganz gerne mitgemacht.
Arzt: Was hat Ihnen denn früher Spaß gemacht, Frau Huber?
Frau: Vor allem das Schmusen vor dem eigentlichen Verkehr, die Zungenküsse und das Massieren des Rückens meines Mannes haben mir Spaß gemacht.
Arzt: Weshalb haben Sie diese Aktivitäten aufgegeben?
Frau: Ich bin abends einfach zu müde.
Mann: Ich habe eher den Eindruck, dass Du die ganze Schmuserei mit den beiden Kindern machst und dann gar kein Bedürfnis mehr hast, mit mir zu schmusen.
Frau: Bist Du eifersüchtig?
Arzt: Ich kann mir gut vorstellen, dass es bei drei Männern gar nicht so einfach ist, mit wem Sie wie häufig schmusen.
Mann: Sie übertreibt das schon mit den Kindern ein wenig.
Arzt: Wahrscheinlich will Ihre Frau für die Kinder das Beste und spürt dabei nicht, dass Ihre gegenseitige Beziehung dabei zu kurz kommt.
Frau: Du bist ja abends fast immer noch in der Werkstatt. Wenn ich dann mal Lust hätte, mit Dir zu schmusen, hast Du immer keine Zeit. Und auf Kommando kann ich dann nicht zärtlich sein.

Kommentar zu Abschnitt B. Im Abschnitt B weist der Arzt zunächst auf die Polarisierung des gegenseitigen Verhaltens hin. Er ist der sexuell Aktive, sie die Passive. Willi (1) hat die progressiv-regressive Polarisierung zwischen zwei Partnern als das wichtigste Merkmal von partnerschaftlichen Beziehungskonflikten beschrieben. Je aktiv-progressiver der eine Partner wird, desto passiv-regressiver wird der andere. Gleichzeitig werden jedoch von beiden Partnern die vom anderen ausgelebten Bedürfnisse im eigenen Verhalten vermisst: Der Mann sehnt sich auch nach Zärtlichkeit und Aktivität seiner Frau, die Frau hat wegen ihres regressiven Verhaltens Schuldgefühle und erinnert sich gerne an die erste Zeit der Ehe, als sie beim Austausch von Zärtlichkeiten auch noch aktiv war. Wie wir noch sehen werden, ist die Lockerung der regressiv-progressiven Polarisierung eines der wichtigsten Ziele der Sexualberatung. In dieser Gesprächsphase versucht der Arzt auch noch nähere Einzelheiten über den Zeitpunkt und die auslösenden Faktoren für die jetzige Störung in Erfahrung zu bringen. Wie war die Beziehung des Paares vor Auftreten der sexuellen Störung? Und wie war die Situation in der Familie beim Auftreten der Störung? Er erfährt hier von beiden Partnern ihre Hypothesen für die Entstehung der sexuellen Schwierigkeiten: Der Mann vermutet, dass seine Frau ihre Zärtlichkeitsbedürfnisse in der Beziehung zu den Kindern befriedigt. Sie hat den Eindruck, der Mann kümmere sich mehr um seinen Handwerksbetrieb als um sie.

Fallbeispiel
Abschnitt C
Arzt: Mir scheint, dass Sie eigentlich beide ein Bedürfnis nach Zärtlichkeit haben, jeder von Ihnen aber zu kurz kommt. (Zur Frau) Sie geben sich alle Mühe, Ihren Kindern Liebe und Zuneigung zu schenken und sind dabei ständig in der aktiven Rolle. In Ihrer Paarbeziehung ist es dann gerade umgekehrt, da ist Ihr Mann der Aktive und Sie die Passive. Sie können aber die Zuwendung Ihres Mannes gar nicht richtig genießen. Ich weiß nicht, ob es Ihre Kinder manchmal nicht ähnlich empfinden könnten wie Sie, dass es für sie einfach zuviel des Guten ist. (Zum Mann) Wie ist denn Ihre Beziehung zu den Kindern?
Mann: Die kommen momentan schon etwas zu kurz. Der Große kommt zwar schon ab und zu in die Werkstatt, aber mit den Maschinen muss ich dann ziemlich aufpassen.
Arzt: Wie sieht das denn aus mit Ihrer Schreinerei? Ließe sich da nichts ändern?
Mann: Was meinen Sie damit?
Arzt: Dass Sie vielleicht noch jemanden einstellen oder etwas weniger Arbeit annehmen. Dann wäre möglicherweise auch Ihre Frau etwas entlastet und wäre nicht mehr so müde.
Frau: Das haben wir auch schon überlegt, aber finanziell ist das im Augenblick schwierig.
Arzt: Da sollten Sie sich gut überlegen, was Ihnen wichtiger ist. Mehr Geld und mehr Unzufriedenheit in Ihrer Beziehung oder weniger Geld und etwas mehr Zeit füreinander?
Mann: Meinen Sie wirklich, dass die sexuellen Probleme meiner Frau damit zusammenhängen könn-

ten? Ist da nicht von der letzten Geburt her in der Scheide etwas nicht in Ordnung?

Kommentar zum Abschnitt C. Im Abschnitt C des Gespräches versucht der Arzt erstmals, den gemeinsamen Nenner der sexuellen Funktionsstörung, die Unzufriedenheit beider Partner direkt anzusprechen. Nicht nur die Frau, sondern auch ihr Mann ist mit der augenblicklichen Situation der sexuellen Beziehungen unzufrieden. Wie schon zuvor bei der Frau – zeitweise Entlastung von den Kindern – spricht er jetzt den Mann auf mögliche Verhaltensänderungen an: Beschränkung seines beruflichen Engagements. Der Mann reagiert zwar auf diese Frage mit Skepsis und bringt noch einmal eine Erklärung für eine organische Ursache der Beschwerden seiner Frau. Diese Reaktion ist verständlich, da der Arzt in diesem Gesprächsabschnitt ihn schließlich auch als Patient und Symptomträger – Arbeitseifer auf Kosten der Familie – anspricht.

Keine Warum-Fragen. Im ganzen Gespräch wurde vom Arzt keine Warum-Frage gestellt. Diese Gesprächsstrategie wird sehr konsequent in der sog. „systemischen Therapie" angewandt. Eine ausführliche Darstellung findet sich in dem Buch von Clement (3) „Systemische Sexualtherapie". Wie schon erwähnt, befürchten beide Partner in einem Paargespräch, zum Schuldigen gestempelt zu werden.

! Warum-Fragen stellen die Schuldfrage ins Zentrum des Gesprächs und lenken die Aufmerksamkeit einseitig auf die möglichen Ursachen der jetzigen Störung in der Vergangenheit. Gleichzeitig mobilisieren sie bei beiden Partnern Widerstände, die es dem Arzt schwer machen, gemeinsam mit dem Paar alternative Lösungsmöglichkeiten für ihre sexuellen Schwierigkeiten zu suchen. Für den Arzt ist es viel wichtiger, den Anteil jedes Partners an der augenblicklichen Krise zu klären als die Frage, ob der eine vielleicht etwas mehr zum Entstehen der Probleme beigetragen hat als der andere.

Problemklärung und Beratung. In diesem Gesprächsabschnitt wird deutlich, dass ein gelungenes Paargespräch gleichzeitig Abklärung des Problems und ein Stück Beratung ist. Durch die Art und Weise, wie der Arzt seine Fragen stellt, vermittelt er dem Paar eine neue, ihm bisher unbekannte Perspektive des individuellen Symptoms: Das gemeinsame Grundproblem des Paares, im geschilderten Fall der unbefriedigte Wunsch beider Partner nach Zärtlichkeit. Dieser gemeinsame Nenner wird noch einmal zum Thema in der Abschlussphase des Gesprächs.

10.5 Die Abschlussphase des Gesprächs

Auf die Bemerkung des Mannes, ob nicht eine Schädigung der Scheide seiner Frau Ursache der sexuellen Störung sein könne, fährt der Arzt fort.

Fallbeispiel
Arzt: An diese Möglichkeit hatte ich auch gedacht. Die gynäkologische Untersuchung hat jedoch gezeigt, dass am Scheideneingang und in der Scheide alles in Ordnung ist. Ich habe den Eindruck, dass die sexuellen Schwierigkeiten, ebenso wie die Kopf- und Bauchschmerzen ein Hinweis darauf sind, dass Sie beide schon seit einiger Zeit überlastet sind. Ich kenne einige Ehepaare, die in einer ähnlichen Lebenssituation wie Sie noch viel größere gesundheitliche und sexuelle Probleme hatten. Die Erweiterung der Familie durch die Geburt von Kindern fordert von Mann und Frau eine Änderung in ihrer gegenseitigen Beziehung. Wenn gleichzeitig noch im Beruf wichtige Änderungen eintreten, ist es einfach manchmal zuviel. Vor der Geburt Ihrer Kinder und der Eröffnung Ihres Handwerkbetriebes hatten Sie viel mehr Zeit für einander. Jetzt braucht jeder von Ihnen die wenigen Stunden in der Nacht, wo die Kinder und die Kunden nichts wollen, um sich zu erholen. Mir scheint, dass wir uns überlegen sollten, wie Sie beide einen Teil Ihrer augenblicklichen Belastungen abbauen können.
Frau: Das ist kaum möglich. Finanziell haben wir Schulden, und die Kinder kann ich auch nicht irgendjemandem anvertrauen.
Mann: Das wird jetzt noch einige Zeit so gehen, bis ich beruflich etwas besser stehe.
Arzt: Mir scheint es wichtig, dass wir in unserem heutigen Gespräch recht genau gesehen haben, von welchen Seiten her Sie beide unter Druck stehen. Vielleicht sollten wir uns alle drei mal überlegen, ob nicht doch diese oder jene kleine Änderung in Ihrem Tagesablauf eine gewisse Erleichterung bringen könnte. Ich würde vorschlagen, dass wir uns in 14 Tagen noch einmal zu einem gemeinsamen

Gespräch treffen. Sind Sie damit einverstanden?
Mann + Frau: Irgendwie sollte es schon gehen.

Kommentar. Der Arzt bietet dem Paar noch eine weitere Variation einer gemeinsamen Problemdefinition an: die Erwartungen der Kinder und Kunden, denen sich beide Partner nicht entziehen können. Der Hinweis auf andere Ehepaare, die noch größere Schwierigkeiten haben, soll es dem Paar erleichtern, die Problemdefinition des Arztes zu akzeptieren. Für beide Partner ist es am Ende des Gesprächs noch zu schwierig, sich eine Änderung in ihrer Beziehung vorzustellen. Deshalb schlägt der Arzt ein weiteres Gespräch vor. Die Äußerung, dass sich bis dahin alle drei Gedanken über mögliche Änderungen machen sollen, vermittelt dem Paar unausgesprochen die persönliche Meinung des Arztes: Ihr Problem ist jetzt auch irgendwo mein Problem, aber gemeinsam werden wir schon eine Lösung finden.

Resümee

Anfangsphase

- Kontaktaufnahme mit beiden Partnern
- Anerkennung für den neu hinzugekommenen Partner
- Herstellen eines Gleichgewichtes zwischen allen am Gespräch Beteiligten durch Vermittlung des gleichen Informationsstandes
- Der Arzt gibt in dieser Phase durch seine Gesprächsführung ein Modell, wie er sich das weitere Gespräch wünscht.

Mittelphase

(Die Reihenfolge der einzelnen Punkte kann frei gewählt werden)

- Warum-Fragen möglichst vermeiden, da sie die Schuldfrage zum Hauptthema machen und Widerstände hervorrufen
- Wie-Fragen zur Exploration der gegenwärtigen wechselseitigen Beeinflussung (Interdependenz) des partnerschaftlichen Verhaltens: Wie ist die augenblickliche Situation in der Paarbeziehung?
- Klärung des Erlebens und Empfindens beider Partner
- bisherige partnerschaftliche Lösungsversuche des sexuellen Problems
- progressiv-regressive Polarisierung der beiden Partner
- Paarbeziehung vor Auftreten der Störung: Wie war die Beziehung vor Auftreten der sexuellen Störung?
- Paarbeziehung beim Auftreten der Störung: Wie war die Beziehung, als die Schwierigkeiten erstmals auftraten? Auslösende und begünstigende Faktoren?
- Definition der individuellen Symptome eines Partners als Ausdruck eines gemeinsamen Problems
- allenfalls Ergänzung der individuellen Sexualanamnese

Abschlussphase

- finden einer gemeinsamen Problemdefinition
- andeuten der Notwendigkeit zu Alternativen zum bisherigen Problemlösungsverhalten

Literatur

1. Willi J. Die Zweierbeziehung. Reinbek: Rowohlt; 1990.
2. Selvini-Palazzoli M, Boscolo L, Cecchin G, Prata G. Hypothetisieren – Zirkularität – Neutralität: Drei Richtlinien für den Leiter der Sitzung. Familiendynamik 1981;6:123-139.
3. Clement U. Systemische Sexualtherapie. Stuttgart: Klett-Cotta; 2004.

11 Beratung als Prozess

Während beim sexualmedizinischen Erstgespräch die Erhebung einer Sexualanamnese und das Gewinnen bzw. Erfragen störungsrelevanter Informationen im Vordergrund steht, dienen Beratungsgespräche vor allem der Vermittlung von Informationen, der Motivierung zu Verhaltens- und Einstellungsänderungen und dem Hinweis auf bisher nicht genutzte Ressourcen zur Erreichung eines befriedigenden Sexuallebens. Im Unterschied zur Psychotherapie fokussiert Beratung auf umschriebene Probleme und Störungen. Die in 5–10 Gesprächen zu erreichenden Ziele einer Beratung sind möglichst realistisch und konkret zu formulieren. Ebenso wie eine Psychotherapie lässt sich auch Beratung als Prozess mit einer Anfangs-, Mittel- und Abschlussphase verstehen. In diesem Kapitel werden die Voraussetzungen und die Phasen einer Beratung mit ihren allgemeinen Zielen sowie geeigneten Strategien der Gesprächsführung dargestellt.

11.1 Voraussetzungen für Beratungsgespräche

Kompetenz seitens des Beraters. PatientInnen drängen ihre ÄrztInnen oft recht schnell in eine Beraterrolle. Dies vor allem dann, wenn sie ihre Patientenrolle passiv definieren und für die Besserung ihrer Probleme und Störungen keine eigene Verantwortung übernehmen wollen. Nicht wenige ÄrztInnen praktizieren auf Drängen ihrer PatientInnen Sexualberatung ohne ausreichendes sexualmedizinisches Wissen. Wie wir in Kap. 1 gesehen haben, sind die sexualmedizinischen Kenntnisse vieler ÄrztInnen nach wie vor lückenhaft. In diesem Fall ist es ehrlich und notwendig, dass die ÄrztInnen ihr beschränktes Wissen und ihre bescheidene Kompetenz offen deklarieren und die PatientInnen motivieren, eine Sexualberatungsstelle bzw. sexualmedizinisch erfahrene KollegInnen aufzusuchen. Der „gute Menschenverstand" und die eigenen sexuellen Erfahrungen reichen nicht aus, um PatientInnen kompetent zu beraten.

Voraussetzungen auf Patientenseite. Von Seiten der PatientInnen sind ein gewisser Leidensdruck, Bereitschaft zu Verhaltens- und Einstellungsänderungen sowie realistische Erwartungen bezüglich der erreichbaren Ziele notwendige Voraussetzungen für eine erfolgreiche Sexualberatung. Ob diese vorhanden sind, lässt sich gelegentlich schon bei der Anmeldung klären, wie folgendes Beispiel zeigt.

Fallbeispiel

Vor einiger Zeit erhielt ich eine Anfrage per E-Mail mit folgendem Wortlaut: „Ich bin eine 56-jährige Psychotherapeutin und lebe seit 5 Jahren in Partnerschaft mit einem 53-jährigen Architekten. Unser Sexualleben ist ziemlich frustrierend. Daran hat leider auch eine 2-jährige Paartherapie bei Herrn XY nichts geändert. Immerhin sind wir jetzt so weit, dass wir unser Problem recht klar sehen, sodass es Ihnen als erfahrenem Sexualtherapeuten möglich sein sollte, uns in einigen Gesprächen auf die Sprünge zu helfen. Können Sie uns bitte einen Konsultationstermin anbieten?"

Ich schrieb zurück: „Sehr geehrte Frau XY. Ich bin gerne bereit, Ihren Partner und Sie zu einem ersten Gespräch zu sehen. Da Sie ja, wie Sie schreiben, Ihr sexuelles Problem schon recht klar sehen, wäre ich Ihnen dankbar, wenn Sie mir mit Ihrem Partner in einem gemeinsamen Brief kurz Ihr Problem schildern könnten. Ich würde Ihnen dann einen Terminvorschlag für ein erstes Gespräch machen."

Motivation. Meine Erwartung, dass ich auf meine Antwort keine weitere Nachricht erhalten würde, bestätigte sich. Der Vorschlag, das sexuelle Problem in schriftlicher Form kurz zu schildern, ist ein geeignetes „Screening-Verfahren", um den Leidensdruck und die Änderungsbereitschaft von PatientInnen abschätzen zu können. Haben Paare schon eine länger dauernde erfolglose Paartherapie hinter sich, bitte ich immer um einen gemeinsamen Brief, da man sonst Gefahr läuft, als nächster Experte „konsumiert" zu werden, ohne dass eine genügende Beratungsmotivation besteht. Vor allem psychotherapeutische und ärztliche KollegInnen neigen dazu, therapeutische Gespräche als „Alibi-Übung" zu benutzen, um sich selbst und dem „Fachmann" zu beweisen, dass sich an ihren Problemen nichts ändern lässt.

Wenden sich PatientInnen erstmals an mich, so akzeptiere ich auch eine Problemschilderung aus der Sicht des Rat Suchenden, benutze dann aber das Erstgespräch dazu, ihn zu bitten, das Problem auch so zu schildern, wie es vermutlich der Partner darstellen würde.

! Zu den notwendigen Voraussetzungen gehören schließlich äußere Rahmenbedingungen wie ein geeigneter Raum, ausreichende Zeit (nach meiner Erfahrung 30–45 Minuten pro Beratungsgespräch) und klare Regelungen hinsichtlich Kosten und Bezahlungsmodus für die Gespräche.

11.2 Phasen im Beratungsgespräch

Konzeptuelle Gesichtspunkte. Das im Folgenden dargestellte phasenhafte Beratungskonzept integriert systemtherapeutische und kognitiv-verhaltenstherapeutische Elemente und orientiert sich an Modellen, wie sie von Egan (1), Culley (2) und Weiss (3) beschrieben wurden. Die wesentlichen Ziele der 3 Beratungsphasen sowie die Strategien und Fertigkeiten, welche der Berater bzw. die Beraterin zur Erreichung dieser Ziele einsetzen kann, sind in Tab. 11.**1** im Überblick dargestellt.

Die einzelnen Beratungsschritte sollen anhand des Fallbeispieles, welches in Kap. 2.1 kurz geschildert wurde (25-jährige Architekturstudentin mit Libidomangel und Dyspareunie und 26-jähriger Sportstudent aus streng religiösem Familienmilieu) veranschaulicht werden. Die Beratung umfasste insgesamt 7 Gespräche über einen Zeitraum von 12 Monaten.

1. Anfangsphase

Fallbeispiel
Gespräch 1 und 2 mit der Patientin alleine
Im 1. Gespräch machte die Patientin in der Sexualanamnese folgende, für die aktuelle Störung –

Tabelle 11.**1** Beratung als Prozess

Phase	Ziele	Strategien und Fertigkeiten
Anfangsphase	• Aufbau einer therapeutischen Beziehung • Diagnose des Ausgangsproblems • Formulierung eines gemeinsamen Therapieziels und Arbeitsvertrages	• aktives Zuhören • explorieren, konkretisieren, adäquat formulieren • motivieren, Zahl und Frequenz der Sitzungen und Bezahlung vereinbaren
Mittelphase	• symptomfördernde/-mildernde Faktoren klären • Neubewertung des Problems • Vermittlung von Information und Empfehlungen	• differenziertes Beobachten und Wahrnehmen • umdeuten • „Hausaufgaben", Motivierung zu Verhaltensänderungen
Endphase	• Wandel vorbereiten • Verhaltens-/ Einstellungsänderung in Alltag übertragen • Beendigung der therapeutischen Beziehung	• evaluieren von Verhaltensänderungen • Selbstevaluation und Selbstverstehen fördern • Rückblick und Ausblick auf (sexuelle) biographische Entwicklungen

Libidomangel und Dyspareunie – relevant erscheinende Angaben. Die Patientin wuchs in äußerlich geordneten Familienverhältnissen mit einer 1 Jahr jüngeren Schwester auf. Beide Eltern schilderte sie als „kontrollierte, aber regelmäßige Alkoholkonsumenten", über Sexualität sei in der Familie immer offen gesprochen worden. Erste sexuelle Erfahrungen durch Masturbation im Alter von 8 Jahren, Menarche 13-jährig, erste heterosexuelle Erfahrungen 15-jährig mit einem 1 Jahr jüngeren Freund. „Dieser habe häufig nach Sex gedrängt, sie habe wenig Lust und nie einen Orgasmus gehabt." Die Beziehung dauerte 3 Jahre und wurde von der Patientin beendet. Danach, d. h. im Alter von 18 Jahren habe sie während 2 Jahren „one-night-stands" gehabt, bis sie ihren zweiten Freund kennen gelernt habe. Die sexuellen Gelegenheitsbeziehungen seien „so la-la" gewesen. Die Sexualität mit ihrem zweiten Freund beschreibt die Patientin als „grandios", spontan, ohne Einschränkungen und mit viel Phantasie. Neben der Sexualität sei die Beziehung aber „ziemlich langweilig" gewesen, so dass sie diese nach 1 1/2 Jahren beendete. Einige Zeit später habe sie ihren jetzigen Partner kennen gelernt, einen 1 Jahr älteren Sportstudenten. Die Sexualität mit ihm sei zu Beginn schwierig gewesen, da er wenig sexuelle Vorerfahrungen gehabt habe, aber „ständig mit ihr schlafen wollte". Sie könne sich beim Sex mit ihm nicht richtig entspannen, der Verkehr sei schmerzhaft, obwohl sie ein Gleitmittel benutze, zum Orgasmus komme sie praktisch nie. Sie habe ihrem Freund schon den Besuch eines Beate-Uhse-Ladens vorgeschlagen, sei damit wegen seinen streng religiösen Überzeugungen aber „ins Fettnäpfchen" getreten.
Zum 2. Gespräch, welches ich als Paargespräch mit dem Freund vorschlug, erscheint die Patientin wiederum alleine. Sie berichtet, für ihren Freund käme eine Paarberatung nicht in Frage, da das sexuelle Problem „eindeutig bei ihr liege" und er keine Hilfe brauche. Ich exploriere mit der Patientin im Detail, wie sie ihren Partner über das 1. Gespräch informiert und für ein gemeinsames Paargespräch motiviert hat. Dabei zeigt sich, dass die Situation für das Gespräch mit dem Freund (am Sonntagabend 15 Minuten vor seiner Abreise) ungeeignet und die Botschaft, die sie ihm vermittelte („Du bist sexuell verklemmt") für ihn ziemlich kränkend waren.

Kommentar. Der Aufbau einer therapeutischen Beziehung bereitete bei dieser Patientin keine besonderen Schwierigkeiten. Durch aktives Zuhören (Näheres zu dieser Grundfertigkeit der Gesprächsführung siehe Langewitz et al. 2004) (4) gelang es, die Sichtweise der Patientin zu ihrer sexuellen Störung im Sinne einer primären Problemdefinition recht klar zu explorieren. Aus ihrer Sicht lagen die Gründe für ihre sexuellen Symptome (Libidomangel und Schmerzen beim Verkehr) vor allem bei ihrem Freund, insbesondere in dessen sexueller Unerfahrenheit und religiöser Verklemmtheit. Obwohl ich im Erstgespräch versuchte, das sexuelle Problem als Beziehungsproblem zu definieren und dafür bildhaft die Formulierung wählte „offenbar sprechen Sie beim Sex unterschiedliche Sprachen", gelang es mir nicht, die Patientin davon abzuhalten, zunächst einmal ihren Freund „als Sündenbock" für ihre sexuellen Symptome darzustellen (siehe Kap. 12.3). Seine Reaktion, die Einladung zum Paargespräch abzulehnen, war verständlich, da die Einladung seiner Partnerin bei ihm den Eindruck erweckte, er solle „in einen Beichtstuhl bugsiert" werden (so seine Formulierung im 3. Gespräch, dem 1. Paargespräch).

Obwohl der Freund zum 2. Gespräch nicht erschienen war, machte ich am Ende des Gesprächs der Patientin einen Vorschlag für 5 weitere Gespräche, wobei ich offen ließ, wie viele als Paar- und als Einzelgespräche stattfinden würden. Die Formulierung eines gemeinsamen Therapieziels gelang bei dieser Patientin in den beiden Einzelgesprächen nicht. Hingegen war es möglich, ihr im 2. Gespräch deutlich zu machen, dass sie eine andere Strategie wählen sollte, um ihren Freund noch einmal einzuladen, zum nächsten Gespräch mitzukommen.

Hypothesen. In den beiden Erstgesprächen mit der Patientin gelangte ich zu folgenden Hypothesen für die den sexuellen Symptomen zugrunde liegende Paardynamik, die ich der Patientin noch nicht mitteilte: Nach ihren voraus gegangenen Beziehungserfahrungen hatte die Patientin an sich selbst die Erwartung, bei der nächsten Beziehung (der aktuellen) dürfe nichts mehr schief gehen. Kurz vor dem Übertritt ins Berufsleben wollte sie „endlich" den Partner fürs Leben finden und nicht eine weitere Beziehungsenttäuschung erfahren. Ihr mehr unbewusst als bewusst gesteuertes Verhalten, sich sexuell den Wünschen ihres Freundes unterzuordnen, kam zwar dessen Erwartungen nach „sexuellen Erfolgserlebnissen" zunächst entgegen. Die sexuellen Symptome signalisierten jedoch – so meine Hypothese – von Seiten der Patientin den Wunsch nach mehr Autonomie in der Beziehung und partnerschaftlichem Sex, bei welchem auch die Angebote von Beate Uhse ihren Platz haben sollten. Im 2. Gespräch gelang es offenbar, die Patientin zu überzeugen, dass sie zunächst die Rolle der therapiebedürftigen Symptomträgerin akzeptieren sollte und ihren Freund eher mit dem Ziel, mich als „Co-Therapeuten zu unterstützen" zum Paargespräch einladen sollte.

2. Mittelphase

Fallbeispiel

Gespräche 3 bis 5 als Paargespräche

Zum 3. Gespräch erschien der Freund in einer abwartend-reservierten Haltung. Ich explorierte detailliert die äußeren Rahmenbedingungen, unter welchen das Paar üblicherweise Geschlechtsverkehr praktizierte. Sie wohnte in einer Wohngemeinschaft, er studierte in einer anderen Stadt, so dass sich das Paar jeweils nur am Wochenende sah. Dabei war der Sex in folgender Weise „programmiert". Freitagabends kurz nach der Ankunft des Freundes wurde „gleich mal gebumst, während in der WG noch das Chaos tobte". Am Samstagabend nach dem gemeinsamen Ausgang, nicht selten bis in die frühen Morgenstunden, wurde „Sex als Dessert" praktiziert. Am Sonntagmorgen nach dem Frühstück folgte dann „das sexuelle Kürprogramm", bei welchem auch sie „ihren Orgasmus haben sollte". Und am Sonntagabend, unmittelbar vor seiner Abreise, fand häufig ein „Quicky" statt nach dem Motto „nach dem Abendessen schnell noch einmal aufgesessen". Dieses sexuelle Ritual in 4 Akten hatte sich eingespielt und bereitete ihr je länger desto weniger Spaß. Er hatte zunächst keine Erklärung, weshalb die Lust seiner Freundin sich „durch das Schlüsselloch verflüchtigt" hatte.

Kommentar. Im 3. Gespräch zeigten sich m. E. mehrere, die sexuellen Symptome der Patientin fördernde und unterhaltende Faktoren. Zum einen die äußeren Rahmenbedingungen einer WG, in welcher das Paar Sex praktizierte, ohne die Zimmertür abzuschließen, was innerhalb der WG als „goldene Regel" galt. Die Programmierung der Sexualität nach einem „4-Gang-Menue" entsprach weitgehend dem Geschmack des Freundes und in keiner Weise den Wünschen nach einem abwechslungsreichen, phantasievollen Sexualleben der Frau. Am Ende des 3. Gespräches lenkte ich die Aufmerksamkeit des Paares auf diese beiden Faktoren: Ungeeignete äußere Rahmenbedingungen und fragwürdiges Ritual des sexuellen Wochenendprogramms. Damit gelang es, die sexuellen Probleme in einer anderen Weise zu definieren. Zum einen als von außen beeinflusst und zum anderen als Ausdruck sexueller Phantasielosigkeit beider Partner. Wichtig dabei war, dass das Paar damit eine Neubewertung des sexuellen Problems akzeptieren konnte und es mir gelang, die sexuellen Symptome der Frau als hilfreiche Signale umzudeuten, dass beide eigentlich mehr Phantasie und Möglichkeiten hätten, ihr Sexualleben nicht so monoton zu gestalten. Mein Vorschlag, sie sollte zum 4. Gespräch die sexuellen Comic-Hefte mitbringen, die sie mit ihm gerne anschauen würde, stieß zwar bei ihm kurzfristig auf Empörung („auf so einen Schweinekram kann ich verzichten"). Sie fühlte sich jedoch motiviert und mutig, ihre „Sexjournale" zum 4. Gespräch mitzubringen.

Umdefinition. Das 4. Gespräch gestaltete ich so, dass ich zunächst mit ihr das mitgebrachte Sexjournal anschaute und ihm die Beobachterrolle überließ. Aufgabe war, diejenige sexuelle Bilder-Sequenz zu identifizieren, die ihrer Meinung nach ihren Freund am meisten störte. In einer 2. Phase schaute ich mit ihm das Sexjournal an, wobei sie die Rolle der Beobachterin übernahm. Ziel dieser 2. Betrachtung war, diejenige Sexszene zu identifizieren, die für ihn noch akzeptabel und für seine Freundin möglichst stimulierend war. Am Ende der Konsultation war es gelungen, das „Corpus delicti Sexjournal" teilweise zu entschärfen und Teile desselben als potenziell lustfördernde Stimuli umzudefinieren. Ihm vermittelte ich damit die Information, dass es „kein Verbrechen sei", entgegen seiner religiösen Überzeugung dem Wunsch seiner Freundin nach gelegentlicher gemeinsamer Betrachtung eines Comic-Heftes zu entsprechen.

Veränderungen. Beim 5. Gespräch hatte das Paar das bisherige „sexuelle 4-Gang-Menue" von sich aus aufgegeben. Sex wurde spontaner praktiziert, vor allem dann, wenn die anderen WG-Mitglieder nicht da waren und abwechselnd auf Initiative des Mannes und der Frau. In diesem Gespräch zentrierte ich das Gespräch auf die Frage, welche Bedeutung nach Meinung beider Partner die Sexualität für sie in 5 Jahren haben würde. Dieses Gespräch wurde nach der Methode des „hypothetischen Explorierens" (3) durchgeführt, auf welche an dieser Stelle nicht näher eingegangen werden kann.

Fallbeispiel
Gespräch 6, letztes Paargespräch
Die Gespräche 3 bis 6 wurden entsprechend dem Wunsch des Paares in 2-monatigen Abständen durchgeführt. Ihm hatte ich im 4. Gespräch empfohlen, allenfalls doch das Buch von Berni Zilbergeld (5) über „Männliche Sexualität" zu lesen, was er auch getan hatte. Er meinte, er sei überrascht, wie unterschiedlich Männer beim Sex seien. Wichtigstes Thema dieses letzten Gespräches mit beiden Partnern war die Beziehung zu ihren Eltern. Dabei zeigte sich, dass er zu seinem verwitweten Vater eine ihrer Meinung nach zu enge Beziehung pflegte. Er wiederum kritisierte, dass ihre Eltern „ihre Nase zu sehr in ihre Beziehung reinhängen" würden. Als gemeinsame Frage ergab sich das richtige Maß an Autonomie zu beiden Eltern, wobei sich die Partner auf einen Kompromiss – seltenere, dann aber gemeinsame Besuche – einigen konnten. Ihre sexuellen Symptome hatten sich weitgehend gebessert. Sie hatte mehr Interesse an Sex und beim Geschlechtsverkehr keine Schmerzen mehr.

Kommentar. Ohne dass ich die Notwendigkeit einer Änderung der Beziehung zu ihren Eltern und seinem Vater angesprochen hatte, war dem Paar eine wichtige „Hausaufgabe", die es bisher versäumt hatte, klar geworden. Die klarere Abgrenzung zu den Herkunftsfamilien ermöglichte es dem Paar, am Beispiel der Sexualität – meine Frage: Bedeutung der Sexualität in 5 Jahren – Phantasien zur Zukunft ihrer gemeinsamen Beziehung zu entwickeln. Beide waren sich darin einig, dass sie sich eine längerfristige Beziehung, auch mit Heirat und Kindern, wünschen würden. Ihm hatte ich mit dem Hinweis auf das Buch von Zilbergeld (5) einen Hinweis zur Selbsthilfe gegeben, den er angenommen hatte.

3. Endphase

Fallbeispiel
7. Gespräch alleine mit der Frau
Ich hatte es dem Paar freigestellt, zum vereinbarten Abschlussgespräch entweder gemeinsam zu kommen oder die Frau alleine. Sie meinte zu Beginn des Gesprächs, nachdem wir die Behandlung zu zweit begonnen hätten, könnten wir sie auch zu zweit abschließen. Sie berichtete von einem 14-tägigen Urlaub mit ihrem Freund, der auch in sexueller Hinsicht sehr befriedigend gewesen sei. Weiter berichtete sie über ihre Adoleszenz, welche durch die zunehmende Alkoholabhängigkeit beider Eltern getrübt gewesen sei. Damals hätte sie für vieles zu Hause die Kontrolle und Verantwortung übernehmen müssen. Schließlich zog sie Parallelen zu den Frauenfiguren in den sexuellen Comic-Heften, die sie faszinieren würden. Dies seien allesamt Frauen, welche nicht kontrollieren müssten, und das sei wohl etwas, was sie, nicht nur in der Sexualität, auch noch lernen müsste. Von der Sexualberatung hatte sie den Eindruck, dass für sie und ihren Freund vor allem meine „ideenreiche Sprache" und die „überraschenden Erklärungen" hilfreich gewesen seien. Sie sei sehr überrascht, was sich im vergangenen Jahr, nicht nur in der Sexualität, geändert hätte.

Kommentar. Die Patientin berichtet im abschließenden Einzelgespräch über Einstellungs- und Verhaltensänderungen in verschiedenen Bereichen. Nicht nur in der Beziehung zu ihrem Freund, sondern auch zu sich selbst und zu ihren Eltern. Sie evaluiert, welche therapeutischen Strategien ihrer Meinung nach zur Behandlung der sexuellen Probleme wichtig waren. Sie kann ihre bisherige Entwicklung unter einer neuen Perspektive sehen und damit auch konkrete Vorstellungen für die weitere Beziehung zu ihrem Freund entwickeln. Rückblick auf die 7 Beratungsgespräche und Ausblick auf ihre weitere berufliche und persönliche Zukunft bilden den Abschluss des Gespräches und der Beratung.

Resümee
Sexualberatung ist als Prozess zu verstehen, in welchem in den einzelnen Phasen bestimmte Ziele angestrebt werden sollten. Diese lassen sich unabhängig vom konkreten Fall formulieren und stellen eine Art „roter Faden" dar, an welchem sich der Therapeut bzw. die Therapeutin orientieren kann.
Sexualberatung ist nicht die Verordnung von Ratschlägen nach der Art eines Kochbuches. Die Strategien und Fertigkeiten, welche der Berater bzw. die Beraterin vorzugsweise anwenden sollte, zielen auf differenzierte Beobachtung und Wahrnehmung der sexuellen Interaktion, Umdeutung und Neubewertung des sexuellen Symptoms, Vermittlung von Informationen und Motivierung zu Verhaltens- und Einstellungsänderungen.

Beratung ist nicht ein linearer sondern ein zirkulärer Prozess, in welchem der Therapeut – systemisch gesprochen – Prozesse zur positiven Rückkoppelung der Interaktion des Paares in Gang setzen sollte. Positive Rückkoppelung (6) hat die Funktion, Einflüsse, die auf eine Zweierbeziehung von außen (interpersonell) oder innen (intrapsychisch) wirken, zu verstärken. Sie hebt damit die Fixierung einer dysfunktionalen sexuellen Interaktion auf und führt zu Veränderungen der (sexuellen) Beziehung der beiden Partner.
Das in diesem Kapitel dargestellte **prozesshafte Vorgehen** wird in den folgenden Kapiteln an weiteren Beispielen noch näher verdeutlicht.

Literatur

1. Egan G. Helfen durch Gespräch: Ein Trainingsbuch für helfende Berufe. Weinheim Basel: Beltz; 1996.
2. Culley S. Beratung als Prozess: Lehrbuch kommunikativer Fertigkeiten. Weinheim Basel: Beltz; 1996.
3. Weiss T, Haertel-Weiss G. Familientherapie ohne Familie. Serie Piper Bd 3893. München: Piper; 2003.
4. Langewitz W, Buddeberg-Fischer B, Laederach K. Das ärztliche Gespräch – die ärztliche Untersuchung. In: Buddeberg C, editor. Psychosoziale Medizin 3. Auflage. Berlin Heidelberg: Springer; 2004. p. 373–407.
5. Zilbergeld B. Männliche Sexualität 33. Auflage. München: Steinbauer u. Rau; 1999.
6. Buddeberg C. Soziale Systeme und ihre Regelung. In: Buddeberg C, editor. Psychosoziale Medizin 3. Auflage. Berlin Heidelberg: Springer; 2004. p. 117–134.

12 Widerstände im Beratungsgespräch

Das ärztliche Gespräch über persönliche, emotional hoch besetzte Themen wie Sexualität oder Sucht verläuft üblicherweise nicht glatt und problemlos. Wie in der Psychotherapie so können auch in der Sexualberatung Situationen auftreten, in welchen das Arzt-Patient-Gespräch ins Stocken gerät, PatientInnen – gelegentlich auch ÄrztInnen – den „roten Faden" verlieren, Gefühle von Peinlichkeit und Scham auftreten und beide Gesprächsteilnehmende nicht wissen, wie es weitergehen soll. Widerstände in Beratungsgesprächen können sich auf vielfältige Art und Weise zeigen. In diesem Kapitel werden einige häufige Formen von Widerständen beschrieben und Möglichkeiten, wie BeraterInnen mit diesen umgehen können.

12.1 Widerstand in der Psychotherapie

Hemmungen und Widerstände. Es ist eher ungewöhnlich, dass PatientInnen so offen und direkt über ihre sexuellen Schwierigkeiten sprechen können wie das Ehepaar, dessen sexualanamnestische Gespräche in den Kap. 9 und 10 dargestellt wurden. Viele Menschen haben Hemmungen und Widerstände, über ihre Sexualität zu sprechen. Die Gründe dafür sind vielfältig: Scham- und Schuldgefühle, Befürchtungen und unangenehme Phantasien oder mangelnde praktische Erfahrung. In allen psychotherapeutischen Verfahren spielt die Frage, wie TherapeutInnen mit Widerständen von PatientInnen umgehen sollen, eine wichtige Rolle. Als Widerstand werden z. B. in der Psychoanalyse all jene Kräfte im Patienten angesehen, welche „die Versuche des Patienten stören, sich zu erinnern, Einsicht zu gewinnen und sie sich zu eigen zu machen, die Kräfte also, die gegen das vernünftige Ich des Patienten arbeiten und gegen seinen Wunsch, sich zu ändern... Der Widerstand kann sich ausdrücken durch Gefühle, Einstellungen, Ideen, Impulse, Gedanken, Phantasien oder Handlungen" (1) [S. 71]. In psychoanalytisch ausgerichteten Behandlungsverfahren werden Widerstände analysiert, ihre Ursachen und Ziele aufgedeckt und dem Patienten gedeutet. Zudeckende oder stützende Psychotherapiemethoden zielen dagegen darauf ab, Widerstände zu stärken und sie anzuerkennen. In dem von Singer Kaplan (2) entwickelten Konzept der Sexualtherapie versucht der Therapeut, Widerstände des Patienten eher zu umgehen, ihnen auszuweichen oder sie durch Zureden zu überwinden. Auch in der Sexualberatung haben sich diese Möglichkeiten der Handhabung von Widerständen bewährt.

Widerstände können sich auf vielfältige Art und Weise zeigen. Im Folgenden sollen einige Formen von Widerständen in der Sexualberatung kurz beschrieben werden, die im Einzel- und Paargespräch häufig vorkommen. Ausgehend von diesen Widerständen werden dann Möglichkeiten zu ihrer Überwindung im Beratungsgespräch besprochen.

12.2 Der Patient schweigt

Ungeeignete Interventionen. „Es klappt nicht mehr" ist wohl die häufigste Formulierung, mit der PatientInnen sexuelle Schwierigkeiten andeuten. Fragt der Arzt dann weiter, so gerät das Gespräch früher oder später ins Stocken. Der Patient blickt verlegen vor sich hin, wird blass oder rot und gibt dem Arzt durch sein Verhalten indirekt zu verstehen, dass er eigentlich nicht weiter gefragt werden möchte. Manche PatientInnen haben an ÄrztInnen die Erwartung, sie sollten aus ein paar wenigen, recht allgemeinen Worten heraushören, welche sexuellen Schwierigkeiten sie haben. Hat der Arzt selbst Hemmungen, über sexuelle Fragen zu sprechen, so wird er das Schweigen des Patienten möglicherweise durch eine Bemerkung wie

„das ist nicht so schlimm, das macht sich schon wieder" beenden und das Thema wechseln. Dieses Bagatellisieren der sexuellen Probleme hilft dem Patienten kaum. Ebenso wenig hilfreich ist der Versuch, das Schweigen des Patienten durch verletzende Fragen oder Bemerkungen brechen zu wollen wie z. B.: Wer hat Sie denn aufgeklärt? Sie sind aber verklemmt! Schauen Sie sich doch einmal einen Sexfilm an! In Ihrem Alter sollte das doch keine Rolle mehr spielen!

Hilfe anbieten. Eine gute Möglichkeit, dem Schweigen von PatientInnen vorzubeugen oder dieses zu überwinden, besteht darin, ihnen zu Beginn oder im Verlauf des Gesprächs Folgendes zu sagen:

> **!** Hemmungen und Formulierungsschwierigkeiten beim Besprechen sexueller Fragen sind etwas ganz Normales. Vielen Menschen fehlen die Worte, wenn sie über ihre sexuellen Probleme sprechen wollen.

Man kann z. B. bei den ersten Anzeichen von Verlegenheit oder Hemmungen sagen: „Wissen Sie, den meisten Patienten fällt es schwer, über ihre Sexualität zu sprechen. Auch mir hat es am Anfang Mühe gemacht, Patienten nach ihrem Sexualleben zu fragen. Wenn Sie deshalb Schwierigkeiten haben, sich zu äußern, so kann ich Ihnen schon helfen, dass Sie die richtigen Worte finden". Viele PatientInnen fühlen sich durch eine solche Äußerung schon erleichtert und können dann ihre Probleme ohne allzu große Hilfe schildern. Reicht diese Art der Ermunterung nicht aus, das Schweigen zu überwinden, so bewährt es sich, dem Patienten einige Möglichkeiten für die Art seines sexuellen Problems anzubieten wie z. B.: Ja haben Sie keine Lust mehr zum Geschlechtsverkehr, oder haben Sie eine Abneigung dagegen? Wird Ihr Glied nicht mehr steif, oder haben Sie den Samenerguss zu schnell? Oder Frauen gegenüber: Haben Sie Schmerzen beim Verkehr, oder kann Ihr Partner das Glied gar nicht einführen? Empfinden Sie nichts mehr beim Geschlechtsverkehr, oder haben Sie den Eindruck, Ihr Partner nimmt auf Sie zu wenig Rücksicht?

> **!** Durch das Formulieren möglicher sexueller Probleme bietet der Arzt dem Patienten modellhaft Möglichkeiten an, wie man sexuelle Schwierigkeiten benennen kann.

Eigene Hemmungen überwinden. Sexualberatung beginnt mit der Anamneseerhebung! Wenn Sie diesen Grundsatz beim Gespräch mit Ihren PatientInnen vor Augen haben, werden Sie feststellen, dass sie leichter über sexuelle Probleme sprechen können oder anders formuliert: Der erste, der seine Hemmungen und Widerstände überwinden muss, ist nicht der Patient, sondern der Arzt. Und da die Ursache der sexuellen Schwierigkeiten mancher PatientInnen in ihrer Unfähigkeit liegt, mit ihrem Partner darüber zu sprechen, kann die Reaktion des Arztes auf das Schweigen eines Patienten bereits über den Erfolg oder Misserfolg seiner Beratungsbemühungen entscheiden.

Interventionen. Auch erfahrene ÄrztInnen werden trotz allem Geschick immer wieder PatientInnen haben, die ihnen zwar ein sexuelles Problem andeuten, ein eingehendes Gespräch darüber jedoch durch hartnäckiges Schweigen vermeiden. Je nach Situation versuche ich dann, mit einer der folgenden 3 Interventionen weiterzukommen

1. **Überweisung anbieten.** Wenn ich den Eindruck habe, dass die Schwierigkeiten des Patienten mit meinem Geschlecht oder meiner Person zusammenhängen könnten, biete ich als Möglichkeit die Überweisung zu einem anderen Kollegen oder einer Kollegin an. Manche Patienten haben gegenüber einem gleichgeschlechtlichen Arzt deutlich weniger Hemmungen.
2. **Widerstände belassen.** Wenn ich den Eindruck habe, dass große Ängste oder Schuldgefühle den Patienten am Sprechen hindern, dann bestätige ich ihm die Notwendigkeit, vorläufig seine Widerstände aufrecht zu erhalten etwa durch einen Satz wie: „Mir scheint es wichtig, dass wir heute gesehen haben, dass Sie im sexuellen Bereich gewisse Schwierigkeiten haben, aber wahrscheinlich müssen wir uns noch etwas Zeit lassen, bis wir darüber eingehender sprechen können". Durch die Formulierung „wir ...", die 3mal wiederholt wird, identifiziert sich der Arzt mit den Sprachschwierigkeiten des Patienten und deutet an, dass das Gespräch nicht unbedingt heute, sondern auch bei einer nächsten Konsultation fortgesetzt werden kann.
3. **Selbstgespräch führen.** Hartnäckige Schweiger kann man gelegentlich zum Sprechen bringen,

wenn man als Arzt in Anwesenheit des schweigenden Patienten ein Selbstgespräch führt.

Fallbeispiel

Ich erinnere mich an eine Frau mittleren Alters, die mir von einer Kollegin wegen einer langjährigen sexuellen Problematik zugewiesen worden war. Schon mehrere Kollegen hatten vergebens versucht, mit ihr über ihre sexuellen Schwierigkeiten zu sprechen. Auch mir erging es nicht anders als im Überweisungszeugnis stand. Nach der Feststellung: „Es muss sich unbedingt etwas ändern, sonst nimmt sich mein Mann eine Freundin“, verstummte die Patientin und war durch keine der geschilderten Möglichkeiten zum Sprechen zu bewegen. Ich wartete etwas ab und drehte mich dann auf meinem Stuhl etwas zur Seite, schaute ebenso wie die Patientin vor mich hin und sagte zu mir selbst mit immer leiser werdender Stimme: „Ich möchte nur wissen, was ich falsch gemacht habe. Das ist mir noch nicht passiert, dass ich jemand im Gespräch so verletzt habe, dass er gar nicht mehr sprechen konnte. Was soll ich jetzt machen? Soll ich einfach noch etwas warten, soll ich mich entschuldigen, oder soll ich mich weiter blamieren?“ An dieser Stelle fragte mich die Patientin: „Was haben Sie gesagt?“ Ich antwortete mit kaum hörbarer Stimme: „Am besten wird es wohl sein, wenn ich jetzt das Gespräch beende.“ Die Patientin schaute mich dann mit großen Augen an und sagte: „Ich dachte, Sie sind Spezialist für sexuelle Probleme.“ Auf meine Bemerkung: „Zwei Spezialisten können sich häufig nicht einigen, so eine Schweigerin wie Sie habe ich wirklich noch nicht in meiner Sprechstunde gehabt. Wie gelingt Ihnen das, mir so geduldig zuzuhören?“ war der Bann gebrochen. Wir unterhielten uns zunächst noch einige Zeit über die Fähigkeiten zu schweigen und kamen dann auf das sexuelle Problem der Frau – eine eigene außereheliche Beziehung – zu sprechen.

Kommentar. Das wohl Entscheidende dieser Intervention lag darin, dass ich durch mein Selbstgespräch die Rollen zwischen der Patientin und mir vertauschte, indem ich die Rolle des hilflosen Sprechers übernahm und ihr die Rolle der bewundernswerten Zuhörerin zuschob. Diese Interventionsweise erfordert einige Erfahrung und Geschick und sollte nicht am Anfang einer sexualberaterischen Tätigkeit stehen. Die Wirkungsweise eines Selbstgesprächs auf die Beziehung von zwei schweigenden Gesprächspartnern können Sie z. B. dadurch üben, dass Sie ein solches Gespräch mit Ihrer Frau oder einem Kollegen im Rollenspiel üben.

12.3 Der Patient beschuldigt sich oder seinen Partner

Selbstbeschuldigungen. „Ich weiß ja, dass es an mir liegt, wenn ich meine Einstellung ändern könnte, dann ginge es in unserer Ehe wahrscheinlich besser.“ Solche oder ähnliche Selbstbeschuldigungen werden häufig von Patientinnen vorgebracht. Die Eigenschaft, zunächst einmal vor der eigenen Tür zu kehren und sich zu fragen, was man vielleicht immer wieder falsch macht, muss nicht in jedem Fall Zeichen eines Widerstandes sein. Sofern diese Einsicht zu Änderungen in der eigenen Einstellung oder im Verhalten führt, kann sie sogar für die Sexualberatung recht günstig sein. Gar nicht selten dient jedoch die Selbstbeschuldigung dazu, sich vor weiteren Anstrengungen zu drücken. Mit dem Gang zum Arzt und dem Eingeständnis seiner Schuld hat man seine Schuldigkeit getan und muss sich nicht weiter bemühen.

! Das Gespräch mit dem Arzt wird hier zu einem Alibi gegenüber dem Partner, dem man dadurch die Möglichkeit zu Vorwürfen und Kritik nimmt. Wer selbst so kritisch ist, seine sexuellen Hemmungen eingesteht und zum Arzt geht, dem kann man wirklich nicht vorwerfen, er bemühe sich nicht. Selbstbeschuldigungen können eine recht wirksame Form von Widerstandsverhalten darstellen.

Schuldfragen als Sackgasse. Viele ÄrztInnen reagieren auf Selbstbeschuldigungen von PatientInnen mit Versuchen, diese zu entkräften: Wahrscheinlich liegt es ja nicht nur an Ihnen, sondern an Ihrem Mann, dass Sie so wenig Spaß am Geschlechtsverkehr haben. Mit einer solchen oder ähnlichen Äußerung hat der Arzt dem Patienten seine Zustimmung gegeben, dass es in ihrem Gespräch nicht um sexuelle Schwierigkeiten, sondern um Schuldfragen geht. Hat man sich auf eine Diskussion, wen welche Schuld an welchem Missstand trifft, erst einmal eingelassen, treten andere Fragen in den Hintergrund. Man kann dann zwar in den Eltern oder früheren Partnern noch weitere Sündenböcke für die jetzigen Schwierigkeiten finden. Diese werden dann aber kaum dabei behilflich sein können, die jetzigen Schwierigkeiten zu beseitigen.

! Die Schuldfrage spielt bei allen Krankheiten, besonders aber bei psychischen oder sexuellen Schwierigkeiten eine wichtige Rolle.

Als Ärzte sind wir kaum in der Lage zu entscheiden, welche früheren Fehler welche Bedeutung für augenblickliche Schwierigkeiten haben. Ich sage deshalb zu Patienten, die immer wieder ihre Schuld erwähnen, z. B. folgendes: „Wissen Sie, die Sexualität ist eine sehr komplexe Sache. Da spielen alle möglichen körperlichen und seelischen Faktoren eine Rolle. Wahrscheinlich haben Sie schon Recht, dass Sie dieses oder jenes falsch gemacht haben. Ich würde aber gerne hören, was Ihr Mann/Partner dazu meint. Häufig ist es bei sexuellen Störungen so, dass jeder der Partner meint, er sei alleine an den Schwierigkeiten schuld. In der Regel ist es aber so, dass jeder seinen Teil dazu beiträgt, dass Schwierigkeiten entstehen und nicht beseitigt werden können."

! Das Entscheidende ist, nicht bei der Schuldfrage stehen zu bleiben, sondern zu versuchen, eine möglichst genaue und wertneutrale Bestandesaufnahme der augenblicklichen Situation der sexuellen Beziehungen zu machen.

Beschuldigungen des Partners. Ebenso häufig wie Selbstvorwürfe sind Beschuldigungen des Partners: „Mein Mann ist mit seinem Beruf verheiratet, er hat abends kein Interesse mehr an mir", oder: „Meine Frau ist so mit den Kindern beschäftigt, dass sie mich völlig vernachlässigt." Grundsätzlich geht es hier um dasselbe Widerstandsverhalten. Der schuldige Partner wird als Hindernis für eine Änderung des augenblicklichen Zustands gesehen. Man selbst wäre ja schon bereit, alles Mögliche an der eigenen Einstellung und im eigenen Verhalten zu ändern, aber der Partner wird darauf mit Sicherheit nicht reagieren. Bei solchen PatientInnen nützt es wenig, ihnen selbst einen Teil der Verantwortung für die gegenwärtigen Schwierigkeiten nachweisen zu wollen. Typisch ist ihre Reaktion auf den Vorschlag, zu einem weiteren Gespräch doch mit dem Partner vorbeizukommen: „Der kommt auf keinen Fall mit. Das wäre das erste Mal, dass er zu einem Gespräch bereit wäre." Überlässt man dem Patienten selbst die Einladung des Partners für ein gemeinsames Gespräch, so kommt dieses mit großer Wahrscheinlichkeit nicht zustande. Die Einladung wird nämlich häufig dann so übermittelt, dass der beim 1. Gespräch nicht anwesende Partner den Eindruck gewinnt, der Arzt habe sich bereits mit dem Ankläger verbündet und das gemeinsame Gespräch diene nur noch einer Bestätigung der bereits bekannten Beschuldigungen.

Fallbeispiel

Das eindrücklichste Beispiel, das ich in dieser Hinsicht erlebte, war eine 45-jährige Frau, die nach einer erweiterten Hysterektomie (Entfernung der Gebärmutter und beider Eierstöcke) eine reaktive Depression entwickelte. Ich wurde von dem behandelnden Gynäkologen als Konsiliararzt gerufen. Im Gespräch mit der Frau äußerte ich, ein Verlust der Eierstöcke sei für viele Frauen nicht leicht zu verkraften. Die Patientin stimmte mir zu und berichtete, dass sie schon seit Jahren an einer Dyspareunie leide und nun die Befürchtung habe, gar keinen Geschlechtsverkehr mehr haben zu können. Die Ursache ihrer Dyspareunie sah sie in den ihrer Meinung nach übersteigerten sexuellen Bedürfnissen ihres Mannes. Ich konnte sie dazu überreden, ihren Mann zu einem gemeinsamen Gespräch einzuladen. 2 Tage später erhielt ich vom Ehemann der Patientin einen bestürzten Anruf, seine Frau habe ihm mitgeteilt, ich wollte mit ihm darüber sprechen, was für ihn der Verlust seiner beiden Hoden für Konsequenzen hätte. Erstens sei er gesund und zweitens habe er kein Interesse, mit mir über eine so dumme Frage zu diskutieren. Wie sich ergab, hatte die Frau mein eigentliches Anliegen, ein gemeinsames Beratungsgespräch zum Abbau ihrer Sexualängste, vollständig überhört. Stattdessen hatte sie ihren Mann in provozierender Weise mit einer für ihn völlig unverständlichen Frage konfrontiert und ihm damit eine Begründung für seine Ablehnung geliefert, zu einem gemeinsamen Gespräch zu kommen.

Kommentar. Bei PatientInnen, die im Einzelgespräch ihren Partner beschuldigen, lade ich diesen in Anwesenheit des Patienten bzw. der Patientin selbst telefonisch zu einem gemeinsamen Gespräch ein, z. B. mit folgenden Worten: „Herr X, Ihre Frau ist gerade bei mir in der Sprechstunde. Ich habe sie eingehend untersucht und kann Ihnen erfreulicherweise mitteilen, dass ich keine pathologischen Befunde finden konnte. Ihre Frau ist aber etwas betrübt, dass es im sexuellen Bereich zwischen Ihnen nicht mehr so gut geht wie früher. Ich wäre nun sehr froh, wenn Sie mit Ihrer Frau noch einmal zu einem gemeinsamen Gespräch vorbeikommen könnten. Sexuelle Schwierigkeiten kann man besser beurteilen und behandeln, wenn man die Sichtweise beider Partner kennt. Wäre es Ihnen möglich, in nächster Zeit einmal vorbeizukommen?"

Ausgewogene Parteilichkeit. Mit dieser Formulierung gebe ich dem Mann zu verstehen, dass ich die Sichtweise seiner Frau zwar für wichtig, seine eigene aber für ebenso wichtig halte. Die ausgewogene Parteilichkeit beiden Partnern gegenüber, auf die schon in Kap. 10 hingewiesen wurde, gilt auch für das Einzelgespräch. Das bedeutet, dass sich der Arzt nicht einseitig mit dem in seiner Sprechstunde erschienenen Partner solidarisiert, sondern versucht, die Problematik auch aus möglichen Sichtweisen des nicht anwesenden Partners zu sehen.

12.4 Der Patient wünscht ein Medikament

Gefahr der Verstärkung und Fixierung. „Herr Doktor, können Sie mir nicht etwas aufschreiben, dass es mit meiner Potenz wieder besser geht?" Der Wunsch nach einer ebenso schnellen wie wirkungsvollen medikamentösen Behandlung ist vor allem bei Männern sehr verbreitet. Sofern die sexualmedizinische Untersuchung organische Ursachen ergab, welche medikamentös behandelt werden können, ist die Verordnung eines Medikamentes – ergänzt durch entsprechende Informationen – eine geeignete therapeutische Maßnahme. Aus eigener Ratlosigkeit verordnen jedoch manche Ärzte nach wie vor ohne klare Indikation Hormone, Vitamine oder Roborantien als sexualtherapeutische Placebos. Dabei handelt es sich um eine weitere Form der Tabuisierung des Themas Sexualität. Der Griff zum Rezeptformular und die Verordnung einer Pille oder eines Saftes ersparen dem Arzt weitere Fragen und dem Patienten ein genaueres Eingehen auf seine sexuellen Probleme.

! Nicht selten kann eine Placebomedikation zu einer Verstärkung und Fixierung von Sexualstörungen beitragen. Die Verordnung eines Medikamentes bestätigt nämlich die Vorstellungen des Patienten, dass seine sexuellen Probleme organischer Natur seien. Die sexuellen Ängste werden durch Krankheitsängste verstärkt, welche vom Patienten mit einem sexuellen Vermeidungsverhalten abgewehrt werden. In der Sexualmedizinischen Sprechstunde sieht man nicht selten Patienten, bei denen jahrelange somatische Abklärungs- und Behandlungsversuche dazu geführt haben, dass der Gedanke an eine psychische Genese ihrer Beschwerden unvorstellbar und unannehmbar geworden ist. Hier haben die unermüdliche Organsuche und die vielfältigen therapeutischen Aktivitäten dazu geführt, dass ein beratendes Gespräch vom Patienten als Kränkung erlebt und abgelehnt wird.

Unerwünschte Nebenwirkungen. Die Wirkung sexualtherapeutischer Placebos ist so gering und ihre möglichen negativen Auswirkungen sind so groß, dass jeder Arzt, dem es um die Behandlung eines Patienten geht, ihre Verordnung unterlassen sollte. Nicht nur bei psychogenen Sexualstörungen, sondern auch bei einem hohen Prozentsatz der organisch bedingten sexuellen Störungen sind Hormone schädlich. Wiederholt sah ich Männer mit einem Diabetes mellitus, denen ihr Arzt ein testosteronhaltiges Medikament verordnet hatte. Statt der erhofften Beseitigung ihrer Erektionsstörung – die bei ihnen durch einen arteriellen Verschluss organisch bedingt war – spürten sie nur eine deutliche Zunahme ihrer Libido. Eine Libidosteigerung bei fortbestehender Erektionsstörung wird vom Patienten als quälend erlebt und führt nicht selten zu einer Depression mit Suizidgedanken.

Geeignete Intervention. Wie soll sich nun der Arzt verhalten, wenn der Patient ein Medikament wünscht, für welches keine Indikation vorliegt? Ich äußere in diesen Fällen mein Verständnis für den Wunsch des Patienten, gehe jedoch nicht auf ihn ein. Vielmehr benutze ich die Gelegenheit, dem Patienten das Zusammenwirken körperlicher und seelischer Faktoren für die Funktion der Sexualorgane und die sexuelle Erlebnisfähigkeit zu erklären. Das Zusammenwirken somatischer und psychischer Faktoren kann man einem Patienten z. B. in folgender Weise verständlich machen:

- „Damit Ihr Glied steif wird, müssen die Blutgefäße und Nerven, die das Glied versorgen, in Ordnung sein. Außerdem ist auch ein gewisser Blutspiegel des männlichen Sexualhormons erforderlich. Diese körperlichen Faktoren werden über das Gehirn an das Rückenmark gesteuert. Nun haben Sie wahrscheinlich an sich selbst schon beobachtet, dass Sie weniger Bedürfnis nach Geschlechtsverkehr hatten, wenn

Sie beruflich stark belastet waren oder wenn Sie etwas bedrückt hat. Die seelische Verfassung eines Menschen und die Frage, ob er sich in einer Beziehung wohl fühlt, spielen für die sexuelle Funktionsfähigkeit eine genauso wichtige Rolle wie die körperlichen Faktoren. Bevor ich entscheiden kann, welche Behandlung für Sie die Richtige ist, sollten wir uns erst noch genauer über ihre sexuellen Schwierigkeiten unterhalten."

Mit dieser kurzen Erklärung hat man dem Patienten gegenüber die Notwendigkeit eines eingehenden Gespräches begründet und kann nun einzelne Fragen zur Symptomatik der sexuellen Störung stellen.

12.5 Weitere Widerstände

Fernbleiben. Wie bereits erwähnt, gibt es vielfältige Widerstände, mit deren Hilfe PatientInnen ein Gespräch über ihre sexuellen Schwierigkeiten vermeiden oder erschweren können. Relativ häufig zu beobachten sind neben den geschilderten Widerständen das unentschuldigte Versäumen einer Konsultation oder der Versuch, das Thema zu wechseln. PatientInnen, die sich im ersten Beratungsgespräch durch den Arzt überfordert fühlten, bleiben nicht selten weiteren Beratungsgesprächen fern. Hier ist es wichtig, dass ÄrztInnen ein Gespür dafür entwickeln, wie viel sie dem jeweiligen Patienten in einem Gespräch zumuten können.

! 2 kürzere Gespräche, zwischen denen sich ein Patient zusätzliche Fragen überlegen kann, sind besser als ein langes Gespräch, das der Patient im Nachhinein als Tortur erlebt und vor dessen Fortsetzung er Angst hat.

Wechsel des Gesprächsthemas. Der Wechsel des Gesprächsthemas wird von PatientInnen und ÄrztInnen in gleicher Weise benutzt, um unangenehmen Fragen auszuweichen. Besonders augenfällig wird diese Art des Widerstandes in allen Bereichen ärztlichen Handelns, die emotional oder ethisch hoch besetzt sind z. B. in der Behandlung schwer kranker und sterbender Patienten, bei chronisch Kranken oder bei Behinderten und nicht zuletzt beim Thema Sexualität. Dem Arzt bieten sich zahllose Möglichkeiten, das „heiße Eisen" nicht zu lange anzufassen: Man erkundigt sich nach der Periode, dem Wasserlassen oder dem Stuhlgang und hat sich damit schon wieder auf Gefilde geflüchtet, auf denen man sich sicherer fühlt, als auf dem Gebiet der Sexualmedizin.

12.6 Widerstände bei Paargesprächen

Widerstandskonstellationen. Es würde zu weit führen, sämtliche Spielarten von Widerständen eingehend zu beschreiben, die in einem Beratungsgespräch mit einem Ehepaar auftreten können. Willi (3) hat für die Paartherapie einige typische Muster des Widerstandes eines oder beider Partner beschrieben, die hier nur kurz erwähnt werden sollen.

- Widerstände des nicht behandlungswilligen Partners
  - Bei einer progressiv-regressiven Rollenpolarisierung (siehe Kap. 6.5) fürchtet der Progressive, neben der Belastung mit seinem das sexuelle Symptom aufweisenden regressiven Partner eine Beratung/Therapie nicht mehr verkraften zu können. Er hat Angst vor dem Verlust der progressiven Position.
  - Angst vor moralischer Wertung und Verpflichtung. Diese Möglichkeit besteht vor allem dann, wenn der Behandlungswillige die Beratung als eine Art Gerichtssitzung ankündigt, in der geklärt werden soll, wer die Schuld am Paarkonflikt hat.
- Widerstände des behandlungswilligen Partners
  - Angriffe und Beschuldigungen des der Beratung skeptisch gegenüberstehenden Partners.
  - Hemmungen, Fehlverhalten und Symptombildungen aufzugeben. In diesen Fällen wird ein Symptom oft wie ein gemeinsam gezeugtes Kind gehegt und gepflegt.
- Widerstand des Paares
  - Beide Partner haben Angst, ihre Beziehung könne auseinander brechen, wenn durch die Beratung ihre bisherigen sexuellen Normvorstellungen in Frage gestellt werden könnten.
  - Gemeinsamer Widerstand bei einem ehelichen Machtkampf. Dieser zeigt sich darin, dass die Partner dem Therapeuten keine Interventionsmöglichkeit gewähren, indem sie

sich beim Sprechen ständig gegenseitig abwechseln oder sich ins Wort fallen.

Weitere Möglichkeiten. Als weitere Möglichkeiten von Widerstandsverhalten sind Scheidungsdrohungen, das Eingehen außerehelicher Beziehungen oder die Idealisierung einer platonischen Beziehung zu erwähnen.

! Diese wie auch andere Arten von Widerstand haben zum Ziel, am eigenen Verhalten nichts zu ändern und die Verantwortung für die Beseitigung des sexuellen Symptoms dem Partner oder dem Arzt zuzuschieben.

Resümee

Widerstände in der Sexualberatung lassen sich dadurch abbauen, dass Hemmungen als etwas Normales und weit Verbreitetes bezeichnet werden, PatientInnen Verbalisierungshilfen gegeben und allenfalls die Überweisung zu einem Kollegen bzw. Kollegin angeboten werden.

Das Eingehen auf Selbst- oder Fremdbeschuldigungen erhöht meist die Widerstände und erschwert das Einhalten einer ausgewogenen Parteilichkeit gegenüber beiden Partnern.

Die Verordnung von Medikamenten ohne klare Indikation schadet eher als dass sie hilft.

Es bewährt sich, zunächst die Einstellung zu haben, dass **beide Partner in gleicher Weise am Zustandekommen und der Aufrechterhaltung des sexuellen Symptoms beteiligt sind** und eine Besserung nur über eine Einstellungs- und/ oder Verhaltensänderung beider Partner zu erreichen ist.

Literatur

1. Greenson RR. Technik und Praxis der Psychoanalyse. Stuttgart: Klett; 1975.
2. Singer Kaplan H. The new sex therapy 2nd edition. New York: Brunner&Mazel; 1984.
3. Willi J. Die Zweierbeziehung. Reinbek: Rowohlt; 1990.

Teil III

Praxis der Sexualberatung

13 Sexualberatung – Möglichkeiten und Grenzen

Die Angebote zur Behandlung sexueller Störungen und Probleme sind heute vielfältig. Sie reichen von Fragen-Kolumnen in Boulevardzeitungen über Therapie-Manuale zur Selbstbehandlung bis zur intensiven Psychotherapie. Welchen Stellenwert hat die Sexualberatung in diesem Spektrum von Therapieangeboten? Lassen sich durch wenige Beratungsgespräche sexuelle Störungen beheben oder zumindest mildern? Die Möglichkeiten der Sexualberatung hängen nicht nur von der Art und Schwere einer Störung, sondern in gleichem Maße vom Wissen und den Fähigkeiten der beratenden ÄrztInnen ab. Wie in Kap. 1 schon ausgeführt wurde, ist die sexualmedizinische und therapeutische Kompetenz vieler ÄrztInnen nach wie vor lückenhaft, so dass die Möglichkeiten der Sexualberatung in der ärztlichen Grundversorgung nur in bescheidenem Maße genutzt werden.

13.1 Welche Störungen können durch Beratungen gebessert werden?

Beratung als erster Behandlungsschritt. Sind sexuelle Störungen durch wenige Beratungsgespräche zu bessern? Steckt dahinter nicht meistens ein tief liegender Konflikt, der nur durch eine länger dauernde Psychotherapie gelöst werden kann? Diese Fragen werden nicht nur von ÄrztInnen, sondern auch von PsychotherapeutInnen immer wieder gestellt. Aufgrund unserer mehrjährigen Erfahrung mit PatientInnen unserer Sexualmedizinischen Sprechstunde und mit Supervisions- und Balintgruppen für niedergelassene ÄrztInnen haben wir den Eindruck, dass etwa ein Drittel der sexuellen Probleme, die in der ärztlichen Praxis von PatientInnen vorgebracht werden, durch einige Beratungsgespräche gelöst oder zumindest gemildert werden können. Matthiesen u. Hauch (1) konnten auf Grund einer genauen Analyse von Angaben von 776 Hamburger und Leipziger Frauen und Männer aus dem Jahre 2002 zeigen, dass zwar ca. 40 % der Befragten sexuelle Probleme angaben, aber nur etwa 10 % eine sexuelle Störung mit Krankheitswert (starker Leidensdruck, Bedarf an professioneller Hilfe) hatten. Wie schon in Kap. 6 dargestellt wurde, kann man nicht allein aufgrund der sexuellen Symptomatik entscheiden, in welchen Fällen eine Beratung, eine Sexualtherapie, eine Psychotherapie oder eine somatische Behandlung indiziert ist. Deshalb ist die Auffassung, dass man bei jeder sexuellen Störung nach Ausschluss einer organischen Ursache zunächst eine Beratung versuchen sollte, durchaus vertretbar. Zum einen schließt das Scheitern einer Beratung nicht eine Sexual- oder Psychotherapie aus, sondern kann die Motivation für eine intensivere Behandlung erhöhen. Zum andern sind Möglichkeiten für eine spezielle Sexualtherapie oder auch für eine Psychotherapie in manchen ländlichen Regionen nach wie vor nicht vorhanden, so dass ÄrztInnen gar keine andere Wahl bleibt, als zunächst eine Beratung zu versuchen.

13.2 Aufgaben der Sexualberatung

Prävention besser als Behandlung. Wie in anderen Bereichen der Medizin und Psychologie stellt sich auch bei der Sexualität die Frage: Wann soll der Arzt eingreifen? Viele ÄrztInnen haben – nicht zuletzt aus finanziellen Gründen – eine überwiegend reparative Einstellung, d. h. sie sehen ihre Aufgabe vor allem in der Behandlung und Beseitigung bereits eingetretener Störungen. In den letzten Jahren finden jedoch, als Folge der massiven Kostensteigerung im Gesundheitswesen, zunehmend auch präventive Überlegungen in der Medizin Beachtung und Anerkennung. Ebenso wie man die Häufigkeit von Zahnerkrankungen oder Wohlstandskrankheiten durch geeignete Aufklärung und Information senken kann, lässt sich auch das Auftreten sexueller Störungen durch rechtzeitige Sexualaufklärung und Sexualinformation vermindern. Gerade AllgemeinärztInnen, aber auch Kinder- und FrauenärztInnen, betreuen Familien oder einzelne Patienten oft über viele Jahre. Sie haben dabei die Möglichkeit, als Berater die Entwicklung ihrer PatientInnen zu begleiten und ihnen bei der Bewältigung typischer Konflikte in einzelnen Lebensabschnitten zu helfen.

! Sexualberatung ist deshalb in erster Linie Vermittlung von Information über die sexuelle Entwicklung und das Zusammenspiel körperlicher und seelischer Faktoren zur Erreichung eines befriedigenden Sexuallebens.

Die präventive Dimension der Sexualberatung ist der rote Faden, an dem sich die Thematik und Gliederung der folgenden Kapitel orientiert. Deshalb stehen nicht die einzelnen sexuellen Störungen und deren Behandlung durch Beratung im Vordergrund, sondern die sexuelle Entwicklung und häufige Fehlentwicklungen in einzelnen Lebensphasen. Eine beträchtliche Zahl sexueller Schwierigkeiten ließe sich verhindern, wenn die Sexualinformation nicht mehr überwiegend durch Journalisten und Filmproduzenten in Illustrierten und Sexfilmen vermittelt würde, sondern durch Eltern, LehrerInnen und ÄrztInnen.

Abbau von Fehlvorstellungen und Hemmungen. Daraus ergibt sich die zweite Aufgabe der Sexualberatung: Der Abbau einseitiger Vorstellungen und Hemmungen. Neben der Vermittlung von Informationen spielt hierbei das „Wie" der Beratung, d.h. die Art der Gesprächsführung eine entscheidende Rolle. Die vorausgegangenen Kapitel 7–12 sollten auf einige wichtige Punkte der Methodik der Gesprächsführung – sprachliche Schwierigkeiten bei der Wortwahl und Fragestellung, Besonderheiten des Einzel- und Paargesprächs, Umgang mit Widerständen – hinweisen. Auch in den folgenden Kapiteln soll durch Beispiele verdeutlicht werden, wie man Fehlvorstellungen und Hemmungen abbauen kann. Das dabei beschriebene Vorgehen ist natürlich stark durch meine persönlichen Erfahrungen und meine eigenen sexuellen Norm- und Wertvorstellungen geprägt. Deshalb können die nachfolgenden Ausführungen keinen Anspruch auf allgemeine Gültigkeit haben.

! Fehlvorstellungen und Hemmungen in sexuellen Fragen lassen sich leichter abbauen, wenn man seine eigenen Einstellungen und Normvorstellungen kennt. Ich habe in der Sexualberatung die Erfahrung gemacht, dass es oft besser ist, eine Frage nicht direkt zu beantworten, sondern die Gesprächspartner zu ermuntern, sich selbst eine Antwort zu geben.

Vielleicht können die Beispiele und Überlegungen der folgenden Kapitel dazu beitragen, dass Ihnen als LeserInnen Ihre Einstellung zur Sexualität und Ihre Normvorstellungen bewusster werden.

Wechselseitigkeit verdeutlichen. Damit ist die dritte Aufgabe der Sexualberatung angedeutet: Sexualität hat neben einem individuellen Erlebnis-Bereich – Wünschen, Phantasien, Ängsten – eine Dimension, die nur aus dem Zusammenspiel zweier Partner verständlich und erlebbar wird. Die Verdeutlichung der Wechselseitigkeit des Verhaltens und Erlebens zweier Partner, die miteinander sexuelle Beziehungen haben, scheint mir gerade in der heutigen Zeit ein wichtiges Ziel der Sexualberatung zu sein. In der Sprechstunde sieht man eine zunehmende Zahl von PatientInnen, die zwar sexuell perfekt funktionieren, mit ihrem Sexualleben aber dennoch unzufrieden sind. Es handelt sich dabei um Männer und Frauen, deren Erleben auf die Reaktionen an ihrer Körperoberfläche beschränkt ist und die irgendwann zu der Überzeugung gelangen, dass in ihrem Sexualleben etwas verkümmert ist. Die Interdependenz des partnerschaftlichen Verhaltens, wie sie Willi (2), (s. auch Kap. 6.5) in seinem Kollusions-Konzept beschrieben hat, ist eine wichtige Grundlage zum Verständnis sexueller Störungen und ihrer Beratung.

Häufige Themen. Häufige Themen in der Sexualberatung betreffen folgende Aspekte der Sexualität und der sexuellen Interaktion (3):
- fehlendes Wissen über die physiologischen Abläufe des sexuellen Reaktionszyklus
- fehlendes Wissen über geschlechtsspezifisches, unterschiedliches Erleben von Sexualität
- Fehlvorstellungen über die Größe des Penis und der Vagina

- Bedeutung der erotischen Attraktion und des sexuellen Vorspiels
- phallische Mythen
- Mythen über den weiblichen Orgasmus
- Häufigkeit und Variabilität des Koitus
- altersbedingte Veränderungen der Sexualität

Auf diese Themen werden wir in den folgenden Kapiteln u. a. anhand von Fallbeispielen noch näher eingehen.

13.3 Was ist Sexualtherapie?

Psychoanalyse wenig effizient. In früheren Jahren wurden sexuelle Funktionsstörungen, wenn überhaupt, durch psychotherapeutische Verfahren behandelt. So unterschiedlich die einzelnen Konzepte sind, so haben sie doch einen gemeinsamen Nenner: Durch das therapeutische Gespräch zwischen Therapeut und Patient soll eine Störung beeinflusst werden. Auch wenn gewisse sexuelle Störungen durch klassische psychotherapeutische Verfahren wie Psychoanalyse, Gesprächs- oder Verhaltenstherapie beeinflusst werden können und Patienten, deren sexuelle Symptomatik Bestandteil einer umfassenden psychischen Störung ist, nach wie vor am ehesten durch eine Psychotherapie geholfen werden kann, so waren und sind die Behandlungserfolge vor allem psychoanalytisch orientierter Therapieverfahren bei sexuellen Funktionsstörungen relativ bescheiden. So schreibt z. B. Helene Deutsch [Zit. nach (4) S. 54]:

- „Ich war ... bitter enttäuscht über die psychoanalytischen Behandlungsergebnisse der Frigidität. Ich habe Fälle gesehen, in denen eine schwere neurotische Erkrankung psychoanalytisch beseitigt werden konnte, ohne die Frigidität der Patientin auch nur im geringsten zu beeinflussen".

Der Grund für die Ineffizienz psychoanalytischer Behandlungsverfahren ist darin zu sehen (4), dass sexuelle Störungen durch einen Selbstverstärkungsmechanismus eine funktionelle Autonomie entwickeln, die durch die Bearbeitung der ursächlichen Konflikte nicht beeinflusst werden kann. Diesen Selbstverstärkungsmechanismus kann man sich vereinfacht in der in Abb. 13.1 skizzierten Weise vorstellen.

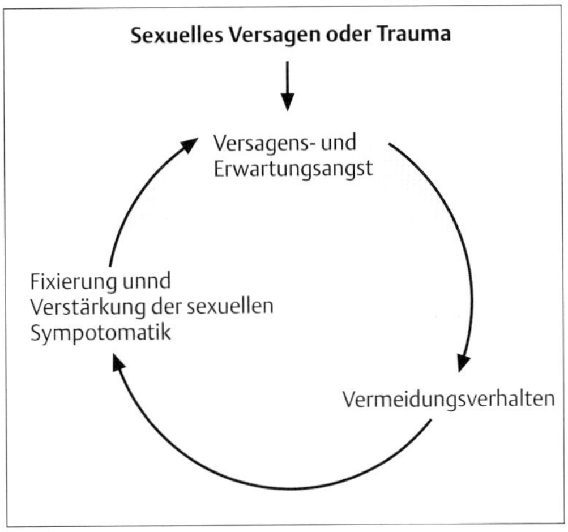

Abb. 13.1 Selbstverstärkungsmechanismus.

Konzept von Masters u. Johnson. Der eigentliche Durchbruch in der Behandlung sexueller Funktionsstörungen gelang Masters u. Johnson (5), die 1970 als Ergebnis einer jahrelangen Arbeit ein symptomspezifisches Behandlungskonzept sexueller Funktionsstörungen publizierten. Viele der heute praktizierten therapeutischen Ansätze gehen vom Konzept von Masters u. Johnson aus und sind Ergänzungen, aber keine grundlegenden Neuerungen.

Die drei hauptsächlichen Merkmale des Konzeptes von Masters u. Johnson lassen sich mit den Begriffen Paartherapie, Teamtherapie und symptomorientierte Verhaltensanweisungen umschreiben. Ausgehend von der Annahme, dass sich sexuelle Funktionsstörungen in einer Partnerschaft entwickeln, kamen sie zu der Überzeugung, dass zur Veränderung einer (sexuellen) Beziehung beide Partner einen Beitrag leisten müssen. Sie führten ihre Behandlungen immer als Therapeutenteam (ein männlicher Therapeut und eine weibliche Therapeutin gemeinsam) durch, da sie der Überzeugung waren, dass beide Partner gleichzeitig einen Vertreter und einen Interpreten haben sollten. Schließlich entwickelten sie ein je nach Funktionsstörung aufgebautes Programm aufeinander folgender Verhaltensanweisungen (Übungen), mit denen schrittweise die sexuellen Ängste abgebaut und neue Verhaltensweisen erlernt werden sollen.

Weiterentwicklungen. Ausgehend von dem Ansatz von Masters und Johnson wurden sowohl im englisch- als auch im deutschsprachigen Raum Behandlungskonzepte entwickelt, in welchen die übungsorientierten therapeutischen Interventionen durch psychodynamische Elemente ergänzt wurden. Im angelsächsischen Raum fand in den 70er und 80er Jahren vor allem das Konzept von Helen Singer Kaplan (6-9) größere Verbreitung. Weiterentwicklungen ihres Ansatzes wurden u. a. von Leiblum u. Rosen (10), Levin (11) und Zilbergeld (12) beschrieben. Für den deutschsprachigen Raum sind an erster Stelle das Paartherapie-Konzept der Hamburger Arbeitsgruppe um Arentewicz u. Schmidt (4) und in jüngster Zeit die systemische Sexualtherapie von Clement (13) zu nennen.

Psychotherapeutische Vorbildung notwendig. Wie soll sich der Nichtfachmann den sexualtherapeutischen Konzepten gegenüber verhalten? Die Konzepte haben einen Haken: Die Behandlungsstrategien erscheinen teilweise unkompliziert, vielleicht sogar simpel und scheinbar von jedermann anwendbar, der sie gelesen hat.

! In Wirklichkeit ist der Therapieprozess jedoch sehr komplex und erfordert ein großes Maß psychotherapeutischer Erfahrung und Fähigkeiten. Sexualtherapie im engeren Sinn sollte deshalb nicht von ÄrztInnen ohne psychotherapeutische Vorbildung ausgeübt werden. Wären die Übungen alleine das Entscheidende, so könnte man diese auch in schriftlicher Form den Patienten mitgeben und ihnen die Behandlung ihrer sexuellen Störungen selbst überlassen.

13.4 Ethische Aspekte der Sexualtherapie

Grenzen respektieren. Die Praxis der Sexualberatung und -therapie steht in deutlichem Gegensatz zu den Phantasien, welche zum Teil nicht nur PatientInnen, sondern auch ÄrztInnen hinsichtlich einer sexualmedizinischen Behandlung haben. Wie wir gesehen haben, ist die Sexualberatung nicht selten eine recht mühsame Angelegenheit. Phantasien, Sexualtherapeuten seien raffinierte Verführer, welche sich unter dem Deckmantel einer ärztlichen Behandlung mit ihren PatientInnen sexuell vergnügten, sind jedoch verbreitet und werden von Zeit zu Zeit durch entsprechende Pressemeldungen belebt. Die Sexualität ist zweifellos ein Erfahrungsbereich, in dem Wunschvorstellungen und Ängste eine zentrale Rolle spielen. Deshalb ist es bei der Behandlung sexueller Störungen besonders wichtig, das subjektive Erleben der PatientInnen zu beachten und jene Grenze zu respektieren, jenseits der sich ein Patient durch Äußerungen oder Handlungen des Arztes in seiner Intimsphäre verletzt fühlt. Wo liegt die Grenze zwischen therapeutischem Handeln und unerlaubter sexueller Annäherung (siehe hierzu auch Kap. 19.2)? Das folgende Beispiel soll diese Grenze deutlich machen:

Fallbeispiel

Ein Arzt behandelt Patientinnen mit funktionellen Beschwerden im kleinen Becken und sexuellen Störungen mit intravenösen Injektionen eines Magnesium-Präparates. Nach einer kurzen Anamnese führt er die gynäkologische Untersuchung kombiniert mit einer „Entspannungsbehandlung" in folgender Weise durch: Während die Patientin unbekleidet auf dem flach gestellten Untersuchungstisch liegt, verabreicht er ihr langsam in eine Armvene das Magnesium-Präparat. Dieses erzeugt bei intravenöser Gabe eine tiefe muskuläre Entspannung verbunden mit einem Wärmegefühl im ganzen Körper. Während der Injektion palpiert der Arzt mit seiner freien linken Hand die Brust der Patientin, um sie nach Knoten abzutasten. Unmittelbar nach der Injektion folgt eine bimanuelle gynäkologische Untersuchung, verbunden mit einer „Genitalmassage" der Adnexe (Eileiter und Eierstöcke). Ziel der Massage ist ein entspannender Effekt im Unterleib, der unwillkürliche Muskelkontraktionen im kleinen Becken lösen soll. Während der Behandlung erkundigt sich der Arzt nach den Empfindungen der Patientin. Die Behandlung ruft bei einzelnen Frauen sexuelle Sensationen hervor. Nachdem der Arzt diese Therapie während mehreren Monaten vor allem bei jüngeren Patientinnen durchgeführt hat, erstatten einige Frauen gegen ihn Anzeige. Dabei werfen sie ihm vor, sie nicht genügend über die Wirkung der Behandlung vorinformiert, unzüchtig berührt und sexuell missbraucht zu haben.

Eingehende Vorinformation wichtig. Dieses Beispiel weist auf einen zentralen Punkt jeder ärztlichen und psychotherapeutischen Behandlung hin, der bei der Sexualtherapie in besonderem Maße zu beachten ist: Die eingehende Vorinformation der PatientInnen über Art und mögliche Wirkungen eines Behandlungsverfahrens. Dieser Arzt hat meines Erachtens die persönliche Intimsphäre seiner Patientinnen dadurch verletzt, dass er sie nicht eingehend über die von ihm angewandte Genitalmassage vorher orientierte und um ihre Einwilligung zur Behandlung fragte. Auf Grund dieser fehlenden Information war das Verhalten des Arztes für die Patientinnen zweideutig, zumal das Medikament teilweise Wärmegefühle und sexuelle Sensationen bewirkte.

Richtlinien. Masters, Johnson u. Mitarbeiter (14) [172ff.] haben schon 1980 auf ethische Richtlinien für die Sexualtherapie eingehend hingewiesen und dazu u. a. ausgeführt:

- „Aus verschiedenen Gründen befindet sich der Patient dem Sexualtherapeuten gegenüber in einer äußerst verletzlichen Position. Dazu gehört vor allem die Ungewissheit, was in einer solchen Therapie schicklich oder unschicklich, wirksam oder schädlich ist, und wodurch sich allgemein anerkannte von verantwortungsloser und nicht anerkannter Praxis unterscheidet. Die Fähigkeit des Patienten, das eigene Wohlbefinden zu beurteilen, wird möglicherweise beeinträchtigt durch den Wunsch nach Behandlungserfolg und den Glauben, der Therapeut werde im besten Interesse des Patienten handeln, sowie durch die Annahme, der Therapeut verfüge über Kompetenz und Wissen und wende strenge ethische Maßstäbe an. Deshalb muss sich der Sexualtherapeut seiner Verantwortung für das Wohlergehen und die Rechte des Patienten sowie der Erhaltung von Vertrauen in der Arzt-Patient-Beziehung stets bewusst sein."

Aufgrund dieser besonderen Situation fordern Masters u. Johnson für die Sexualtherapie u. a. die Beachtung folgender Richtlinien:

- Vor Beginn einer Sexualtherapie sollte das Behandlungsverfahren und die vorgesehenen therapeutischen Interventionen mit den PatientInnen eingehend besprochen und diskutiert werden.
- Die Therapie darf erst dann begonnen werden, wenn der Patient dem Arzt gegenüber sein Einverständnis mit der vorgesehenen Behandlung gegeben hat.
- Nacktheit der Patientin, des Therapeuten oder von beiden während einer sexualtherapeutischen Behandlungssitzung ist unethisch, da in unserem Kulturraum das potenzielle Risiko eines solchen Verhaltens weit höher einzuschätzen ist als seine potenziell hilfreiche Wirkung.
- Es ist unethisch, sich als Arzt „aus therapeutischen Gründen" mit einer Patientin auf sexuelle Handlungen einzulassen.

! Auf dem Gebiet der Sexualmedizin betätigen sich leider immer wieder „Therapeuten" mit zweifelhafter Motivation und Kompetenz. Es ist deshalb in diesem Bereich besonders wichtig, im Interesse der PatientInnen gewisse ethische Richtlinien zu beachten und das eigene therapeutische Handeln von Zeit zu Zeit in der Diskussion mit KollegInnen einer kritischen Überprüfung zu unterziehen.

13.5 Sexualtherapie aus Büchern

Selbstbehandlung. Was ist von der Selbstbehandlung sexueller Störungen durch die Lektüre von Büchern zu halten? Das Angebot ist reichlich, die Qualität unterschiedlich. So könnte man die Situation auf dem sexualtherapeutischen Büchermarkt charakterisieren. Hätten die Annoncen recht, mit welchen in allen möglichen Zeitungen Schriften zur Verbesserung der Liebesfähigkeit angepriesen werden, dann wären Sexualmedizin und -therapie mehr oder weniger ein überflüssiger Luxus. Von den PatientInnen unserer Sexualmedizinischen Sprechstunde hat ein nicht geringer Teil Selbstbehandlungsversuche mittels Anleitungen aus Büchern hinter sich.

! Wären die „Kochrezepte" zur Steigerung von Lust und Potenz wirksam gewesen, hätten sie sich den Gang zum Arzt ersparen können. Immerhin gibt eine erfolglose Selbstbehandlung manchen PatientInnen den Anstoß, ihre Hemmungen zu überwinden und sich an geeignete Beratungsstellen und Spezialsprechstunden zu wenden.

Sinnvolle Ergänzung. Gedruckte Ratschläge können in der Regel kein Gespräch ersetzen und auch keine Konflikte lösen. Es sind jedoch in den letzten Jahren einige Bücher erschienen, welche sich sehr gut als Ergänzung zu einer Sexualberatung oder -therapie eignen, die ich PatientInnen zur Lektüre empfehle. Besonders hervorheben möchte ich die Bücher zur weiblichen Sexualität von Barbach (15) und Ecker (16) und die über männliche Sexualität von Zilbergeld (12, 17). Den Vorteil dieser Bücher gegenüber anderen sehe ich darin, dass sie sachlich und doch emotional engagiert zeigen, wie vielfältig das sexuelle Verhalten und Erleben von Frauen und Männern sein können. Auf Therapie-Manuale zur Behandlung einzelner Störungen werde ich bei der Besprechung dieser Störungen näher eingehen.

13.6 Was in diesem Buch zu kurz kommt

Gynäkologische bzw. psychiatrische Fragestellungen. Auf Fragen der Empfängnisverhütung, auf Fertilitätsstörungen und auf Fragen der Behandlung von Frauen in den Wechseljahren werde ich nicht oder nur am Rand eingehen. Hier fühle ich mich als Psychiater nicht in erster Linie zuständig und auch nicht in gleicher Weise kompetent wie psychosomatisch orientierte GynäkologInnen. Ebenso nur am Rande behandelt werden Fragen der Homosexualität, des Transsexualismus, der Sexsucht und sexueller Deviationen, insbesondere der Pädophilie. Diese Themen spielen in der ärztlichen Praxis eine untergeordnete Rolle (vgl. Kap. 1) und würden eine eingehendere Darstellung erfordern, als es in diesem Rahmen möglich ist.

Resümee

Zentrale Aufgaben der Sexualberatung sind...

- die Vermittlung von Information über die sexuelle Entwicklung und das Zusammenspiel körperlicher und seelischer Faktoren zur Erreichung eines befriedigenden Sexuallebens.
- der Abbau sexueller Fehlvorstellungen und Hemmungen.
- das Aufzeigen von (dys)funktionalen Interaktionsabläufen zwischen 2 Sexualpartnern.

Häufige Themen der Sexualberatung sind die physiologischen Abläufe des sexuellen Reaktionszyklus, Fehlvorstellungen über Penis und Vagina, Mythen über den Phallus und den weiblichen Orgasmus sowie altersbedingte Veränderungen der Sexualität.

In der Sexualberatung und Sexualtherapie sind **ethische Richtlinien** bezüglich Vorinformation der PatientInnen und Unterlassen sexueller Handlungen zwischen Therapeut und Patient einzuhalten.

Bücher mit Informationen über die Sexualität von Frauen und Männern können eine Sexualberatung in sinnvoller Weise ergänzen.

Literatur

1. Matthiesen SG, Hauch M. Wenn sexuelle Erfahrungen zum Problem werden. Familiendynamik 2004;29:139–160.
2. Willi J. Die Zweierbeziehung. Reinbek: Rowohlt; 1990.
3. Kockott G, Fahrner EM. Sexuelle Funktionsstörungen. In: Kockott G, Fahrner EM, editors. Sexualstörungen. Stuttgart: Thieme; 2004. p. 1–76.
4. Arentewicz G, Schmidt G. Sexuell gestörte Beziehungen – Konzept und Technik der Paartherapie 3. Auflage. Stuttgart: Enke; 1993.
5. Masters WH, Johnson VE. Die sexuelle Reaktion. Reinbek: Rowohlt; 1970.
6. Singer Kaplan H. Disorders of Sexual Desire. New York: Brunner&Mazel; 1979.
7. Singer Kaplan H. Sexualtherapie – Ein neuer Weg für die Praxis 2. Auflage. Stuttgart: Enke; 1979.
8. Singer Kaplan H. Hemmungen der Lust. Stuttgart: Enke; 1981.
9. Singer Kaplan H. The new sex therapy 2nd edition. New York: Brunner&Mazel; 1984.
10. Leiblum SR, Rosen RC. Principles and practice of sex therapy. New York London: Guilford Press; 1989.
11. Levine SB. Sexual Life. New York: Plenum Press; 1992.
12. Zilbergeld B. Die neue Sexualität der Männer. Tübingen: dgvt-Verlag; 1994.
13. Clement U. Systemische Sexualtherapie. Stuttgart: Klett-Cotta; 2004.
14. Masters WH, Johnson VE, Kolodny RC, Weems SM. Ethical issues in sex therapy and research Volume 2. Boston: Little, Brown and Company; 1980.
15. Barbach L. For yourself – Die Erfüllung weiblicher Sexualität. Taschenbuch Nr. 20182. Frankfurt: Ullstein; 1999.
16. Ecker D. Aphrodites Töchter. Wie Frauen zu erfüllter Sexualität finden. München: Goldmann; 2004.
17. Zilbergeld B. Männliche Sexualität 33. Auflage. München: Steinbauer u. Rau; 1999.

14 Psychosexuelle Entwicklung im Kindesalter

Das spielerische Erkunden des eigenen Körpers und der Geschlechtsorgane sowie die Sexualerziehung durch Eltern und LehrerInnen spielen für die psychosexuelle Entwicklung von Kindern eine wichtige Rolle. Sprachliche Schwierigkeiten, Hemmungen und Schamgefühle sind jedoch nach wie vor weit verbreitete Phänomene, welche Eltern daran hindern, ihre Kinder in angemessener und natürlicher Weise in der Sexualität zu erziehen. Die Psychoanalyse hat sich mit der Sexualentwicklung des Kindes eingehend befasst und dazu Theorien entwickelt, auf welche an dieser Stelle nur am Rande eingegangen werden kann. Das Kapitel beschränkt sich auf einige wesentliche Aspekte der Sexualentwicklung und -erziehung von Kindern, deren Kenntnis für die Sexualberatung von Jugendlichen und Erwachsenen von Bedeutung sind.

14.1 Spielerisches Erkunden der Geschlechtsorgane

Sexuelle Geschöpfe. Kinder sind schon im Säuglingsalter sexuelle Geschöpfe. Das Baby, das mit der Mutterbrust spielt, hat daran ebenso Spaß wie seine Mutter. Auf dem Wickeltisch greifen Knaben und Mädchen bevorzugt nach ihrem Genitale. Die Berührung bereitet ihnen augenscheinlich angenehme Gefühle. Es handelt sich dabei um ein ganz natürliches Verhalten, einen Ausdruck der kindlichen Neugier und des Interesses am eigenen Körper. Das Berühren des eigenen Körpers wie des Körpers der Eltern, einschließlich der erogenen Zonen, ist wichtig für das Kennenlernen des Körpers und die Ausbildung eines vollständigen Körperbildes. Dieses ist eine der Grundlagen für die Bildung eines stabilen Ichs.

Frühkindliche Selbstbefriedigung. Die frühkindliche Selbstbefriedigung löst bei Erwachsenen nicht selten Verlegenheit und Ablehnung aus. Molinski (1) sieht den Grund für diese ablehnende Haltung in dem schlechten Gewissen und den Selbstvorwürfen, die Erwachsene nach wie vor gegenüber der Selbstbefriedigung haben und die sie auf die Kinder projizieren.

- „Die Selbstbefriedigung des Erwachsenen kann ... an die Stelle der Auseinandersetzung mit dem Gegengeschlecht treten und zu interpersonaler Isolierung und damit zu einer psychosozialen Verarmung führen ... Das aus der Selbstbefriedigung des Erwachsenen stammende schlechte Gewissen wird auf die vorausgegangenen Formen von physiologischer und notwendiger Selbstbefriedigung (bei Kindern und Jugendlichen) projiziert. So wird die Selbstbefriedigung am anderen, schon am kleinen Kind, verurteilt und von neuem tabuisiert, um das eigene schlechte Gewissen zu entlasten" (1) [S. 253].

Kennenlernen der Geschlechtsorgane. Barbach (2) nennt noch einen anderen Grund, weshalb viele Erwachsene ihren Kindern das Spielen mit den Genitalien verbieten. Das Betrachten der sexuellen Spielereien von Kindern kann bei Erwachsenen sexuelle Phantasien oder sexuelle Erregungen auslösen. Solche Impulse sind normal und natürlich. Sie können jedoch Erwachsene so ängstigen, dass sie sich körperlich von ihren Kindern fernhalten und ihren Kindern aus Angst vor eigenen sexuellen Gefühlen das Spielen mit den Genitalien verbieten. Viele von uns werden sich erinnern, wie sie beim „Doktor-Spielen" mit anderen Kindern von Erwachsenen ertappt und bestraft wurden. Hier ist einer der Gründe für die sexuellen Hemmungen und Unzufriedenheiten im Erwachsenenalter zu sehen. Wenn wir unseren Kindern das spielerische Kennenlernen ihrer Geschlechtsorgane verbieten, brauchen wir uns nicht darüber zu wundern, wenn die Sexualität der Erwachsenen frei von jeder spielerischen Note ist und sich nur um Leistung und Perfektion dreht.

Sexuelle Spielereien. AllgemeinärztInnen, Kinder- und FrauenärztInnen haben immer wieder die Möglichkeit, Hemmungen und Unsicherheiten in der Mutter-Kind-Beziehung zu beobachten. Wie verhalten Sie sich, wenn Sie bei der Untersuchung eines Säuglings oder eines Kleinkindes sehen, dass die Mutter auf Spielereien des Kindes am eigenen Genitale mit Verlegenheit oder Ärger reagiert?

! Wenn Sie diese Beobachtung vielleicht aus eigener Verlegenheit ignorieren, geben Sie der Mutter unausgesprochen die Bestätigung, dass Sie ihr Verhalten für richtig und gut halten. Würde es sich nicht lohnen, wenn Sie mit dieser Mutter nach der Untersuchung 5 Minuten sprechen und ihr die Wichtigkeit der sexuellen Spielereien ihres Kindes erklären würden?

14.2 Jungen haben ein Pfifli, Mädchen ein.....

Benennung der Geschlechtsorgane. Für das Glied des kleinen Jungen gibt es mehrere kindersprachliche Ausdrücke: Pfifli, Schnäbeli, Hörnli, Zipfel(i), Pimmel(i) usw. Wie benennen Sie das äußere Genitale eines Mädchens? Die Worte, die ich bei Bekannten und PatientInnen höre, sind: Löchli, Schneckli, Weggli, Perle. Während in den Bezeichnungen für das Glied (Pfifli = Pfeife, Schnäbeli = Schnabel, Hörnli = Horn) spielerische Eigenschaften wie pfeifen, zwitschern, blasen anklingen, sind die Bezeichnungen für die Schamlippen recht eigenartig. Ein Löchli sieht man nicht, und außerdem bezeichnet es allenfalls einen Hohlraum, ein Nichts. Eine Schnecke kriecht und wird allenfalls von Feinschmeckern verzehrt. Ein Weggli kann ebenfalls nichts anderes als warten, bis es gegessen wird, und die Bezeichnung Perle (für Kitzler) lässt das, was man sieht, die Schamlippen, unerwähnt und reduziert das Genitale des Mädchens auf das, was bei ihm kleiner ist als beim Jungen, nämlich den Kitzler.

Degradierung der Frau. Zugegeben, mir gefallen alle Bezeichnungen für das weibliche Genitale nicht. Auch Schamlippe finde ich ein komisches Wort. Vielleicht kommt aber gerade in diesem Wort zum Ausdruck, was uns so Mühe macht: Die Benennung der äußeren Geschlechtsorgane der Frau ist etwas, was man besser unterlässt, wenn man sich nicht schämen will! Mir scheint, dass bereits in den kindersprachlichen Ausdrücken, ebenso wie in der Vulgärsprache (vgl. Kap. 7.**3**) eine Degradierung der Frau zum Ausdruck kommt. Während man mit einer Pfeife, einem Schnabel, einem Posthorn oder einem Zipfel gegenüber der Umgebung imponieren und Freude machen kann, lösen Worte wie Loch oder Schnecke eher unangenehme Gefühle aus.

Geeignete Ausdrücke finden. Auch wenn es nicht so einfach ist: Es lohnt sich, auch für Mädchen Bezeichnungen für ihr Genitale zu finden, die in den Ohren besser klingen als das, was bisher üblich und gebräuchlich ist. Auf jeden Fall sollten Eltern dahingehend beraten werden, dass es wichtig ist, die Geschlechtsorgane ihrer Kinder ebenso zu benennen wie ihre eigenen.

14.3 Forcierte Aufklärung

Wie viel Kindern zumuten? Vor einiger Zeit berichtete mir ein Kollege voller Stolz, seine 4-jährige Tochter sei dabei gewesen, als er seine Frau vom 2. Kind entbunden habe. Er wollte meine Meinung dazu wissen. Ich konnte ihm nur sagen, dass ich meinen Sohn nicht bei der 2. Geburt meiner Frau hätte dabei haben wollen und dass ich das Miterleben einer Geburt für ein 4-jähriges Mädchen als Überforderung erachte. Als ich dann die Meinung eines Kinderpsychiaters zur Frage der Anwesenheit von Kindern bei der Geburt ihrer Geschwister las, wurde mir klar, weshalb mich die Schilderung des Kollegen mehrere Wochen beschäftigt hatte. Müller-Küppers (3) [S. 367] äußerte zu einem gleichen Beispiel: „Ich halte diese Form einer Heranführung des Kindes an die Sexualität für eine Form, die bereits die Kindesmisshandlung streift und für ein Kind schwerlich ohne Folgen sein wird".

Überforderung von Kindern. Komplementär zur Verleugnung der kindlichen Sexualität und zur Vernachlässigung der Sexualerziehung ist eine forcierte Sexualaufklärung nach dem Motto: Je früher, desto besser! Vor allem progressiv eingestellte Eltern neigen dazu, ihre Kinder mit sexueller Aufklärung und Sexualinformationen zu überfordern.

Sie vergessen dabei, dass die Erlebnis- und Verarbeitungsfähigkeit eines Kindes anders sind als die eines Erwachsenen. Eine Geburt ist sicherlich ein natürliches Ereignis. Sie geht jedoch mit Unsicherheiten, Ängsten und Schmerzen ebenso einher wie mit Glücksgefühlen, Erleichterung und Freude. Sie ist ein dramatisches Ereignis, dessen Verlauf und Ausgang immer zum Teil ungewiss bleiben wird. Ich vermute, dass das Miterleben einer Geburt von einem Kind ebenso als Strafe erlebt wird wie das Verbot von sexuellen Spielereien, da beides an der Realität des Kindes vorbeigeht.

Sexualerziehung im Gespräch. Wie sollen Kinder sexuell erzogen werden? Der Neugierde eines Kindes, die sich sowohl in seinem Verhalten wie in Fragen äußern kann, in angemessener Weise zu entsprechen, ist sicherlich nicht einfach. Fragen von kleinen Kindern zu den Geschlechtsorganen, zur Liebe und zur Sexualität, sollten von den Eltern in jedem Fall ernst genommen und beantwortet werden. Es gibt heute eine ganze Reihe von originellen und altersgemäßen Bilderbüchern für die Sexualaufklärung von Kindern, welche Eltern mit ihren Kindern anschauen können und bei deren Betrachten sie mit dem Kind in ein Gespräch über sexuelle Fragen kommen.

Sexualerziehung durch Modelllernen. Die Sexualerziehung ist jedoch nicht nur eine Sache des Gesprächs. Gewollt oder ungewollt sind Eltern für ihre Kinder als Liebespaar ein Modell, an dem sie beobachten können, wie Mann und Frau im körperlichen Bereich miteinander umgehen. Das nonverbale Verhalten der Eltern zueinander ist wahrscheinlich für die Sexualerziehung genau so wichtig wie die verbale Sexualaufklärung. Sollen Eltern vor ihren Kindern Zärtlichkeiten austauschen? Sollen sie abends die Schlafzimmertüre abschließen, wenn sie Geschlechtsverkehr haben und nicht sicher sind, ob sie dabei von einem neugierigen Kind überrascht werden? Was sollen Eltern ihren Kindern antworten, wenn sie gefragt werden, weshalb sie abends die Schlafzimmertüre abschließen? Ist es normal, wenn Kinder ihre Eltern nicht nach ihrem Sexualleben befragen? Wäre es nicht natürlich, wenn Kinder – soweit sie das wollen – ihren Eltern beim Geschlechtsverkehr zuschauen könnten?

! Diese Fragen werden in den meisten Büchern zur Sexualinformation und Sexualaufklärung nicht gestellt, geschweige denn beantwortet. Ohne Zweifel sind Eltern ebenso wie in anderen Verhaltensbereichen auch in der Sexualität Vorbilder, welche die Einstellung und das Verhalten ihrer Kinder prägen.

Beobachten des elterlichen Geschlechtsverkehrs. Ein Paar, welches es vermeidet, in Gegenwart seiner Kinder einen zärtlichen Kuss oder eine liebevolle Umarmung auszutauschen, vermittelt seinen Kindern damit das Bild, Mann und Frau sollten in steriler Harmonie nebeneinander herleben. Andererseits kann ein Paar, welches in Gegenwart der Kinder häufig sexuelle Anspielungen macht und sich so verhält, als könnten beide jederzeit von ihren Liebesgefühlen übermannt werden, seinen Kindern den Eindruck vermitteln, die Beziehung zwischen Mann und Frau müsse immer eine erotische Note haben. Was die direkte Beobachtung des elterlichen Geschlechtsverkehrs durch die Kinder betrifft, so kann ich dazu nur sagen, dass ich in unserer Sexualmedizinischen Sprechstunde noch keinen Patienten gehabt habe, dem das Betrachten des elterlichen Geschlechtsverkehrs als angenehmes Erlebnis in Erinnerung geblieben ist. Dies gilt nicht für den Austausch von Zärtlichkeiten zwischen den Eltern. Diese spontane Äußerung von Zuneigungs- und Liebesgefühlen bleibt den Kindern meist in angenehmer Erinnerung. Das Zuschauen beim elterlichen Geschlechtsverkehr erzeugt dagegen bei Kindern eher unangenehme Gefühle.

Grenzen respektieren. Die Teilnahme der Kinder an sämtlichen Erlebnisbereichen ihrer Eltern ist weder für die Eltern noch die Kinder ein erstrebenswertes Ziel.

! Beide sollten respektieren, dass es in zwischenmenschlichen Beziehungen Grenzen gibt, deren Beachtung für das Wohlbefinden des Einzelnen und des Paares wichtig ist.

Kinder, die abends ins Schlafzimmer ihrer Eltern wollen, um zu sehen, was dort passiert, respektieren meist auch unter Tage nicht, dass ihre Eltern gelegentlich das Bedürfnis haben, ungestört zu sein. Ich habe den Eindruck, dass sich für Eltern, die sich als Paar von ihren Kindern abgrenzen können, die Frage nicht stellt, ob sie abends die Schlafzimmertüre abschließen sollen oder nicht. Diskussionen um abzuschließende oder offen zu lassende Türen weisen darauf hin, dass in dieser Familie weder für die Eltern noch die Kinder klar ist, wo die Grenzen derjenigen Lebensbereiche liegen, die sie gerne alleine oder allein zu zweit erfahren möchten.

14.4 Sexuelle Entwicklung in der Kindheit

Phasenhafte vs. kontinuierliche Entwicklung. Nach wie vor ist die Ansicht weit verbreitet, die sexuelle Entwicklung des Kindes verlaufe in 2 Libidoschüben, dem 1. in der Kindheit während der so genannten ödipalen Phase (zwischen dem 3. und 6. Lebensjahr), dem 2. zu Beginn der Pubertät. Dazwischen liege die Latenzphase, in welcher das sexuelle Interesse und Verlangen abnehme. Unbestritten an diesem psychoanalytischen Entwicklungskonzept ist die Beobachtung, dass das sexuelle Verlangen und Interesse am anderen Geschlecht in der mittleren Kindheit und Vorpubertät geringer ist als in der frühen Kindheit und der Spätpubertät. Diese Zurückhaltung ist aber, wie Untersuchungen von Kinsey u. Mitarbeiter (4) (5), Broderick (6), Schmidt u. Sigusch (7) gezeigt haben, nicht Ausdruck einer sexuellen Latenz, sondern Folge verstärkter sozialer Kontrollen durch die Eltern und der Isolierung der Geschlechter, wie sie früher für diese Altersstufe mit getrennt geschlechtlichen Schulen üblich waren. Der Ansatz einer 2-phasigen Sexualentwicklung lässt sich heute nicht mehr aufrecht erhalten. Sexuelles Interesse und sexuelle Aktivität entwickeln sich ohne Pause oder Einschnitt bis zur Pubertät.

Pro Koedukation. Die Einführung der Koedukation, der gemeinsamen Unterrichtung von Jungen und Mädchen, ist wahrscheinlich der wichtigste sexualpädagogische Beitrag, den die Schule geleistet hat, viel bedeutender als ein obligatorischer Sexualkundeunterricht.

Kurz zusammengefasst kann man sagen, dass der Faktor getrennt oder gemischt geschlechtliche Erziehung nur wenig den Zeitpunkt, also das Alter bei der Aufnahme soziosexueller Kontakte zwischen Mädchen und Jungen beeinflusst. Viel stärker ist der Einfluss auf die Qualität der späteren Sexualbeziehungen.

Getrennt geschlechtliche Erziehung begünstigt (7) [Übersicht S. 213]...

- eine rigide Geschlechtsrollendifferenzierung und Doppelmoral.
- das Erleben der Sexualität vor allem als physische Aktivität, die nur wenig auf die Befriedigung von Zärtlichkeit und das Bedürfnis nach emotionaler Nähe ausgerichtet ist.
- die Benutzung der Sexualität zur Selbstdarstellung und Statusgewinnung in der gleich geschlechtlichen Peergroup.
- Libidomangel und Orgasmusstörungen bei der Frau.
- segregative Partnerbeziehungen, d. h. wenig gemeinsame Aktivitäten, wenig gegenseitiges Verständnis und wenig Offenheit zwischen den Partnern.

! An der sexuellen Entwicklung in der Kindheit wird deutlich, dass Sexualität nicht losgelöst von der übrigen psychosozialen Entwicklung des Menschen gesehen werden kann, sondern ein integraler Bestandteil dieser Entwicklung ist.

14.5 Sexuelle Verhaltensauffälligkeiten bei Kindern

Symptome für elterliche Probleme. Kinder kommen von sich aus nicht zum Arzt, um sich wegen ihrer Sexualität beraten zu lassen. Wenn überhaupt, dann sind es die Eltern, die durch irgendein Verhalten ihres Kindes beunruhigt sind und gerne die Meinung ihres Arztes hören möchten. 3 Beispiele sollen veranschaulichen, wie sexuelles Verhalten der Kinder Schwierigkeiten ihrer Eltern widerspiegeln kann.

Fallbeispiel
Die 7-jährige Petra berichtet beim Mittagessen freudestrahlend, sie habe heute in der Schule 12 Franken verdient. Auf nähere Fragen der Mutter erzählt sie, dass sie sich in der Pause auf dem Schulhof splitternackt ausgezogen habe und dafür von jedem Jungen ihrer Klasse einen Franken erhalten habe. Wenn sie das 10mal machen würde, könne sie sich 120 Franken verdienen und davon ein Fahrrad kaufen. Die Mutter ist sprachlos und fragt nur, ob denn kein Lehrer während der Pause auf dem Schulhof anwesend gewesen sei.

Kommentar. Hier handelt es sich um eine „Peep-Show" auf dem Schulhof. Was hätten Sie Ihrer Tochter gesagt? Das Sichausziehen und Zeigen der Genitalien ist für dieses Alter durchaus etwas Normales. Das Posieren für Geld wirft jedoch zwei Fragen auf. Welche Nacktkultur wird in der Familie gepflegt und wie steht es mit dem Taschengeld? Ich vermute, dass beide Punkte in der Familie recht gegensätzlich gehandhabt werden: freizügige Nacktheit und spartanisches Taschengeld. Als Vater hätte ich meiner Tochter gesagt, dass ich mich an ihrer Stelle vor den gaffenden Jungen recht unwohl gefühlt hätte. Dann hätte ich sie gefragt, ob es wirklich so lustig gewesen sei, nackt auf dem Schulhof zu stehen. Ich hätte mich dann mit ihr über das Taschengeld und den Fahrradkauf unterhalten und ihr empfohlen, sich auf dem Schulhof nicht mehr nackt auszuziehen.

Fallbeispiel

Der 8-jährige Karl ist seit 2 Jahren in einer Spieltherapie, da er in der Schule durch zwanghaftes Verhalten und Stottern auffiel. In den parallel zur Einzeltherapie des Kindes stattfindenden Elterngesprächen macht der Vater seiner Frau wegen ihrer schönen Brüste Komplimente. Die Mutter wehrt die Komplimente ab und äußert, dass hier nicht der Ort sei, um über ihre Figur zu sprechen. Kurz darauf stellt sie die Frage, wer wohl ihrem Sohn den Hintern putzen werde, wenn er demnächst für 8 Tage in ein Jugendlager gehe. Die Therapeutin erfährt dann, dass die Eltern ihrem Sohn bis anhin den Hintern putzen und ihn jeden Abend am ganzen Körper massieren.

Kommentar. Hier reagieren offenbar beide Eltern ihre Wünsche nach körperlichem Kontakt und erotischer Zärtlichkeit, die sie sich gegenseitig nicht geben können, an ihrem Sohn ab. Diese Konstellation findet man bei zwanghaften Verhaltensstörungen von Kindern gar nicht selten: Die Eltern haben in ihrer gegenseitigen Beziehung Wünsche nach intensiverer Nähe und sexuellen Beziehungen, haben aber Angst davor und verschieben ihre Zärtlichkeitsbedürfnisse auf ein Kind. Im geschilderten Beispiel ergab das Gespräch mit den Eltern, dass sie schon seit mehreren Jahren sexuelle Schwierigkeiten hatten, indem die Frau die sexuellen Wünsche ihres Mannes für abnorm hielt und ihm jeweils nur 1mal wöchentlich einen Geschlechtsverkehr nach einem stets gleich bleibenden Ritual zugestand.

Fallbeispiel

Eine Mutter berichtet, sie sei über die Verschlossenheit ihrer 12-jährigen Tochter Franziska beunruhigt. Seit einem Jahr kleide sie sich dunkel, schließe sich häufig in ihr Zimmer ein und habe kaum Kontakt mit Alterskameraden. Die genauere Befragung der Mutter ergibt folgende Familiensituation. Die Mutter hatte sich vor 2 Jahren nach 12-jähriger Ehe von ihrem Mann scheiden lassen und war jetzt wieder eine lockere Partnerschaft eingegangen. Vor der Heirat hatten die Eltern befriedigende sexuelle Beziehungen meist auf Initiative der Frau. Nach der Heirat und vor allem nach der Geburt von Franziska entwickelte der Mann ein zunehmendes sexuelles Desinteresse, ging aber gleichzeitig wechselnde außereheliche Beziehungen ein. Die ständige Untreue war dann auch der Grund für die Scheidung. Unmittelbar nach der Scheidung verbrachte die Mutter mit Franziska und ihrem 2 Jahre jüngeren Bruder einen Urlaub in Teneriffa. Während dieses Urlaubs kaufte sich die damals 11-jährige Franziska einen Minirock und lief sexuell sehr aufreizend herum. Nach einem Besuch bei ihrem Vater, der inzwischen mit einer 20-jährigen Freundin zusammenlebte, änderte sich das Verhalten des Mädchens plötzlich. Statt kurzer Röcke trug sie nur noch dunkle lange Kleider und zog sich immer mehr zurück.

Kommentar. Franziska zeigt einerseits ein sexuell provozierendes, andererseits ein sexuell verneinendes Verhalten. Darin ähnelt sie ihrem Vater, zu dem sie offenbar eine ambivalente Beziehung hat. Ihr Verhalten ist wahrscheinlich Ausdruck der noch nicht bewältigten Scheidung ihrer Eltern. Beide Eltern sind wieder überwiegend erotisch gefärbte neue Partnerbeziehungen eingegangen. Nach den Erfahrungen mit der Ehebeziehung ihrer Eltern ist Körperkontakt und Intimität für das Mädchen etwas, das nur außerhalb der Ehe und mit wechselnden Partnern erlebt werden kann und was schlussendlich zur Trennung führt. Was lag für sie also näher als ein solches Verhalten zu vermeiden, um damit nicht auch noch den Verlust ihrer Mutter zu riskieren. Mit ihrem depressiven Rückzug drückte Franziska wahrscheinlich die von beiden Eltern abgewehrte Trauer und Enttäuschung über das Scheitern ihrer Beziehung aus.

! Das Verhalten von Kindern veranschaulicht oft symbolhaft die unbewältigten Konflikte, die ihre Eltern in ihrem Sexualleben haben. Deshalb lohnt es sich, besorgte Väter und Mütter immer auch danach zu fragen, ob sie sich nicht nur um ihre Kinder, sondern auch in genügendem Maße um ihre Beziehung als Mann und Frau kümmern.

Resümee

Das spielerische Erkunden des eigenen Körpers und der Geschlechtsorgane ist für die Entwicklung des Körperbildes eine wichtige Erfahrung, welche Kinder in den ersten Lebensjahren machen sollten.

Kindersprachliche Ausdrücke für das männliche Glied sind wesentlich bildhafter und humorvoller als Bezeichnungen für das Genitale eines Mädchens.

Sexualerziehung in der Familie findet nicht nur mittels verbaler Sexualaufklärung statt. Eltern sind für ihre Kinder als Liebespaar ein Modell, an dem sie beobachten können, wie Mann und Frau im körperlichen Bereich miteinander umgehen.

Koedukation von Jungen und Mädchen ist ein wichtiger sexualpädagogischer Beitrag der Schule für die Sexualentwicklung von Kindern.

Sexuelle Verhaltensauffälligkeiten von Kindern veranschaulichen oft symbolhaft Konflikte, welche ihre Eltern in ihrem Sexualleben haben.

Literatur

1. Molinski H. Selbstbefriedigung als Entwicklungsstufe und Störung. Sexualmedizin 1982;7:250–253.
2. Barbach L. For yourself – Die Erfüllung weiblicher Sexualität. Taschenbuch Nr. 20182. Frankfurt: Ullstein; 1999.
3. Müller-Küppers M. Das Kind als Patient, Sexualmedizinische Fragen aus psychosexueller Sicht. Sexualmedizin 1981;10:366–378.
4. Kinsey AC, Pomeroy WB, Martin CE. Das sexuelle Verhalten des Mannes. Berlin: Fischer; 1966.
5. Kinsey AC, Pomeroy WB, Martin CE, Gebhard PH. Sexual behavior in the human female. Philadelphia, London: Saunders; 1953.
6. Broderick C. Kinder- und Jugendsexualität. Sexuelle Sozialisierung. Reinbek: Rowohlt; 1970.
7. Schmidt G, Sigusch V. Arbeiter – Sexualität. Neuwied-Berlin: Luchterhand; 1971.

15 Jugendsexualität – selbstbestimmt und liebesorientiert

Der Wandel der Sexualität in den letzten Jahrzehnten zeigt sich in besonderer Weise in der Jugendsexualität. Liberalisierung und Selbstbestimmung kennzeichnen heute die sexuellen Einstellungen und Verhaltensweisen von Jugendlichen. Über sexuelle Fragen wird offener gesprochen, und sexuelle Sprachen werden flexibel angewandt, je nachdem, mit wem man darüber spricht. Im sexuellen Verhalten hat eine Angleichung der Geschlechter stattgefunden, d. h. dass die traditionellen Muster geschlechtstypischen Sexualverhaltens mehr und mehr verschwinden. Die Sexualberatung von Jugendlichen ist für Ärztinnen und Ärzte eine besondere Herausforderung. Gefragt sind Fingerspitzengefühl, Flexibilität und kommunikative Kompetenz, da in dieser Lebensphase in der Arzt-Patient-Beziehung oft Ambivalenzen von beiden Seiten eine Rolle spielen.

15.1 Pubertät und Adoleszenz als psychosexuelle Reifungskrise

Entwicklungen und Herausforderungen. Im Jugendalter finden sowohl wichtige körperliche Entwicklungen statt, die unter dem Begriff Pubertät zusammengefasst werden, als auch psychosoziale Entwicklungsschritte, welche mit dem Begriff Adoleszenz umschrieben werden. In einer Zeitspanne von wenigen Jahren müssen sich Jugendliche an körperliche Veränderungen anpassen und intrapsychisch wie interpersonell Aufgaben bewältigen, die den Verlauf ihres weiteren Lebens in entscheidender Weise prägen. Die sexuelle Entwicklung ist dabei nur ein Bereich, in dem neue Erfahrungen gesammelt, Glück und Enttäuschungen erlebt und schließlich mit der Gesamtpersönlichkeit in Einklang stehende Formen zwischenmenschlichen Handelns und Erlebens gefunden werden. Die Sexualität ist jedoch derjenige Bereich einer notwendigen Reifungskrise, an dessen Verlauf und Gestaltung wir als ÄrztInnen am unmittelbarsten teilnehmen. Im Folgenden können nur die wichtigsten Veränderungen von Pubertät und Adoleszenz kurz zusammengefasst werden. Eine ausführlichere Darstellung findet sich bei Buddeberg-Fischer und Buddeberg (1).

Biologische Veränderungen in der Pubertät. Die biologischen Veränderungen in der Pubertät werden bei beiden Geschlechtern durch eine gesteigerte Sekretion von Geschlechtshormonen, besonders der Gonadotropine und Androgene eingeleitet. Im Vergleich zu früher setzen die biologischen Reifungsprozesse bei Mädchen und Jungen heute früher ein. Sichtbarstes Zeichen ist der puberale Wachstumsschub, der bei Mädchen frühestens im Alter von 7 1/2, spätestens mit 12 Jahren einsetzt, bei Jungen mit 10, spätestens mit 13 1/2 Jahren. Die Vorverlegung der biologischen Reifungsprozesse bezeichnet man als Akzeleration. Als Ursachen der Reifungsbeschleunigung – durch frühzeitigere Aktivierung des innersekretorischen Systems, insbesondere des Wachstumshormons – spielen vor allem bessere Ernährung, bessere hygienische Verhältnisse und eine Reizüberflutung eine Rolle.

Die körperlichen Veränderungen betreffen im Einzelnen folgende Aspekte:

- **Ausreifung der sekundären Geschlechtsmerkmale und der Geschlechtsorgane** (siehe Kap. 3.1 und 3.2). Bei den Mädchen wird diese Entwicklung mit der Menarche (erste Regelblutung), bei den Jungen mit der Ejakularche (erster Samenerguss) abgeschlossen.
- **Reifung des Gehirns.** In der Altersphase von 10 bis 14 Jahren findet eine Gewichtszunahme des Gehirns um ca. 220 Gramm statt.
- **Größenwachstum.** Da Mädchen früher in die Pubertät eintreten, sind sie während der Pubertät größer und schwerer als männliche Jugendliche.

- **Gestaltwandel.** Zwischen dem 10.–18. Lebensjahr nimmt die Körpergröße um 15–25 %, das Körpergewicht jedoch um 75–100 % zu. Bei den jungen Frauen verbreitern sich die Hüften und es wird mehr Fettgewebe, vor allem im Bereich der Hüften und Oberschenkel abgelagert. Bei den jungen Männern nehmen Muskelmasse und Muskelkraft zu und die Schultern werden breiter.
- **Stimmung und Antrieb.** Unter dem Einfluss der hormonellen Umstellung finden bei beiden Geschlechtern Veränderungen in der Stimmungslage und im Antriebsverhalten statt, die sich in Stimmungsschwankungen, erhöhter Reizbarkeit und Verletzlichkeit äußern können.

! Die Veränderungen der Pubertät werden von den Jugendlichen unterschiedlich erlebt. Während manche auf die erwachsen werdenden Körperformen stolz sind, beobachten andere die Veränderungen mit Angst und Misstrauen und wieder andere machen sich wenig Gedanken über diese Veränderungen. Viel hängt dabei von den Reaktionen der Umwelt ab, besonders der Eltern, Geschwister und Alterskameraden.

Psychosoziale Aspekte der Adoleszenz. Als Folge der biologischen Reifungsprozesse werden Jugendliche sowohl in ihrem innerpsychischen Erleben, als auch in ihren interpersonellen Beziehungen vor vielfältige neue Anforderungen und Aufgaben gestellt. In Tab. 15.1 sind diese im Überblick zusammengefasst.

Die Prozesse der körperlichen Reifung und psychosozialen Entwicklung beeinflussen sich wechselseitig. Die einzelnen Schritte verlaufen nicht immer zeitlich kongruent. Jugendliche wissen oft nicht, wie sie mit dem Ansturm von neuen Wünschen, Bedürfnissen, körperlichen Empfindungen und Phantasien, die ihr reifender Körper ihnen aufdrängt, fertig werden sollen.

Sexueller Triebschub. Mit der Ausreifung der Geschlechtsorgane nimmt bei Mädchen und Jungen der Wunsch zu sexueller Aktivität zu. Sie geraten nicht selten in eine Art sexuellen Triebsturm. Sexuelle Phantasien sind in der Frühphase der Pubertät eher narzisstisch gefärbt (auf sich selbst als Liebesobjekt ausgerichtet). Dies äußert sich u. a. darin, dass in dieser Zeit die Masturbation zunimmt und jetzt – anders als bei den genitalen Spielen des Kindes – auf Orgasmus zielt. Wie Untersuchungen von Schmidt (2, 3) zeigen, haben heute im Alter von 15 Jahren 90 % der männlichen und 60 % der weiblichen Jugendlichen Masturbationserfahrung. Die Masturbationshäufigkeit hat in den letzten 30 Jahren vor allem bei weiblichen Jugendlichen deutlich zugenommen. In dieser Entwicklung drücken sich größere sexuelle Neugierde, größeres sexuelles Selbstvertrauen, eine erhöhte Körperbewusstheit und eine stärkere (sexuelle) Autonomie von Mädchen aus. Heute entdecken mehr Mädchen als früher sexuelle Erregung und Orgasmus für und mit sich selbst, also bevor sie die Erfahrung des 1. Geschlechtsverkehrs machen. Das traditionelle Schema, nach dem ein Mann eine Frau in die Sexualität einführt und die sexuellen Skripte (vgl. Kap. 4.1) vorgibt, wird immer bedeutungsloser. In Kap. 15.4 und 15.5 werden diese Veränderungen noch ausführlicher dargestellt.

Tabelle 15.1 Psychosoziale Entwicklungsaufgaben des Jugendalters (Buddeberg-Fischer u. Buddeberg 2004, S. 177)

Neue Anforderungen und Aufgaben an bzw. für Adoleszente
• **akzeptieren der eigenen körperlichen Erscheinung** und Ausloten der körperlichen Leistungsfähigkeit
• **aneignen der männlichen bzw. weiblichen Rolle.** Die Jugendlichen müssen individuelle Lösungen für das geschlechtsgebundene Verhalten und für die Ausgestaltung der Geschlechtsrolle finden.
• **Aufbau neuer und reiferer Beziehungen zu Altersgenossen beiderlei Geschlechts**, Integration in Peergruppen
• **emotionale Ablösung** von den Eltern
• **Aufnahme intimer Beziehungen** zu einem Partner oder einer Partnerin (Sexualität, Intimität)
• **Vorbereitung auf die berufliche Laufbahn**
• **Übernahme der sozialen Rolle des Erwachsenen.** Dabei geht es darum, sich für das Gemeinwohl zu engagieren und sich mit der politischen und gesellschaftlichen Verantwortung eines Bürgers auseinander zu setzen.
• **Aufbau eines eigenen Wertesystems** und eines ethischen Bewusstseins als Leitlinie für das eigene Verhalten.
• **Entwicklung einer eigenen Identität.** Finden von Antworten auf folgende Fragen: Wer bin ich? Woher komme ich? Wohin gehe ich?
• **Entwicklung einer Zukunftsperspektive,** Lebensplan und angestrebte Ziele

15.2 Let's talk about sex

Umstrittene Ausdrücke. 1994 sorgte in Deutschland ein Aufklärungsheft für Jugendliche, welches unter dem Titel „LET'S TALK ABOUT SEX" erschien (4), für einiges Aufsehen. Herausgegeben vom AIDS-Schulungs- und Informationszentrum der Landeszentrale für Gesundheitsförderung in Rheinland-Pfalz erntete die Schrift sowohl von Repräsentanten der katholischen Kirche wie konservativen Politikern heftige Kritik. Kernpunkt der Kritik waren einige vulgärsprachliche Ausdrücke, welche als „Gossen- und Fäkaliensprache" abqualifiziert wurden. Die Kritiker sahen die „Würde des Menschen" in Gefahr und prognostizierten eine „Steigerung der Gewaltbereitschaft junger Menschen" und mögliche „sexuelle Anarchie" (5).

Zielgruppe der Informationsbroschüre waren 14–18-Jährige in Jugendzentren, Jugendhäusern und anderen außerschulischen Einrichtungen. Besondere Empörung löste das Wort „Arschficken" aus, welches neben der synonymen Bezeichnung „Analverkehr" einmal im Gesamttext der Broschüre vorkommt. In der anschließenden öffentlichen Auseinandersetzung zeigte sich, dass die Empörung u. a. damit zusammenhing, dass der Ausdruck „Arschficker" als Schimpfwort für Homosexuelle verwendet wird und – gesellschaftlich gesehen – mit einem immer noch weit verbreiteten Sexualtabu, der Homosexualität, in Verbindung gebracht wurde.

Wahl einer angemessenen Sprache. Die Tatsache, dass heute in der Familie, in Kindergarten und Schule sowie in der Arztpraxis häufiger und offener über Sexualität gesprochen wird bzw. gesprochen werden sollte, wirft die Frage auf, in welcher Sprache sexuelle Fragen über Generationengrenzen hinweg thematisiert werden sollen. In der Sexualpädagogik sind die jugendlichen Sexualsprachen ein wichtiges Thema (5, 6), auf welches an dieser Stelle nicht ausführlich eingegangen werden kann. Eine Textanalyse von Aufklärungsbüchern für Jugendliche aus den Jahren 1960–1994 zeigte, dass in drei Vierteln dieser Bücher vorwiegend Begriffe der Standardsprache – einer Mischung aus Alltags- und Bürokratensprache (vgl. Kap. 7) – verwendet werden und nur zu 12–13 % die medizinische Fachsprache bzw. die Vulgärsprache (7).

Bücher als Ergänzung. Aufklärungsbücher können nicht ein persönliches Gespräch ersetzen. Da Jugendliche Einzelheiten über Selbstbefriedigung, Petting oder Geschlechtsverkehr nicht selten gerne selbst lesen und sich Gedanken und Phantasien dazu machen, sind diese Bücher jedoch eine wichtige Ergänzung zum ärztlichen Gespräch. Als Arzt oder Ärztin wird man immer wieder gefragt, welches Aufklärungsbuch zu empfehlen sei. Was die rein sachliche Information über die anatomischen und physiologischen Grundlagen der Sexualität betrifft, so sind die meisten Bücher mit Ausnahme einiger konfessioneller Verhüllungsschriften als ausreichend bis gut zu beurteilen. Was den emotionalen Gehalt, das Salz und Pfeffer jedes Gesprächs über sexuelle Fragen, anbetrifft, sind sie sehr verschieden. Hier werden sowohl die Geschmäcker der ÄrztInnen wie der Jugendlichen oder Eltern, die Sie nach einem Aufklärungsbuch fragen, unterschiedlich sein. Am Beispiel des Themas Selbstbefriedigung möchte ich Ihnen an zwei Textausschnitten veranschaulichen, wie unterschiedlich in der Sprache und im Inhalt darüber informiert werden kann.

Variation 1 (8) [S. 38]

„Erste intensive sexuelle Berührung und deren Wirkung erfahren beinahe alle Jungen (95 %) und viele Mädchen (65 %) an sich selbst durch die Masturbation (Selbstbefriedigung). Sie haben mit Beginn der Pubertät – oft schon vorher – erlebt, dass ein Berühren, Streicheln, oder Reiben der Geschlechtsorgane angenehme Gefühle hervorruft, die sich ganz bewusst bis zum Orgasmus steigern lassen.

Bei Jungen erfolgt durch die Reizung von Eichel, Kranzfurche und Bändchen – anfangs durch Hin- und Herschieben der Vorhaut – später durch direkte Berührung die Erektion des Gliedes. Weitere Reizung führt schließlich zum Orgasmus. Das Glied wird noch härter und der Samen ausgestoßen. Danach erschlafft es und ist erst nach einer gewissen Pause erneut zu erregen.

Mädchen streicheln bei der Masturbation die Umgebung der Scheide und den Scheideneingang mit der Hand. Allmählich werden die kleinen Geschlechtslippen und der Kitzler erregt. 1 oder 2 Finger können zwischen den kleinen Schamlippen hin- und hergleiten, auch in die Scheide eindringen und die Erregung verstärken. Dabei spürt das Mädchen Lust und Wärme, die von den Geschlechtsorganen auf den ganzen Körper ausstrahlen. Langsam steigern sich die Gefühle und lösen den Orgasmus aus. Die Scheide zieht sich rhythmisch zusammen, und oft kommt es dabei zu heftigen, äußerst lustvollen Bewegungen des ganzen Unterleibs. Durch Streicheln der Brüste, besonders der Brustwarzen, oder anderer erogener Zonen kann das sexuelle Wohlgefühl erhöht werden."

Variation 2 (9) [S. 16–18, 25]

Kai Uwe: „Mit Wichsen hatte ich von Anfang an Null Probleme. Ich habe früh damit angefangen, und es hat mir immer Spaß gemacht. Eigentlich kann ich kaum glauben, dass man mal Typen damit erschrecken konnte, indem man ihnen erzählte, Selbstbefriedigung führe zu Rückenmarkschwindsucht und Verblödung oder ähnlichem Schwachsinn. Mir ist jedenfalls niemand damit gekommen, nicht einmal der Lehrer im Religionsunterricht.

Ich habe alleine onaniert und mit anderen zusammen. Ich habe mir manchmal täglich einen runtergeholt und tagelang überhaupt nicht gewichst. Ich habe mir Mädchen vorgestellt, und ich habe mir gar nichts vorgestellt. Ich habe im Stehen gewichst und im Liegen, auf dem Bauch liegend und auf dem Rücken, kniend und hockend. Ich habe mir mit 2 Fingern einen runtergeholt und mit der Faust oder beidhändig. Egal wie, es hat mir immer Spaß gemacht."

Man kann davon ausgehen, dass alle Jungen früher oder später mit der Selbstbefriedigung beginnen. Der eine Junge onaniert regelmäßig, der andere unregelmäßig. Der eine hat mit einem Mal genug, der andere macht es häufiger in kurzen Abständen. Das hängt stark von Stimmungen und Anreizen ab.Die Mehrzahl der Mädchen fängt im Vergleich zu den Jungen später an, oft erst, wenn sie junge Erwachsene sind und einige erst als erwachsene Frauen. Es liegt jedoch nicht in der „weiblichen Natur", dass Mädchen mit der Selbstbefriedigung später beginnen als Jungen. Es liegt an der lustfeindlichen Erziehung der Mädchen und der falschen Vorstellung, dass weibliche Sexualität für den Mann da zu sein habe.

Die „Techniken", wie einer seinen Schwanz anfasst, sind unterschiedlich. Manche fassen ihn mit äußerster Vorsicht an, wobei sie den kleinen Finger spreizen, als hielten sie eine Teetasse. Andere langen kräftig zu, als hätten sie die Lenkstange ihres Fahrrades in der Hand. Diese „Techniken" sind an und für sich unbedeutend. Wenn man als Mädchen oder Junge den Schwanz eines Jungen anfasst, ist es allerdings gut zu wissen, wie er es gerne hat, denn oft kann er nur zum Orgasmus kommen, wenn sein Schwanz in der gewohnten Weise gerieben wird....

Ulricke: „Was Selbstbefriedigung ist, musste ich selbst entdecken. Von meiner Mutter war nichts zu holen. Ihr hat auch niemand jemals was gesagt. Dann hat mal eine Lehrerin 2 Unterrichtseinheiten zur Sexualität gemacht. Ich war 14 damals. Sie sprach von einem weiblichen Genitale. Ich habe immer nur genial verstanden. Von der Klitoris war auch irgendwie die Rede. Dabei fiel ihr nichts anderes ein, als die Klitoris mit einem Pimmel zu vergleichen. Weil ich durch meinen Bruder wusste, wie Pimmel aussehen, habe ich mich natürlich auf die Suche nach meiner pimmelgroßen Klitoris gemacht. Bis ich sie fand, dauerte es aber seine Zeit, weil ich nach dem verdammten Pimmel suchte, von dem meine Lehrerin gesprochen hatte. Als ich sie schließlich fand, nannte ich sie Doris." (Die Textausschnitte sind durch Bilder ergänzt).

Kommentar. In der Variation 1 sind Ausdrücke der Standardsprache und in der Variation 2 wiederholt solche der Vulgärsprache verwendet. Welches Aufklärungsbuch ich im konkreten Fall empfehle, hängt wesentlich von meinen Gesprächspartnern ab.

! Jugendliche haben heute ein breites sexualsprachliches Vokabular und haben gegenüber der Vulgärsprache weit weniger Vorbehalte als ihre Eltern. Aufklärungsbücher sind Geschmacksache, weshalb es am besten ist, Jugendlichen eine geeignete Buchhandlung zu empfehlen, die Aufklärungsbücher vorrätig hat und in der sie dann selbst ein Buch entsprechend ihrem Geschmack auswählen können.

15.3 Wandel der Jugendsexualität

Enttraditionalisierung und Gender equalisation. Die Hamburger Arbeitsgruppe um Gunter Schmidt hat in den letzten Jahrzehnten verschiedene Untersuchungen zur Jugendsexualität in Deutschland durchgeführt. Im Folgenden sollen einige dieser Ergebnisse referiert werden, wie sie von Schmidt (2, 3) zusammengefasst wurden. Nach seiner Auffassung sind es vor allem 2 gesellschaftliche Prozesse, welche die heutige Jugendsexualität kennzeichnen: Eine Enttraditionalisierung, d. h. die Freisetzung sexuellen Verhaltens und sexueller Moralen aus traditionellen Ordnungen

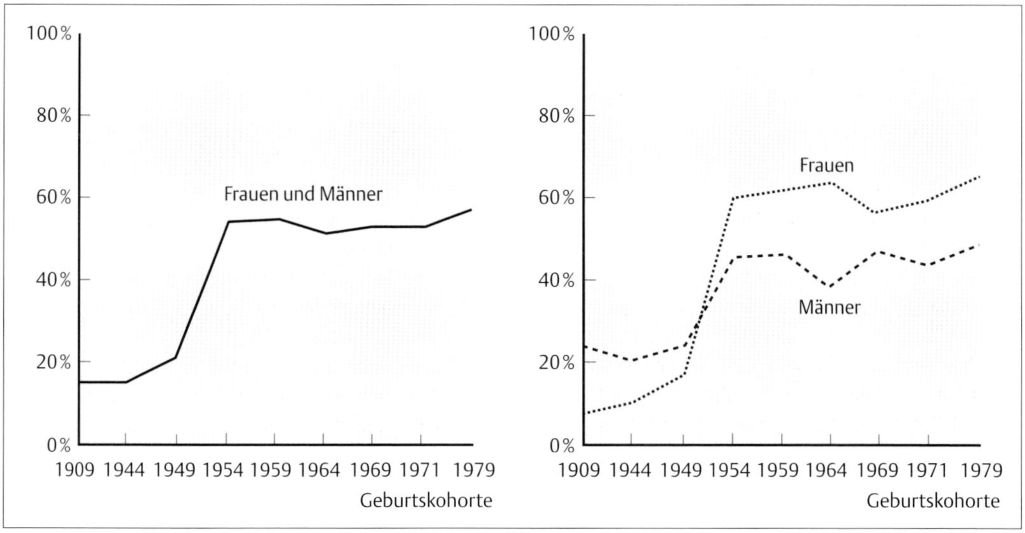

Abb. 15.**1** Anteil Jugendlicher, die ihren ersten Geschlechtsverkehr mit 18 Jahren oder früher hatten (nach Generation) (aus: Gunter Schmidt: Das neue DER DIE DAS – Über die Modernisierung des Sexuellen. Tübingen: Psychosozial-Verlag, S. 107, Abb. 9).

und die Gender equalisation, d. h. die Angleichung junger Frauen und Männer im Hinblick auf ihr Sexualverhalten und ihre sexuelle Selbstbestimmtheit.

Koituserfahrung. Abb. 15.**1** zeigt den Anteil von Männern und Frauen, die ihren ersten Geschlechtsverkehr mit 18 Jahren oder früher hatten und zwar für die Geburtsjahrgänge 1939–1979.

Von den vor 1950 geborenen Männern und Frauen hatten weniger als 20 % ihren ersten Geschlechtsverkehr mit 18 Jahren oder früher, heute sind dies ca. 60 %. Die Veränderung ist vor allem bei den zwischen 1950 und 1954 Geborenen eingetreten. Der markante Wandel jugendlichen Sexualverhaltens hat vor allem Ende der 60er, Anfang der 70er Jahre stattgefunden, in der Zeit also, die oft als Phase einer „sexuellen Revolution“ bezeichnet wird. Wie die Abbildung zeigt, hat sich vor allem das Koitusverhalten bei jungen Frauen verändert. Das frühere Muster der Geschlechtsunterschiede – Jungen fangen früher an als Mädchen – hat sich heute umgekehrt. Dies kann als Zeichen der sexuellen Selbstbestimmung und der Geschlechterangleichung in der Sexualität gesehen werden. Die Frage, weshalb Mädchen und Jungen nicht gleich früh mit heterosexuellen Kontakten anfangen, ist einfach zu beantworten: Weil Mädchen immer noch Jungen als Partner bevorzugen, die etwas älter sind als sie, und Jungen Mädchen, die ein wenig jünger sind. Die Prozesse der Enttraditionalisierung und der Geschlechterangleichung der Jugendsexualität haben, wie schon in Kap. 2.1 dargestellt wurde, nicht nur in Deutschland, sondern in vielen Ländern Nord- und Mitteleuropas stattgefunden.

Sexuelle Orientierung. Untersuchungen zur sexuellen Orientierung von Jugendlichen gibt es wenige. In einer Schweizer Befragung zur Gesundheit von Jugendlichen (10) zeigte sich, dass über 80 % der Adoleszenten beiderlei Geschlechts sich als „eindeutig heterosexuell“ fühlten. Ca. 10 % gaben an, sich „im Allgemeinen als heterosexuell“ zu erleben, 1 % gab eine bisexuelle Orientierung an, und 0–4 % eine „deutlich homosexuelle Orientierung“. In der Kategorie „im Allgemeinen heterosexuell“ finden sich Jugendliche, die in ihrer Identitätssuche mit dem Gedanken einer homosexuellen Orientierung spielen und erst später zu einer festen sexuellen Orientierung gelangen.

Gleichgeschlechtlicher Sex. Vergleichsstudien der Hamburger Arbeitsgruppe um Gunter Schmidt (2, 11) konnten zeigen, dass Erfahrungen mit gleichgeschlechtlichem Sex in den 70er Jahren von 18 % der männlichen Jugendlichen im Alter von 18 Jahren berichtet wurden, Ende der 90er Jahre nur noch von ca. 5 %. Bei weiblichen 18-jährigen haben weniger als 5% gleichgeschlechtliche Sexualerfahrungen. Als mögliche Gründe für diese Veränderungen nennt Schmidt folgende 3 Hypothesen:

- Über Homosexualität wird offen gesprochen. Dies führt dazu, dass Jungen heute gleichgeschlechtliche Erlebnisse sehr schnell als „schwul" etikettieren und Freude und Lust am gegenseitigen Onanieren seltener praktizieren als früher.
- Die koedukativen Strukturen in Kindheit und Jugend (Schule, Sport, Freizeitaktivitäten für Jungen und Mädchen) führen zu einem Verlust binnengeschlechtlicher Intimität und bei Jungen auch zu einem Rückgang sexueller Intimität unter Freunden.
- Sex und Liebe werden in den Jugendmedien – in Teenagerserien, Videoclips, Jugendromanen und Filmen oder in den neuen Mädchenzeitschriften – ausführlich behandelt. Die in diesen Medien dargestellte Welt ist so gut wie immer eine heterosexuelle. Dadurch kommt es heute zu einer ungewöhnlich frühen, offensiven, konsequenten und effektiven heterosexuellen Sozialisation. So werden den Jugendlichen bereits vor der Pubertät und um die Pubertät herum differenzierte heterosexuelle Skripte, „Drehbücher", implementiert, die sie dann schon einmal in der Phantasie, im alltäglichen Kontakt mit dem anderen Geschlecht, bei Flirt und Dating erproben können.

Verhütungsverhalten. Studien zur Jugendsexualität aus verschiedenen europäischen Ländern zeigen eine kontinuierliche Verbesserung des Verhütungsverhaltens seit den 70er Jahren (12, 13). Ca. vier Fünftel der Jugendlichen, die zwischen 16 und 19 Jahren ihren ersten Geschlechtsverkehr haben, schützen sich beim „ersten Mal" vor einer unerwünschten Schwangerschaft durch die Einnahme der Pille oder die Benutzung eines Kondoms. Mit zunehmender sexueller Erfahrung verbessert sich das Verhütungsverhalten. So gaben in der Hamburger Studie (11) ca. 90% der 16- und 17-jährigen Mädchen und Jungen an, bei ihrem letzten Geschlechtsverkehr sicher verhütet zu haben.

Zusammenfassend lässt sich zum Sexualverhalten Jugendlicher feststellen: „Die Liberalisierung der Jugendsexualität in den westlichen Industriegesellschaften geht einher mit ihrer Zivilisierung" (3) [S. 6]. Jugendliche gehen heute mit sexuellen Reizen, denen sie in den verschiedenen Medien beinahe alltäglich begegnen „ganz cool" und gelassen um. In ihren Liebesbeziehungen sind sie verantwortungsbewusst und in hohem Maße treu. Das von Sigusch u. Schmidt 1973 (14) formulierte modale Muster der Jugendsexualität hat sich wenig verändert und kann in folgender Weise charakterisiert werden: Die Sexualität von Jugendlichen ist freizügig, sexualfreundlich, partner- und liebesorientiert sowie gleichheitlich im Hinblick auf die moralischen Vorstellungen für Jungen und Mädchen.

15.4 Sexuelle Ängste und Schwierigkeiten von Jugendlichen

Grundmuster jugendlichen Sexualverhaltens. Wie in Kap. 15.1 ausgeführt wurde, ist die Adoleszenz eine Zeit voller Widersprüche und Gegensätze. Von daher sind Krisen in dieser Lebensphase und Konflikte zwischen den Generationen eher die Regel als die Ausnahme. Krisenhafte Entwicklungen können sich u.a. in psychosomatischen Symptombildungen oder in Verhaltensauffälligkeiten zeigen (1). Die Sexualität ist dabei ein Bereich, in dem sich Ängste und Schwierigkeiten von Jugendlichen sowohl sehr diskret als auch besonders augenfällig äußern können. Die Ursachen sind meist vielfältig, im Verhalten und in den Einstellungen lassen sich jedoch 4 Grundmuster unterscheiden, die mir in meiner therapeutischen Tätigkeit immer wieder begegnet sind. Die 4 Typen, die ich im Folgenden beschreibe, erheben keinen Anspruch auf Vollständigkeit, sind jedoch nach meiner Erfahrung für die Praxis der Sexualberatung hilfreich: Die sexuell Gehemmten, die sexuellen Mitläufer, die Leistungssportler und die Idealisten.

1. **Die sexuell Gehemmten**

Nicht nur auf dem Lande in konfessionell streng gebundenen Bevölkerungskreisen, sondern auch unter städtischen Jugendlichen findet man nach wie vor Jungen und Mädchen, die nur hinter vorgehaltener Hand über sexuelle Fragen tuscheln, rote Köpfe bekommen, wenn ein deftiges Wort fällt und Bilder von nackten Frauen und Männern nur mit der Taschenlampe unter der Bettdecke anschauen. Bei ihnen ist die Sexualität nach wie vor stark tabuisiert, die Aufklärung von Seiten der Eltern ist entweder insuffizient oder findet nicht statt. Sexualität wird von diesen Jugendlichen als etwas Ängstigendes oder Bedrohliches erlebt, sexuelle Wünsche und Phantasien rufen Schuldgefühle hervor. In ihren sexuellen Aktivitäten zeigen diese Jugendlichen ein mehr oder weniger ausgeprägtes Vermeidungsverhalten. Im Glauben an die steuernden Kräfte der Natur warten sie auf den Tag X, an welchem sich dann dank Glück und Mut ihre Premierenängste lösen oder aber in Form eines Vaginismus oder einer Ejaculatio praecox sich bestätigt, was sie bis dahin geglaubt haben, dass Sexualität etwas ist, wo um Sieg und Niederlage gekämpft werden muss.

Fallbeispiel
Eine 25-jährige Lehrerin, die seit 7 Jahren mit einem 2 Jahre älteren Techniker zusammenlebt, wird von ihrem Gynäkologen zur Behandlung einer Dyspareunie geschickt. Bei der Exploration berichtet sie mit rotem Kopf und zitternder Stimme, dass sie trotz verschiedenster Bemühungen beider Partner bisher beim Geschlechtsverkehr stets Schmerzen empfunden habe. Das Paar hat alle möglichen Positionen versucht, das Einführen des Gliedes ist jedoch nur selten und unter Schmerzen gelungen. Manuell ist die Frau ohne Schwierigkeiten orgasmusfähig. Auch das Einführen von 2 Fingern gelingt dem Freund ohne Schwierigkeiten. Erst beim gemeinsamen Gespräch mit dem Freund stellt sich heraus, dass beide Partner die Vorstellung hatten, das Glied müsse beim Geschlechtsverkehr ohne manuelle Hilfe eingeführt werden. Dass dies nur gelegentlich und dann unter Schmerzen möglich war, hatte das Paar nicht auf den Gedanken gebracht, wie beim Petting auch beim Geschlechtsverkehr die Finger zu Hilfe zu nehmen. Beide waren im Elternhaus nicht aufgeklärt worden und hatten vor ihrer Beziehung keine anderen Partnererfahrungen gemacht.

Kommentar. Mir unterlief am Anfang meiner sexualtherapeutischen Tätigkeit wiederholt ein Fehler, der in der Beratung von sexuell Gehemmten recht typisch ist: Man versorgt sie mit allen möglichen aufklärenden Informationen in der Absicht, ihren Nachholbedarf möglichst rasch abzudecken. Umso erstaunter ist man dann, wenn sie zum nächsten Gespräch nicht mehr erscheinen. Der Grund ihres Fernbleibens ist nicht eine inzwischen eingetretene Lockerung ihrer sexuellen Verklemmungen, sondern die Angst, sich noch einmal die Rügen eines „Sexualapostels" anhören zu müssen.

! In der Beratung der sexuell Gehemmten bestehen die Schwierigkeiten für den Arzt vor allem darin, dass er in den Erwartungen der Jugendlichen oder Erwachsenen als strenge Elternfigur phantasiert wird, d. h. dass von ihm ebenfalls eine Tabuisierung der Sexualität und eine sexualfeindliche Haltung erwartet werden.

2. Die sexuellen Mitläufer

Mitläufer orientieren sich in ihrem Verhalten weniger an eigenen Bedürfnissen als an Gruppennormen nach dem Motto: „Wenn mein Freund Max mit der erfolgreichen sexuellen Eroberung seiner Freundin prahlt und über Selbstbefriedigung lächelt, dann wird es für mich auch Zeit, meine ersten Erfolge zu erringen." Oder aus der Sicht des Mädchens: „Wenn meine Freundin Britta von ihrem Hausarzt/ ihrer Hausärztin die Pille verordnet bekommt, weshalb soll ich mir dann nicht ebenfalls ein Rezept holen?" Die Aufnahme von Sexualbeziehungen und die sexuellen Aktivitäten erfüllen für diese Jugendlichen die Funktion, mitreden zu können und nicht als „Schlappschwanz" oder „Blaustrumpf" zu gelten. Mitläufer kommen von sich aus selten zur Sexualberatung, da sie die sexuelle Praxis meist problemlos erlernen. Sie werden – und dies gilt vor allem für Mädchen – jedoch von ihren Partnern geschickt, wenn sie Erregungs- oder Orgasmusschwierigkeiten haben.

Fallbeispiel
Ein 14-jähriges Mädchen wird von ihrem Hausarzt in die Familienplanungsstelle geschickt. Sie hatte sich bei ihm mit dem Wunsch nach Verordnung der Pille gemeldet. Als Grund hatte sie ihm gegenüber angegeben, die meisten ihrer Klassenkameradinnen nähmen auch die Pille, so dass sie jetzt, nachdem sie einen Freund habe, ihren Freundinnen nicht nachstehen wolle. Der Hausarzt machte die Verordnung der Pille von einer vorgängigen Beratung des Mädchens in der Familienplanungsstelle abhängig. Dort zeigte sich, dass das Mädchen voll aufgeklärt war und mit regelmäßiger Selbstbefriedigung schon über eigene sexuelle Erfahrungen verfügte.

Kommentar. Dieses Beispiel zeigt noch einen anderen Aspekt, nämlich die Schwierigkeiten, die viele ÄrztInnen in der Beratung von 13- und

14-Jährigen haben. Der Auftrag des Hausarztes an die Beraterin lautete direkt Sexualinformation, unterschwellig jedoch Sexualverbot. In einer solchen Situation bleibt der Beraterin nur eine Möglichkeit, nämlich die Verordnung der Pille von der Beratung zu trennen. Dies erreicht man dadurch, dass man zu Beginn des Gesprächs darauf hinweist, dass das Mädchen auf jeden Fall die Pille bekommen kann, wenn sie diese wünscht. Dadurch unterläuft man die Widerstände und kann anschließend offener mit den Jugendlichen über Für und Wider der Aufnahme sexueller Beziehungen zum gegenwärtigen Zeitpunkt sprechen.

! Sexuelle Mitläufer sind in Beratungsgesprächen im Allgemeinen gut zugänglich. Sie stellen brav diese oder jene Frage und bedanken sich für den guten Rat. Im Endeffekt haben für sie jedoch die Aussagen ihrer Alterskameraden mehr Gewicht als die Beratung durch einen Erwachsenen.

3. Die sexuellen Leistungssportler

Unter den Jugendlichen, die von sich aus eine Sexualberatungsstelle aufsuchen, findet man gelegentlich auch die sexuellen Krampfer, die trotz großer Anstrengungen mit ihren Leistungen auf der Wiese, im Auto oder im Bett unter ihren eigenen Erwartungen bleiben. Die Angst, sexuell zu versagen, nicht schon beim 1. Geschlechtsverkehr seine Ejakulation unter Kontrolle zu haben oder orgasmusfähig zu sein, ist heute unter Jugendlichen weit verbreitet. Manche Jugendliche zeigen ein sexuelles Imponiergehabe, indem sie ihre sexuellen Erfahrungen als Beweis ihrer persönlichen Reife präsentieren. Sie geraten jedoch in Schwierigkeiten, da unter ihrem Sexualstress – Repertoire von Koitus-Positionen, gleichzeitiger Orgasmus, multiple Orgasmen – ihr sexuelles Erleben auf der Strecke bleibt.

Die Angst, nicht schon beim 1. Geschlechtsverkehr sexuell voll funktionsfähig zu sein, ist bei Diskussionen mit Jugendlichen nach wie vor ein wichtiges Thema. Bei der Beratung darf man sich durch forsches Auftreten und problemloses Reden über ihre Sexualität nicht blenden lassen. Bespricht man mit ihnen genau und im Detail ihre Erfahrungen beim Petting und beim Geschlechtsverkehr, so stößt man auf Minderwertigkeitsgefühle und Ängste, von ihrem Freund oder ihrer Freundin im Stich gelassen zu werden.

! Hier ist es wichtig, darauf hinzuweisen, dass ein sexuelles Versagen nicht gleich eine Katastrophe sein muss und Perfektionismus einer Partnerbeziehung mehr schaden kann als vorübergehende Schwächen, über die man vielleicht auch mal lachen kann.

4. Die sexuellen Idealisten

Eine Art „romantische Liebesideologie" findet sich heute bei nicht wenigen Jugendlichen und jungen Erwachsenen aller sozialen Schichten. Liebe, Treue, Partnerschaft, Gleichheit zwischen den beiden Geschlechtern und Gegenseitigkeit der sexuellen Wünsche und Bedürfnisse sind Ideale, denen viele Jugendliche nacheifern. So schön und bewundernswert diese Sexualmoral ist, so läuft sie doch Gefahr, Sexualität und Liebesbeziehungen zwischen Partnern zu verklären und idealistisch zu überhöhen, sie auf einen extremen Glücksbegriff zu reduzieren, um dann im Alltag zu zerbrechen. Tiefe gefühlsmäßige Bindungen und vertrauensvolle Partnerschaft stehen in deutlichem Gegensatz zu den Erfahrungen, die Jugendliche in ihrem sozialen Umfeld machen. Sexuelles Glück als Alternative zur bankrotten Gesellschaft, diese Devise findet man hinter manchen Fragen, mit denen Jugendliche zur Beratung kommen.

Fallbeispiel
Ein 17-jähriger Gymnasiast meldet sich bei seiner Hausärztin. Er wünscht dringend eine Sterilisation aus weltanschaulichen Gründen. In der heutigen Zeit sei es unverantwortlich, Kinder in die Welt zu setzen. Dies sei seine feste und endgültige Überzeugung. Seine Freundin sei mit guten Gründen gegen die Pille und gegen andere empfängnisverhütende Mittel, da diese unnatürlich seien und das sexuelle Empfinden beeinträchtigten. Der junge Mann lässt sich durch die Argumente der Ärztin, eine Sterilisation zum jetzigen Zeitpunkt sei verfrüht, nicht überzeugen und wendet sich mit seinem Anliegen an weitere Ärzte.

Kommentar. In diesem Fall ist zu vermuten, dass der junge Mann durch eine Sterilisation gegenüber seiner Freundin eine Art heroischen Treuebeweis leisten will, nach dem Motto: „Meine Liebe zu dir ist so groß, dass ich bereit bin, einen Teil meiner Männlichkeit zu opfern." Würde man in diesem Fall dem Wunsch nach einer Sterilisation nachgeben, so würde die Bindung zwischen den beiden Jugendlichen in ungünstiger Weise verfestigt. Besonders für das Mädchen würde eine Loyalitätsverpflichtung entstehen, die Beziehung aufrecht zu erhalten, da sie einen Mann, der sich aus Liebe zu ihr hat sterilisieren lassen, ja nicht mehr im Stich lassen kann. Idealisten lassen sich durch Argumente und Erfahrungen nur schwer überzeugen. Dies gilt auch für die Sexualberatung von romantischen Liebesjüngern.

! Hier zahlt es sich längerfristig aus, ruhig einmal die Rolle des „sturen Bocks" zu übernehmen, der dem Drängen nach mutigem ärztlichen Handeln nicht nachgibt.

15.5 Untersuchung und Beratung von Jugendlichen

Ambivalenz. Jugendliche haben Erwachsenen gegenüber oft eine ambivalente Einstellung. Bewunderung und Entwertung einer Elternfigur liegen häufig nahe beieinander. Diese Ambivalenz kann sich auch in der Arzt-Patient-Beziehung zeigen, indem man entweder als „cooler Typ" geschätzt oder als „weltfremder Grufti" belächelt wird.

! Die Beachtung von Nähe und Distanz ist in der körperlichen Untersuchung und Beratung von Jugendlichen besonders wichtig.

Überbewerten, bagatellisieren oder verleugnen. Für jugendliche PatientInnen typisch ist, dass sie sexuelle Probleme entweder überbewerten, bagatellisieren oder verleugnen. Durch die phasentypischen Veränderungen des Körpers (vgl. Kap. 15.**1**) ist es für sie nicht einfach, körperliche Befindlichkeitsveränderungen entweder als normal oder als Zeichen einer Störung zu werten. Dies gilt z. B. für schmerzhafte Empfindungen beim Koitus oder für das rasche Nachlassen der Erektion nach einem Orgasmus. Deshalb sollte in der Sexualanamnese klar differenziert werden, *was* der Jugendliche an seinem Körper wahrgenommen hat und *wie* er diese Veränderungen bewertet.

Stimmungsschwankungen. Stimmungsschwankungen sind in der Adoleszenz ein häufiges Phänomen. Deshalb ist es nicht ungewöhnlich, wenn Jugendliche mürrisch zum Arzt kommen. Auf Fragen antworten sie oft kurz und bündig, wohlgemeinte Freundlichkeit des Arztes löst bei ihnen gelegentlich Misstrauen aus. Bei einer körperlichen Untersuchung können Jugendliche ausgesprochen schamhaft sein. Dies lässt sich damit erklären, dass ihnen ihr Körper und dessen Veränderungen oft noch fremd und unvertraut sind.

Geschlechterkonstellation. Von Bedeutung ist auch die Geschlechterkonstellation in der Arzt-Patient-Beziehung. Bei gegengeschlechtlicher Konstellation (Arzt/ Patientin bzw. Ärztin/ Patient) empfiehlt es sich, für die körperliche Untersuchung die Praxisassistentin beizuziehen. Die Gegenwart einer Drittperson im Untersuchungszimmer mindert die Gefahr, dass der körperliche Kontakt während der Untersuchung als bedrohlich erlebt wird. Verzerrungen in der Wahrnehmung einer Beziehung sind bei Adoleszenten häufiger als bei Erwachsenen, da in ihrem Denken und Erleben unbewusste Phantasien eine größere Rolle spielen.

Flexibilität im Beratungssetting. Eine Flexibilität im Beratungssetting ist ein weiterer Aspekt, der in der Sexualberatung Jugendlicher wichtig ist. Häufig ist es der Wunsch nach Verordnung der Pille, der junge Frauen in die Sprechstunde einer Hausärztin oder Gynäkologin führt. Die Bereitschaft, anlässlich einer solchen Konsultation nicht nur über die Antikonzeption, sondern über sexuelle Einstellungen und Erfahrungen zu sprechen, ist sehr verschieden. Nicht selten ist eine geringe Gesprächsbereitschaft ein diskreter Hinweis, dass die Sexualität in der Beziehung zu einem Freund oder das Verhältnis zu den Eltern nicht so unproblematisch ist, wie man es eigentlich gerne hätte.

! Gesprächsbereitschaft signalisieren, aber nicht mit Fragen drängen ist eine Grundhaltung, die sich gerade in der Sexualberatung von Jugendlichen bewährt. Ob ein Beratungsgespräch ausreicht oder weitere Gespräche hilfreich sein können, sollte man eher dem Entscheid des Jugendlichen überlassen. Beratungen mit mehreren, im voraus vereinbarten Sitzungen entsprechen nicht dem Wunsch und den Vorstellungen der Mehrzahl der Jugendlichen. Sie möchten möglichst selbst und spontan entscheiden können, wann sie sich an wen bei einem sexuellen Problem wenden wollen.

Resümee

Pubertät und Adoleszenz sind Lebensphasen, die durch vielfältige körperliche, psychische und soziale Veränderungen gekennzeichnet sind. Jugendliche sehen sich mit zahlreichen neuen Anforderungen und Aufgaben konfrontiert, deren Bewältigung ihnen unterschiedlich gut und schnell gelingt.

Die Sprache von Jugendlichen über Sexualität, Liebe und Freundschaften ist unterschiedlich, je nachdem, mit wem sie darüber sprechen. Erwachsene sollten sich durch vulgärsprachliche Ausdrücke nicht provozieren lassen und nicht empört reagieren, wenn im Gespräch mit Jugendlichen Ausdrücke fallen, die ihnen selbst unvertraut sind.

Aufklärungsbücher sind Geschmacksache. Bei der Wahl des „richtigen Geschmacks" sollten eher die Vorstellungen der Jugendlichen als die ihrer Eltern maßgebend sein.

Die Sexualität von Jugendlichen ist heute freizügig, sexualfreundlich, partner- und liebesorientiert sowie gleichheitlich im Hinblick auf die moralischen Vorstellungen für Jungen und Mädchen.

In den sexuellen Einstellungen und Verhaltensweisen von Jugendlichen lassen sich 4 Grundmuster (Typen) unterscheiden: **Die sexuell Gehemmten, die sexuellen Mitläufer, die Leistungssportler und die Idealisten.**

Bei der körperlichen Untersuchung und in der Sexualberatung von Jugendlichen sollten die Geschlechterkonstellation in der Arzt-Patient-Beziehung sowie die für diese Lebensphase typische emotionale Empfindsamkeit und ihr Wunsch nach Selbstbestimmung berücksichtigt werden.

Literatur

1. Buddeberg-Fischer B, Buddeberg C. Entwicklungspsychologie. In: Buddeberg C, editor. Psychosoziale Medizin 3. Auflage. Berlin Heidelberg: Springer; 2004. p. 135–249.
2. Schmidt G. Kinder der sexuellen Revolution. Kontinuität und Wandel studentischer Sexualität 1966–1996. Giessen: Psychosozial-Verlag; 2000.
3. Schmidt G. Das neue DER DIE DAS – Über die Modernisierung des Sexuellen. Giessen: Psychosozial-Verlag; 2004.
4. AIDS-Schulungs- und Informationszentrum der Landeszentrale für Gesundheitsförderung in Rheinland-Pfalz, editor. LET'S TALK ABOUT SEX. Ein Sex-Heft für Jugendliche. Mainz: Eigenverlag; 1993.
5. Kluge N. Jugendliche Sexualsprache – eine gesellschaftliche Provokation. London: Knecht; 1996.
6. Schütz EE, Kimmich T. Sexualität und Liebe. Weinfelden: Wolfan-Druck Rudolf Mühlemann; 2000.
7. Frömel K, Hopp U. Die Sexualsprache in Aufklärungsbüchern für Jugendliche (1960–1994). Textanalyse ausgewählter Sexualwörter. In: Kluge N, editor. Jugendliche Sexualsprache – eine gesellschaftliche Provokation. London: Knecht; 1996. p. 69–136.
8. Brauer J, Kapitzke G, Mehl HJP, Wrage KH. Junge, Mädchen, Mann und Frau. Für 12- bis 16jährige 3. Auflage. Gütersloh: Mohn; 1976.
9. Amendt G. Das Sexbuch. Berlin: Elefanten-Press; 1993.
10. Michaud PA, Navring F. Adolescents and their sexuality. Lausanne: Institut universitaire de médecine sociale et préventive; 1997.
11. Schmidt G. Jugendsexualität. Sozialer Wandel, Gruppenunterschiede, Konfliktfelder. Stuttgart: Enke; 1993.
12. Bozon M, Kontula O. Sexual initiation and gender in Europe: A cross-cultural analysis in the twentieth century. In: Hubert M, Bajos N, Sandforet T, editors. Sexual behaviour and HIV/AIDS in Europe. London: UCL Press; 1998.
13. Schmid-Tannwald J, Kluge N. Sexualität und Kontrazeption aus der Sicht der Jugendlichen und ihrer Eltern: Eine repräsentative Studie im Auftrag der BZgA. Köln: Bundeszentrale für gesundheitliche Aufklärung; 1998.
14. Sigusch V, Schmidt G. Jugendsexualität, Beiträge zur Sexualforschung Bd 62. Stuttgart: Enke; 1973.

16 Familiengründung zwischen Glück und Frustration

Sexualität und Reproduktion stehen in einem Spannungsfeld, das durch soziokulturelle, biologische und psychologische Faktoren beeinflusst wird. Zahlreiche Frauen mit anspruchsvoller Ausbildung möchten sowohl Kinder haben als auch berufstätig sein. Unter den gegebenen Bedingungen der Arbeitswelt fordert die Geburt eines Kindes von vielen Frauen nach wie vor eine teilweise Reduktion ihrer Berufstätigkeit für eine gewisse Zeit. Sex und Reproduktion werden heute von vielen Paaren sachlich diskutiert und praktiziert. Entschließt sich ein Paar zur Familiengründung und Elternschaft, so machen Frau und Mann die Erfahrung, dass sich ihre sexuelle Beziehung während der Schwangerschaft und nach der Geburt eines Kindes wandelt und nicht selten verschlechtert. Junge Eltern sind erleichtert, wenn sie im ärztlichen Gespräch hören, dass während der Phase der Familiengründung Veränderungen in der Sexualität ein weit verbreitetes Phänomen sind und dass sich beide Partner nach der Geburt eines Kindes in ihrem Sexualleben erst wieder aufeinander einspielen müssen.

16.1 Unterschiede zwischen männlicher und weiblicher Sexualität

Familiengründung begünstigt Polarisierung. Gibt es im Ablauf des sexuellen Reaktionszyklus und im sexuellen Verhalten und Erleben geschlechtstypische Unterschiede? Ich bin eigentlich überrascht, wie selten diese Frage sowohl von KollegInnen als auch von PatientInnen gestellt wird. Im Zuge der Gender equalisation (vgl. Kap. 15.3), d. h. der Angleichung von Frauen und Männern im Hinblick auf ihr Sexualverhalten und ihre sexuelle Selbstbestimmtheit (1), interessiert heute viel mehr die Frage, worin sich Frau und Mann *nicht* unterscheiden. Während bei Jugendlichen und jungen Erwachsenen, wie wir gesehen haben, die Geschlechtsunterschiede in sexuellen Skripten (vgl. Kap. 4.1) und Verhaltensweisen immer kleiner werden, sind sie bei Ehepaaren mittleren und höheren Alters noch deutlich vorhanden. Nach meiner Erfahrung begünstigt vor allem die Phase der Familiengründung eine Polarisierung von Frau und Mann in Richtung traditioneller sexueller Rollenmuster.

Geschlechtstypische Faktoren. Für die Polarisierung und Traditionalisierung von Sexualbeziehungen können folgende geschlechtstypische Faktoren eine Rolle spielen, deren Gewicht im Einzelfall sehr verschieden sein kann:

- Der Ablauf der sexuellen Reaktion von der Erregung über den Orgasmus bis zur Spannungsreduktion ist bei der Frau variabler und störungsanfälliger als beim Mann (vgl. Kap. 3.4).
- Der Mann gelangt im Allgemeinen bei koitaler Stimulation schneller zum Orgasmus als die Frau.
- Das Hormon Prolactin reduziert die sexuelle Appetenz von stillenden Frauen nach der Geburt eines Kindes (2).
- Männer sprechen im Allgemeinen stärker auf visuelle Reize (Fotos, Betrachten einer nackten Frau) an als Frauen.
- Frauen werden leichter durch taktile Reize (Berührung, Zärtlichkeit) sexuell erregt und auch befriedigt als Männer.
- Die subjektiven Sexualitätskonzepte von Männern sind eher genital-funktional und die von Frauen eher personal-emotional orientiert (vgl. Kap. 4.1).

Komplementäre Positionen. Wie wir in Kap. 6.5 bei der Besprechung partnerschaftsbezogener Ursachen sexueller Störungen gesehen haben, gehen Beziehungskonflikte häufig mit einer Polarisierung der Partner in zwei komplementäre Positionen einher. Frauen tendieren dabei in der Sexualität

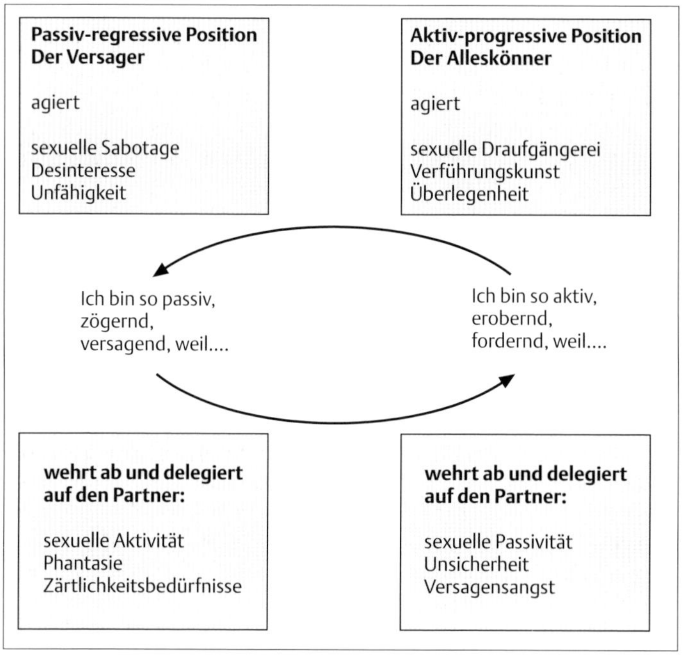

Abb. 16.**1** Kollusionsmuster bei sexuellen Paarkonflikten.

eher zur passiv-regressiven, Männer eher zur aktiv-progressiven Position. Fixieren sie sich gegenseitig in ihren komplementären Positionen im Sinne einer Kollusion (3), so entwickeln sich sexuelle Paarkonflikte mit der in Abb. 16.**1** dargestellten typischen Konstellation und Beziehungsdynamik.

Unterschiede in der sexuellen Sozialisation und Entwicklung von Frauen und Männern sind nach wie vor quer durch alle Bevölkerungsschichten vorhanden. Gute Übersichten zu geschlechtstypischen Aspekten der weiblichen Sexualität finden sich bei von Sydow (4) und zur männlichen Sexualität bei Zilbergeld (5).

16.2 Hormonelle Antikonzeption und Sexualität

Skepsis gegenüber der Pille. Während früher die Pille als Verhütungsmittel von vielen Frauen mehr oder weniger diskussionslos akzeptiert wurde, zeigt sich in den letzten Jahren bei einer zunehmenden Zahl vor allem jüngerer Frauen eine Skepsis gegenüber der hormonellen Antikonzeption. Obwohl die heute gebräuchlichen Präparate wesentlich niedrigere hormonelle Dosierungen enthalten als die Pillen früherer Jahre, wird häufiger über Nebenwirkungen und negative Langzeitfolgen diskutiert. Dies deutet darauf hin, dass ein Großteil der unter hormoneller Antikonzeption beklagten Beschwerden psychischen Ursprungs ist. Manche Frauen tendieren dazu, jede Art von Beschwerden, die sie haben, auf die Pille zurückzuführen. Die Klagen sind bei jüngeren, unverheiratet zusammen lebenden Frauen aus der Bildungs-Mittelschicht besonders ausgeprägt. Nicht selten betrachten Frauen, die man längere Zeit in Behandlung hat, im Rückblick ihre Beschwerden selbst als psychisch bedingt. Diese Einsicht wird oft dadurch bestätigt, dass unter Beibehaltung desselben Pillenpräparates die Nebenwirkungen verschwinden.

Fallbeispiel
Eine 22-jährige Sekretärin, welche seit 3 Jahren mit einem 2 Jahre älteren, aus Italien stammenden Gipser zusammenlebt, nimmt seit 7 Jahren die Pille. Seit 6 Monaten klagt sie über zunehmende Schmerzen im Unterbauch und gelegentliche Schmerzen beim Geschlechtsverkehr. Die gynäkologische Untersuchung zeigt keinen krankhaften Befund. Ein eingehendes Gespräch ergibt, dass die Beschwerden in zeitlichem Zusammenhang mit der Heirat einer gleichaltrigen Freundin der Patientin aufgetreten sind, zu deren Hochzeit das Paar eingeladen war. Die Freundin ist seit 4 Monaten schwanger.

Kommentar. Das Auftreten der Beschwerden in zeitlichem Zusammenhang mit der Eheschließung und Schwangerschaft der Freundin lässt vermuten, dass die der Pille zugeschriebenen Beschwerden Ausdruck eines der Patientin nicht bewussten Konfliktes zwischen Ehe- und Schwangerschaftswünschen einerseits und Angst vor einer endgültigen Bindung und Mutterschaft andererseits sind.

Mögliche Vorgehensweise. Wie soll man in einem Beratungsgespräch bei einer so nahe liegenden Konfliktkonstellation vorgehen? Eine vorschnelle psychologische Erklärung, welche die psychodynamische Hypothese zum Inhalt hätte, würde von der Patientin mit großer Wahrscheinlichkeit zurückgewiesen. Sie würde, im Sinne einer Verstärkung ihres Widerstandes, alle möglichen Vorteile ihrer jetzigen Lebenssituation aufzählen und die Freundin bedauern, die kurz vor der Aufgabe ihres Berufes steht. Wesentlich aussichtsreicher ist ein Vorgehen, bei welchem sich die Ärztin bzw. der Arzt zunächst nach der Zufriedenheit der Patientin am Arbeitsplatz und in ihrer Partnerschaft erkundigt. Mögliche Zweifel oder selbstkritische Bemerkungen über ihre augenblickliche Lebenssituation würde ich aufmerksam zur Kenntnis nehmen, jedoch zunächst nicht näher darauf eingehen. Stattdessen würde ich zum Beispiel Neidgefühle der jetzt schwangeren Freundin gegenüber der Patientin als eine Möglichkeit erwähnen, welche die Freundschaft in Zukunft belasten könnten.

Umgehen von Widerständen. Diese Art des Umgangs mit dem abgewehrten Konflikt – der Deutung der vermuteten Neidgefühle der Patientin in verschlüsselter Weise als Neidgefühle der Freundin der Patientin gegenüber – könnte es der Patientin leichter machen, eigene Neidgefühle zuzulassen und darüber zu sprechen. Der als beneidet angesprochenen Frau wird es leichter fallen, ihren eigenen Neid zu spüren, als wenn sie selbst direkt als Neiderin angesprochen wird. Käme man auf diese Weise mit der Patientin ins Gespräch, so wäre es sicherlich möglich, mit ihr auch eingehender über ihre Ehe- und Lebensideale zu sprechen und diese mit ihrer jetzigen Lebenssituation zu vergleichen.

! Das Finden einer psychodynamischen Hypothese für psychosomatische und sexuelle Beschwerden ist nur ein 1. Schritt. Entscheidend ist, ob es im Beratungsgespräch gelingt, die Widerstände von PatientInnen zu umgehen oder zu lockern, um ihnen so Zusammenhänge ihrer Beschwerden mit unbewussten Konflikten zu verdeutlichen.

In einem weiteren Schritt müssten dann im geschilderten Fall mit der Patientin, eventuell unter Einbeziehung ihres Partners, alternative Möglichkeiten zur Gestaltung ihrer näheren Zukunft – z. B. Halbtags- statt Ganztagsarbeit, Heirat, Kinderwunsch, berufliche Weiterbildung, Verhaltensänderungen des Freundes – besprochen werden.

Auswirkung empfängnisverhütender Präparate. Wie wirken sich empfängnisverhütende Präparate auf das sexuelle Verhalten aus? Was den Zusammenhang zwischen Hormonen und sexuellem Verlangen und Verhalten betrifft, so wurden teils durch tierexperimentelle Studien, teils durch Untersuchungen an Frauen und Männern in den letzten Jahren neue Erkenntnisse gewonnen (6).

Ein gewisser Spiegel an Androgenen im Blut ist bei beiden Geschlechtern für die sexuelle Appetenz von Bedeutung. Die Zusammenhänge sind aber beim Mann eindeutiger als bei der Frau. Östrogene und Progesteron scheinen weder bei der Frau noch beim Mann eine entscheidende Rolle für die sexuelle Appetenz und Reaktionsfähigkeit zu spielen. Am ehesten ist beim Menschen eine indirekte Beeinflussung der sexuellen Appetenz über eine Veränderung der Stimmung als Folge von hormonellen Einflüssen denkbar. In der Gestagen-Phase des Menstruations-Zyklus berichten manche Frauen über eine leicht erhöhte emotionale Labilität. Eine solche kann auch unter hormoneller Antikonzeption bei Pillen mit einem relativ hohen Gestagen-Anteil auftreten. Die sexuelle Aktivität des Menschen ist u. a. abhängig von Stimmungen und von Gefühlen. Zumindest in diesem Sinne steht sexuelles Verhalten in einem Zusammenhang mit Hormonen und damit auch mit hormoneller Antikonzeption.

! Wie das Fallbeispiel zeigt, finden sich jedoch bei den meisten Frauen, die über eine Verminderung ihres sexuellen Interesses oder andere sexuelle Störungen unter hormoneller Antikonzeption berichten, psychische Gründe, die das sexuelle Verhalten und Erleben beeinflussen.

Traditionell vs. progressiv orientierte Frau. Hierfür spricht auch die Beobachtung von Frick-Bruder (7), dass Frauen mit einem traditionellen Familienideal unter hormoneller Antikonzeption häufiger über negative Nebenwirkungen (Affektlabilität, Übelkeit, Kopfschmerzen, Libidoabnahme, Gewichtszunahme) klagen als progressiv orientierte Frauen, welche unter der Pille eher über positive Nebenerscheinungen (Wegfall prämenstrueller Beschwerden, Antriebssteigerung, Libidozunahme) berichten.

! Für die traditionell orientierte Frau hat die Kontrazeption die Bedeutung eines Aufschiebens ihrer wesentlichen Zielvorstellung, nämlich ihres Wunsches nach Mutterschaft. Für die progressiv orientierte Frau, die ihre Erfüllung mehr im Beruf als in der Kindererziehung sieht, bedeutet hingegen die Kontrazeption eine Entlastung von einem möglichen Wertekonflikt zwischen Berufstätigkeit und Mutterschaft. In der Praxis bewährt es sich auf jeden Fall, mit einer Patientin erst einmal ein eingehendes Gespräch zu führen, bevor man bei jeder Konsultation eine andere Pille verordnet.

16.3 Wunsch nach und Angst vor einem Kind

Ängste bei Frauen und Männern. Besonders junge Erwachsene mit höherer Schulbildung und Universitätsabschluss tendieren heute dazu, die Kinderfrage hinauszuzögern. Man möchte sich erst einmal beruflich etablieren und fürchtet die Abhängigkeit und die Einschränkungen durch eine Familiengründung. Kinder sind heute für nicht wenige Männer und Frauen etwas, was zu ihren Idealvorstellungen von Partnerschaft zwischen Mann und Frau nicht passt. Das Gleichheitsideal, das in den Vorstellungen der heutigen Jugendlichen von Liebe und Partnerschaft eine zentrale Rolle spielt, hat auch für junge Paare höchsten Wert. Am konsequentesten wird diesem Ideal von unverheiratet zusammen lebenden Paaren nachgeeifert: beide Partner sind berufstätig, jeder hat sein Auto, neben dem gemeinsamen auch einen eigenen Freundeskreis und als Ausweichmöglichkeit zum gemeinsamen Bett eine Liege, auf die man sich zurückziehen kann, wenn einem der andere zu nahe kommt. „Die unbewusste Angst vor dem Kind" findet man heute nicht nur bei Frauen, sondern in gleicher Weise auch bei Männern.

! Schwangerschaft, Geburt und Elternschaft führen zwangsläufig zu einer Polarisierung zwischen den Geschlechtern und bedrohen die Gleichheit von Mann und Frau. Viele Paare, die unter dem Leitmotiv einer partnerschaftlichen Beziehung heiraten, finden sich nach der Geburt des 1. oder 2. Kindes dort, wo sie um alles in der Welt nicht hin wollten: in der traditionellen Ehekonstellation ihrer Eltern, die sie immer kritisiert haben und die ihnen als abschreckendes Gegenmodell zu ihrem eigenen Eheideal diente. Die Frau als Mutter zu Hause, der Mann auf dem Weg zum beruflichen Aufstieg.

Im Konflikt zwischen Wunsch nach und Angst vor einem Kind entschließen sich heute immer mehr Paare zur Verzögerung der Familiengründung oder bewusster Kinderlosigkeit (8). Das Durchschnittsalter für die Geburt des ersten Kindes ist in vielen westlichen Ländern in den letzten Jahren kontinuierlich angestiegen und liegt in den deutschsprachigen Ländern für Frauen nahe bei 30 Jahren.

Konsequenzen. Die Verzögerung der Familiengründung hat jedoch, vor allem für Frauen, nicht zu unterschätzende Konsequenzen:

- Die Fertilität im Sinn des Eintretens einer Spontanschwangerschaft nimmt jenseits des 30. Lebensjahres ab.
- Die Gefahr für fetale Fehlbildungen nimmt dagegen jenseits des 30. Lebensjahres zu.
- Damit nimmt die Wahrscheinlichkeit für ein geplantes, gesundes Wunschkind ab und das Risiko ungewollter Kinderlosigkeit zu.

Diese Problematik hat zur Folge, dass Paare, welche die Familiengründung bewusst lange hinauszögern, zwischen dem 30. und 35. Lebensjahr „eine Schwangerschaft schnell nach Wunsch realisieren wollen". Das Nichteintreten dieses Ereignisses veranlasst sie dann oft dazu, vorschnell reproduktionsmedizinische Behandlungsangebote in Anspruch zu nehmen (8).

Sex und Reproduktion werden heute cool und sachlich diskutiert und praktiziert. Die positiven Aspekte dieser Entwicklung sind nicht zu bestreiten. Ich teile aber die Bedenken, welche die Familiensoziologin Elisabeth Beck-Gernsheim in einem Aufsatz unter dem Titel „Vom Kinderwunsch zum Wunschkind" formuliert hat (9) [S. 17]:

- „Je mehr sichere Methoden der Empfängnisverhütung und der geplanten und assistierten Reproduktion möglich werden, desto mehr „wird der Begriff der Verantwortung (für die Vermeidung bzw. Planung von Schwangerschaft, für ein gesundes Wunschkind zum idealen Zeitpunkt) neu gefüllt, dehnt sich aus und wird unmerklich dem technisch Machbaren angepasst. Wer nicht mitmacht, erscheint in dieser Logik als suspekt und verantwortungslos".

16.4 Sind Kinder Sexualhemmer?

Veränderungen durch Schwangerschaft und Geburt. Viele Ehekonflikte und auch sexuelle Probleme haben ihre Wurzeln in den Veränderungen, die durch Schwangerschaft und Geburt auf ein Paar zukommen. Die Erweiterung der Zweier- zur Dreierbeziehung verändert die Qualität einer Paarbeziehung grundlegend. Die Beziehung zwischen Mann und Frau erweitert und relativiert sich durch ihre Beziehung als Vater und Mutter. Familiendynamisch gesehen bedeutet dies eine Verlagerung von der horizontalen Beziehungsdynamik (Liebesbeziehung Mann – Frau) zur vertikalen Beziehungsdynamik (Beziehung Eltern – Kinder, Eltern – Großeltern). Diese Veränderung bringt für beide Partner hinsichtlich ihrer Liebesbeziehung Einschränkungen und Verzichte mit sich. Wenn Sie selbst Kinder haben und sich zurückerinnern an die gemeinsame Zeit vor der Geburt des ersten Kindes, dann werden Sie mir zustimmen, dass Kinder die Beziehungswelt eines Paares grundlegend verändern. Was die Sexualität anbelangt, so können Sie nicht mehr zu jeder Tages- und Nachtzeit nach ihren spontanen Gefühlen und Wünschen Geschlechtsverkehr haben. Und selbst wenn Sie abends müde im Bett liegen und mit ihrem Partner Zärtlichkeiten austauschen, sind Sie nicht sicher, ob Sie nicht von einer zahnenden Tochter oder einem aus dem Traum aufschreckenden Sohn gestört werden.

! Ich möchte dies bewusst etwas provozierend feststellen: Kinder sind Sexualhemmer! Wie anders ließe sich erklären, weshalb beide Partner schon während der Schwangerschaft und erst recht nach der Geburt eines Kindes nach Ersatzbefriedigungen für ihre nicht erfüllbaren sexuellen Bedürfnisse suchen?

Gewiss gibt es je nach sozialer und partnerschaftlicher Ausgangslage deutliche Unterschiede. Die Hilfsarbeiterin, die vor der Geburt neben der Fabrikarbeit noch alleine ihren Haushalt bewältigen musste, wird den Abschied vom Beruf anders erleben als die Akademikerin, die trotz intensivem Suchen keine Halbtagsstelle findet, mit der sie einen Kompromiss zwischen ihren beruflichen und familiären Wünschen verwirklichen kann.

Sexualität während der Schwangerschaft und postpartal. Im Verlauf einer Schwangerschaft nehmen bei vielen Paaren das sexuelle Interesse und die sexuelle Aktivität ab. In den letzten zwei Monaten vor einer Geburt praktizieren die meisten Paare keine koitale Sexualität mehr. Nach bisher vorliegenden Studien (10–13) nehmen sexuelles Interesse und Aktivität im Verlauf des ersten postnatalen Jahres bei den meisten Frauen nur langsam zu, was zu sexueller Unzufriedenheit der Partner und Schwierigkeiten in der Paarbeziehung führen kann. Als häufige Gründe für eine nicht gelingende postpartale sexuelle Anpassung werden erwähnt: Beschwerden nach Episiotomie, vaginale Blutung, ungenügende Lubrikation, Dyspareunie, Müdigkeit, Ängste, das Kind zu wecken oder es nicht zu hören, wenn es weint, sowie Zweifel an der eigenen Attraktivität. Auch das Stillen und damit zusammenhängende hormonelle Veränderungen (erhöhte Prolactin- und Oxytocinspiegel) können einen negativen Effekt auf die Sexualität im ersten postpartalen Jahr haben (13).

Sexualberatung von Schwangeren und Paaren nach der Geburt. Für die Sexualberatung in der Phase der Familiengründung ist die Beschränkung auf rein klinische Gesichtspunkte – bei habituellem Abort Empfehlung zur sexuellen Enthaltsamkeit in den ersten drei Schwangerschaftsmonaten; bei Frühgeburten in der Anamnese Empfehlung zur sexuellen Abstinenz ab der 31. Schwangerschaftswoche zur Vermeidung vorzeitiger Wehen; 4–6 Wochen nach der Entbindung „grünes Licht" für uneingeschränkten Geschlechtsverkehr – nur eine kleine Hilfe. Bevor ich einige mögliche psychische Gründe für das Auftreten sexueller Schwierigkeiten während der Schwangerschaft und Nachgeburtsperiode nenne, soll ein Beispiel die lang dauernden Auswirkungen einer sexuellen Verhaltensänderung während der Schwangerschaft auf die Ehebeziehung verdeutlichen.

Fallbeispiel

Eine 54-jährige Frau wird seit 7 Jahren wegen einer schweren Depression und chronischer Suizidalität psychotherapeutisch behandelt. Mehr aus Ratlosigkeit denn aus Überzeugung wird sie von ihrem Therapeuten wegen fehlender sexueller Libido in die Sexualmedizinische Sprechstunde überwiesen. In der Sexualanamnese berichtet sie, dass sie von ihrer Mutter wegen ihrer Kränklichkeit und später in der Adoleszenz wegen ihrer voluminösen Brüste wenig Liebe erfahren habe. Weitgehend ohne sexuelle Aufklärung und ohne sexuelle Vorerfahrungen lernte sie 19-jährig ihren jetzigen, 2 Jahre älteren Mann kennen, den Sie mit 22 Jahren heiratete. Während der beiden ersten Ehejahre hatte das Paar befriedigende sexuelle Beziehungen ohne Symptombildungen. Im Verlauf der ersten Schwangerschaft und vor allem nach der Geburt des 1. Kindes – entgegen den Hoffnungen der Mutter war es eine Tochter – trat bei ihr eine massive Libidoabnahme ein, die sich nach der Geburt einer 2. Tochter noch verstärkte und zu einer sexuellen Aversion führte. Zum Zeitpunkt der Untersuchung hatte das Paar seit 8 Jahren keinen Geschlechtsverkehr mehr gehabt. Der Mann hatte inzwischen als Computer-Techniker berufliche Karriere gemacht. Die Wochenenden verbrachte er auf Wanderungen mit Kameraden, während seine leicht gehbehinderte Frau jeweils in den Berghütten saß, um ihn dort abends zu erwarten. Außer gemeinsamen Mahlzeiten, einem gemeinsamen Schlafzimmer und der Depression der Frau, die beide trotz ihrer weitgehenden Isolierung eng aneinander band, hatte das Paar keine Gemeinsamkeiten mehr.

Kommentar. Dieses Beispiel zeigt eine typische Beziehungsdynamik, an deren Anfang ein sexuelles Symptom und an deren Ende ein schwerer chronifizierter Paarkonflikt steht. Die einzelnen Stationen dieses Beziehungsdramas lassen sich in folgender Weise kurz zusammenfassen:

- konflikthafte Beziehung der Frau zu ihrer eigenen Mutter
- während der Schwangerschaft Aktivierung von Ängsten einer Wiederholung der in der eigenen Kindheit erlebten unglücklichen Mutter-Kind-Beziehung
- als Folge dieser Ängste Abnahme der sexuellen Appetenz
- nach der Geburt der Tochter, die eigentlich ein Sohn sein sollte, starke emotionale Fixierung auf das Kind mit dem Ziel, die Wiederholung der unglücklichen Beziehung zu ihrer eigenen Mutter zu vermeiden
- parallel dazu emotionale Fixierung des Mannes auf seine berufliche Karriere
- zunehmende Distanzierung beider Partner mit sexuellem Vermeidungsverhalten
- Auftreten der Depression während der Adoleszenz und Ablösung der Tochter

Sie werden vielleicht fragen, wie ich diese Frau beraten habe. Zur zweiten Konsultation bestellte ich ihren Mann mit ein und diskutierte mit beiden die Notwendigkeit, an einem Abend pro Woche etwas Gemeinsames zu unternehmen. Der Mann willigte trotz starker Vorbehalte ein, mit seiner Frau jede Woche zum Schwimmen in ein Hallenbad zu gehen. Ob die beiden jemals wieder sexuelle Beziehungen aufnehmen werden, weiß ich nicht. Ziel der weiteren Beratungsgespräche ist es, sie zu ermuntern und mit ihnen zu besprechen, wie sie vielleicht einmal abends beim Zeitungslesen sich zärtlich die Hand reichen und einen Kuss geben könnten.

Begünstigende Faktoren. Welches sind die wichtigsten Faktoren, die das Auftreten von sexuellen Störungen während einer Schwangerschaft und nach einer Geburt begünstigen können? Von Bedeutung sind:

- die **physische Erschöpfung der Frau** als Folge einer Überbelastung durch ihre Aufgaben als Mutter, Hausfrau, Ehefrau und allenfalls Berufsfrau
- **eine zu enge Beziehung zwischen Mutter und Kind**, die zu einer emotionalen Ausstoßung des Mannes führen kann
- ein **übermäßiges berufliches Engagement des Mannes** als Reaktion auf den Rückzug seiner Frau, was wiederum zu einer Intensivierung der Mutter-Kind-Dyade führt
- **mangelnde Flexibilität beider Partner**, beim Älterwerden der Kinder die Mann-Frau-Dyade zu intensivieren
- **fehlende Möglichkeiten oder Bereitschaft, die Kinder zeitweise abzugeben**, um sich dem Partner intensiver zuzuwenden
- **traumatisierende Schwangerschafts- und Geburtserlebnisse**, die auf die Sexualität übertragen werden

Kinder sind nicht nur Sexualhemmer! Diese Einstellung wäre einseitig und falsch. Viele Partner neigen aber in ihren Beziehungen zu einseitigen und ausschließlichen Idealen. Was ihnen fehlt, ist vor allem eine Flexibilität und Ausdauer, ihrer Zweierbeziehung gegenüber den extradyadischen Verführern und Angreifern – Beruf, Freunde, Kinder, Verpflichtungen – einen Spielraum zu sichern, in dem sich ihre Beziehung weiterentwickeln kann.

! Die Beratung von jungen Paaren während der Schwangerschaft und nach der Geburt eines Kindes ist bisher nur ansatzweise verwirklicht. Gerade in diesem Bereich können HausärztInnen und FrauenärztInnen durch einige wenige Gespräche der Entwicklung sexueller und partnerschaftlicher Störungen wirksam vorbeugen.

Wie ein solches Beratungsgespräch ablaufen kann, soll das folgende Beispiel zeigen. Eine 28-jährige Frau kommt ein halbes Jahr nach der Geburt ihres ersten Kindes zu ihrem Hausarzt, um sich die Pille verordnen zu lassen.

Fallbeispiel

Arzt: Wie geht es Ihnen, Frau Rauch?

Frau: Eigentlich ganz gut. Seitdem der Kleine die Nacht durchschläft, bin ich nicht mehr so erschöpft wie in den ersten 3 Monaten nach der Geburt.

Arzt: Mit der Ernährung geht alles gut?

Frau: Da habe ich keine Probleme.

Arzt: Und wie geht es dem jungen Vater?

Frau: Der ist recht stolz auf seinen Sprössling. Leider ist er im Augenblick beruflich sehr unter Druck, so dass er abends häufig erst spät nach Hause kommt.

Arzt: Nun, was ist Ihr Anliegen, weshalb Sie heute zu mir gekommen sind?

Frau: Könnten Sie mir wieder die Pille aufschreiben? Meine Periode ist jetzt wieder regelmäßig, und ich möchte nicht gleich wieder schwanger werden.

Arzt: Das kann ich schon; offenbar haben Sie mit Ihrem Mann auch wieder sexuelle Beziehungen. Hatten Sie da seit der Geburt irgendwelche Schwierigkeiten?

Frau: (schaut etwas verlegen; hat Hemmungen, die Frage zu beantworten.)

Arzt: Wissen Sie, für viele Ehepaare ist es nach der Geburt eines Kindes gar nicht so einfach, mit dem Geschlechtsverkehr wieder anzufangen. Irgendwie haben beide Partner den Eindruck, das gehört jetzt wieder dazu. Aber durch das Kind hat sich in ihrer Beziehung etwas verändert, so dass manchmal auch die Sexualität gegenüber der Zeit vor der Schwangerschaft anders ist. Wir hatten ja während der Schwangerschaft schon einmal darüber gesprochen. Wenn ich mich recht erinnere, hatten Sie ja in den letzten Schwangerschaftsmonaten keinen Verkehr mehr?

Frau: Nein, mir ist es ja damals nicht so gut gegangen.

Arzt: Und jetzt, haben Sie selbst wieder das Bedürfnis zum Geschlechtsverkehr mit Ihrem Mann?

Frau: Deutlich weniger als vor der Schwangerschaft. Irgendwie bin ich abends zu müde dazu.

Arzt: Und Ihr Mann?

Frau: Der hätte ganz gerne wieder regelmäßig Verkehr und ist enttäuscht, dass ich so wenig Interesse habe.

Arzt: Da geht es Ihnen wie vielen Ehepaaren. Oft sind es die Frauen, die nach der Geburt weniger Lust zum Geschlechtsverkehr haben und die Männer sind dann enttäuscht. Haben Sie jetzt nach der Geburt schon Verkehr gehabt?

Frau: 2mal haben wir es versucht, aber es war für mich eher unangenehm. Es tut mir von der Narbe her (gemeint ist die Narbe vom Dammschnitt bei der Geburt) noch weh, kann das sein?

Arzt: Eigentlich sollte das gut verheilt sein, aber manchmal können doch beim Einführen des Gliedes noch Schmerzen auftreten, die mit verschiedenen Faktoren zusammenhängen können. Manche Frauen empfinden deshalb Schmerzen, weil sie gar nicht oder kaum erregt sind, wenn der Mann das Glied einführen will. Dann kommen die Schmerzen einfach daher, dass das Glied nicht so leicht in die Scheide eingeführt werden kann, weil die Gleitflüssigkeit fehlt. Andere Frauen haben Angst vor einer erneuten Schwangerschaft und verspannen sich dann. Gelegentlich kann es auch sein, dass die Frauen in Gedanken so mit ihrem Kind beschäftigt sind, dass sie sich gar nicht auf das Zusammensein mit ihrem Mann konzentrieren können. Oder aber sind es die Männer, die im Beruf überlastet sind und dann nur noch so schnell mal spät am Abend Geschlechtsverkehr haben wollen, ohne dass zuvor Zärtlichkeiten ausgetauscht werden. Da gibt es viele Gründe, die zu Schwierigkeiten im sexuellen Bereich führen können. Was könnten Sie sich vorstellen, was bei Ihnen eine Rolle spielt?

Frau: Ich weiß es nicht...

Arzt: Ich werde Sie nachher noch einmal untersuchen, um sicher zu sein, dass von der Narbe her am Scheideneingang alles in Ordnung ist. Wichtig scheint mir, dass Sie jetzt eine sichere Empfängnisverhütung haben. Es wäre aber auch gut, wenn

Sie mit Ihrem Mann einmal über Ihre sexuellen Beziehungen sprechen würden. Manche Probleme lassen sich durch ein Gespräch recht gut klären. Denken Sie, Ihr Mann ist zu einem solchen Gespräch bereit?
Frau: Ich glaube schon.
Arzt: Vielleicht können wir so verbleiben, dass wir jetzt mal abwarten, wie sich das entwickelt, wenn Sie die Pille nehmen. Sie kommen ja dann ohnehin in 3 Monaten wieder vorbei, und dann können wir sehen, ob die Schwierigkeiten verschwunden sind. Wenn Sie bis dahin noch Probleme haben, fände ich es am besten, wenn Sie dann gemeinsam mit Ihrem Mann vorbeikommen könnten.

Kommentar. Die Frage der Empfängnisverhütung bietet dem Arzt in den Monaten nach der Geburt die Gelegenheit zu einem Gespräch über sexuelle Schwierigkeiten. Dabei geht es vor allem darum, sexuelle Probleme frühzeitig zu erkennen und mit der Patientin darüber zu sprechen. Die Bemerkung, dass viele Ehepaare nach der Geburt eines Kindes gewisse Schwierigkeiten mit der Sexualität haben, bedeutet für die Patientin eine Entlastung. Durch seine Erklärungen versucht der Arzt, der Patientin mögliche Ursachen für ihre sexuellen Schwierigkeiten zu zeigen. Welche Gründe bei ihr eine Rolle spielen, bleibt in diesem Gespräch offen. Darüber sind sich sowohl die Patientin wie der Arzt nicht im Klaren. Durch das Gespräch werden jedoch Faktoren, welche eine Zunahme der sexuellen Schwierigkeiten begünstigen könnten, angesprochen: Empfängnisverhütung, Schwierigkeiten der Frau und des Mannes, sich als Paar füreinander Zeit zu nehmen und auf die gegenseitigen Bedürfnisse einzugehen und unbegründete Ängste. Die Aufforderung an die Patientin, sie solle mit ihrem Mann über die Veränderungen in ihrem gemeinsamen Sexualleben sprechen, soll sie ermuntern, die Schwierigkeiten zunächst selbst zu bewältigen. Das Angebot, allenfalls in 3 Monaten mit dem Paar gemeinsam ein Beratungsgespräch zu führen, zeigt, dass der Arzt die Schwierigkeiten weder bagatellisiert noch dramatisiert. Im geschilderten Beispiel kam die Frau nach 3 Monaten und berichtete, dass die Schwierigkeiten in der Zwischenzeit verschwunden seien.

Veränderungen bei Mann und Frau. Eine Untersuchung aus England (14) über Veränderungen im sexuellen Erleben und Verhalten während der Schwangerschaft und im ersten Jahr nach der Geburt eines Kindes zeigte, dass sich durch die Familiengründung nicht nur bei der Frau, sondern auch beim Mann sexuelle Veränderungen einstellen können. 12 Monate nach der Geburt berichtete die Hälfte der jungen Mütter und immerhin 20% der Väter über eine Verminderung ihrer sexuellen Reaktionsfähigkeit. Ein Drittel der Frauen bezeichnete die Sexualbeziehung zu ihren Männern 1 Jahr nach der Geburt als weniger befriedigend als vor der Schwangerschaft. Insgesamt zeigte sich in den einzelnen Ehen eine recht unterschiedliche Entwicklung des Sexuallebens nach der Geburt. Als Gründe für die Beeinträchtigung der sexuellen Reaktionsfähigkeit und Zufriedenheit wurde von beiden Partnern vor allem körperliche Müdigkeit und die zeitliche Beschränkung der Möglichkeit zum Geschlechtsverkehr auf die Abend- und Nachtstunden genannt.

! Ich habe die Erfahrung gemacht, dass junge Eltern sehr erleichtert sind, wenn sie hören, dass während der Phase der Familiengründung Veränderungen im sexuellen Bereich ein weit verbreitetes Phänomen sind und dass sich beide Partner in dieser Phase in ihrem Sexualleben erst wieder aufeinander einspielen müssen.

16.5 Sexuelle Phantasien

Geschlechtsunterschiede. Die Vorstellung eines bekannten oder anonymen Partners bei der Masturbation ist ein bekanntes Phänomen. Die Ansicht, Männer hätten häufig aggressive oder feindselige Phantasien, während Frauen eher romantische, liebevolle Vorstellungen hätten, ist dagegen nicht richtig. Die meisten Phantasien, sowohl von Männern wie Frauen, sind zärtlich getönt (15). Typisch männlich scheint die primär visuelle Orientierung der Phantasien zu sein: die bildliche Vorstellung einer attraktiven weiblichen Partnerin, wobei es sich dabei um eine bekannte oder anonyme Person handeln kann. Bei Frauen überwiegen hingegen Vorstellungen, selbst attraktiv und begehrenswert zu sein.

Belastende Phantasien. Während außereheliche sexuelle Phantasien bei der Masturbation kaum als störend erlebt werden, können dieselben Phantasien beim ehelichen Geschlechtsverkehr als belastend empfunden werden. So berichten manche PatientInnen mit deutlichen Scham- und Schuldgefühlen über außereheliche homo- oder heteroerotische Phantasien. Vor allem homoerotische Phantasien können starke Ängste auslösen und zu einem generellen sexuellen Vermeidungsverhalten führen. Ein 35-jähriger Jurist kam wegen eines ausgeprägten Libidomangels in die Sprechstunde und erzählte, dass er wegen seiner homoerotischen Phantasien Angst habe, homosexuell zu werden. Bei der Exploration zeigte sich, dass er so auf diese Phantasie und deren Unterdrückung fixiert war, dass ihm die liebevolle Zuwendung zu seiner Frau nicht mehr möglich war. In solchen Fällen ist es notwendig, die Einstellung des Patienten dahingehend zu verändern, dass er sich erlauben kann, solche Phantasien aktiv auszugestalten.

! Wichtig ist dabei, zu betonen, dass solche Phantasien weit verbreitet und harmlos sind, da Phantasie und Handlung zwei verschiedene Dinge sind.

Phantasie und Realität! Wenn wir alle Phantasien, die wir im Verlauf eines Tages haben, in die Tat umsetzen würden, wäre unser Verhalten recht widersprüchlich und bisweilen grotesk. Ebenso wie wir bei der Arbeit, beim Zeitungslesen, beim Essen oder Autofahren plötzlich durch eine Phantasie abgelenkt werden können, so kann dies auch beim Geschlechtsverkehr geschehen. Die zwanghafte Kontrolle und Unterdrückung dieser Bilder und Motive würde die sexuelle Begegnung zu einer ernsten und eintönigen Erfahrung machen.

! Gelegentlich empfehle ich Frauen, die in der Sexualberatung berichten, sie hätten in ihrem Leben noch nie sexuelle Phantasien gehabt, sich ein Buch über erotische Geschichten von Frauen für Frauen zu kaufen. Durch die Lektüre der Kurzgeschichten ermuntert berichten nicht wenige von ihnen, ihre sexuelle Phantasiewelt sei doch nicht so verkümmert, wie sie bis dahin gedacht hätten.

16.6 Sexuelle Störungen bei jüngeren Paaren

Unterschiedliche Auslöser. Wie wir bei der Besprechung der Ursachen sexueller Störungen im Kap. 6 gesehen haben, können die auslösenden Faktoren für eine bestimmte Störung recht unterschiedlich sein. Einige Beispiele mögen dies verdeutlichen.

Ejaculatio praecox.

Fallbeispiel

Ein 34-jähriger Techniker berichtet über eine plötzlich aufgetretene Ejakulationsstörung. Während eines berufsbedingten Aufenthaltes in Kanada hatte er dort eine gleichaltrige geschiedene Frau mit 3 Kindern kennengelernt. Er lud sie ein, mit ihren Kindern für einige Wochen zu ihm in die Schweiz zu kommen. Während er in Kanada ohne Schwierigkeiten wöchentlich 3–4mal Verkehr hatte, ejakulierte er beim 1. Geschlechtsverkehr in der Schweiz bereits vor dem Einführen des Gliedes. Da die Störung persistierte, kam er in die Sprechstunde. Es zeigte sich recht schnell, dass er Angst vor einer intensiveren Bindung an die Frau hatte und im Grunde deren baldige Rückkehr nach Kanada wünschte. Ich riet ihm, mit seiner Freundin den Termin ihrer Abreise festzulegen. Nach der Vereinbarung des Rückflugtermins verschwand die Ejakulationsstörung ebenso plötzlich, wie sie aufgetreten war.

Kommentar. Bei der Bewertung von Ejakulationsstörungen sind vor allem auch kulturelle Unterschiede in der sexuellen Entwicklung zu berücksichtigen. Lange Zeit bereiteten uns in unserer Sprechstunde aus Sizilien und Süditalien stammende Männer, die mit Schweizer Frauen eine Partnerschaft eingegangen waren, große Schwierigkeiten. Sie wurden von ihren Partnerinnen wegen einer ausgeprägten Ejaculatio praecox geschickt, unter der die Männer selbst deutlich weniger litten. Als wir uns die süditalienischen Wohnverhältnisse einfacher Familien vorstellten – Großfamilien von 6–10 Personen in einem Raum –, wurde uns klar, dass hier ein „ungestörter“ Geschlechtsverkehr nur in Form einer „Blitzaktion“ möglich war, die wenig Zeit für den Austausch von Zärtlichkeiten und gegenseitiger sexueller Stimulation ließ. Männer mit vorzeitigem Samenerguss haben fast immer eine deutlich verminderte Sensibilität gegenüber ihren eigenen Körperreaktionen. Sie sind in ihrer Aufmerksamkeit ganz auf ihre Partnerinnen ausgerichtet und nehmen so den raschen Anstieg ihrer eigenen sexuellen Erregung kaum wahr.

! In der Sexualtherapie dieser Störung spielt deshalb das Erlernen einer besseren Wahrnehmung der eigenen Körperreaktionen eine wichtige Rolle. In der Sexualberatung bewährt es sich, mit dem Patienten und seiner Partnerin Möglichkeiten zu besprechen, wie sie beim Verkehr etwas langsamer und behutsamer vorgehen können und sich jeder mehr auf sich selbst als auf den Partner konzentrieren kann.

Männern mit mangelnder Ejakulationskontrolle empfehle ich parallel zur Sexualberatung die Lektüre des Buches von Zilbergeld (5) über männliche Sexualität. Das von Hanel (16) verfasste Therapiemanual zur Behandlung der Ejaculatio praecox eignet sich zur Anleitung von Verhaltensübungen. Es ist so geschrieben, dass es sowohl von TherapeutInnen wie von ihren Patienten gelesen werden kann. Oft empfehle ich als Ergänzung zu den Verhaltensübungen 25 mg Clomipramin abends ca. 2 bis 3 Stunden vor einem Geschlechtsverkehr als Dauermedikation über 2–3 Monate. Dieses trizyklische Antidepressivum erhöht in niedriger Dosierung die Schwelle für die Auslösung des Ejakulationsreflexes.

Erektionsstörungen. Gerade bei jungen Männern findet man nicht selten die Vorstellung, eine Erektion müsse in jeder Situation möglichst schnell produziert werden können. Typische situative Erektionsstörungen findet man bei Paaren, die Angst haben, der Geschlechtsverkehr könne von der Umgebung bemerkt und beobachtet werden. Bei Mehrgenerationenfamilien ohne klare Abgrenzung der Wohnbereiche der einzelnen Generationen finden sich solche Erektionsstörungen, die leicht und schnell durch eine Beratung zu bessern sind.

! Die Verlegung des Schlafzimmers in ein anderes Stockwerk oder das Anfertigen einer neuen, abschließbaren Schlafzimmertür kann gelegentlich Wunder wirken.

Oft spielen auch Fehlvorstellungen über die Auslösung und die Dauer einer Erektion eine Rolle.

Fallbeispiel

Ich erinnere mich an einen frisch verheirateten jungen Türken, der uns von einem Urologen wegen einer angeblichen Impotenz zugewiesen wurde. Bei der Sexualanamnese ergab sich eine völlig normale Erektions- und Ejakulationsfähigkeit. Die Vorstellungen des Patienten entsprachen aber noch seinen sexuellen Primärerfahrungen aus der Türkei und einer Fehleinschätzung der sexuellen Ansprüche seiner Frau. In der Türkei hatte er auf der Straße beim Anblick einer leicht bekleideten Frau jeweils eine Erektion verspürt. Frauen in leichter Kleidung hatte er in der Kleinstadt, in der er aufgewachsen war, nur selten gesehen. Er war nun sehr beunruhigt, dass er in der Schweiz nicht dieselbe Reaktion hatte. Erst mein Hinweis, dass er ja dann im Sommer eine Dauererektion haben müsse, machte ihm deutlich, dass ihm in der Zwischenzeit die Kleidungsgewohnheiten der Schweizer Frauen so vertraut geworden waren, dass nicht jeder Anblick von Frauenbeinen automatisch eine Erektion auslöste. Im Verkehr mit seiner Frau hatte er die Vorstellung, sie nur dann befriedigen zu können, wenn er 2mal kurz hintereinander ejakulieren konnte. Ein einmaliger Orgasmus schien ihm nur eine halbe Sache zu sein. Bis zur 2. Konsultation hatte er auf meinen Rat hin mit seiner Frau gesprochen und von dieser gehört, dass sie mit einem einmaligen Orgasmus durchaus zufrieden sei.

Kommentar. Männliche Potenzphantasien orientieren sich nicht selten an den in Pornofilmen oder Sexjournalen dargestellten Leistungsnormen. Gerade bei der Beratung von Erektionsstörungen ist es deshalb wichtig, Fehlvorstellungen zwischen Wunsch und Wirklichkeit zu klären. Auch hier empfehle ich als Ergänzung zur Sexualberatung das schon erwähnte Buch von Zilbergeld (5) „Männliche Sexualität". Darin wird anhand zahlreicher Beispiele geschildert, wie unterschiedlich auch Männer sexuell reagieren und erleben können.

! Der Hinweis, dass Erektionsstörungen häufig erst dadurch zum Problem würden, dass sich nach einem einmaligen sexuellen Versagen Erwartungsängste und sexueller Leistungsdruck entwickelten, welche die sexuellen Reaktionsabläufe zusätzlich hemmen würden, wirkt oft erleichternd. Dies vor allem dann, wenn die Partnerin gegenüber der Erektionsunsicherheit des Mannes eine tolerante und verständnisvolle Haltung einnimmt.

Wiederholt konnte ich beobachten, wie Frauen durch eine verständnisvolle Einstellung wesentlich zur Behebung einer Erektionsstörung ihrer Männer beitragen konnten. Auf die vorübergehende Verordnung von PDE5-Hemmern zum Abbau sexueller Versagensängste wird in Kap. 18.**6** noch genauer eingegangen.

Libidostörungen. Libidoabnahme im Anschluss an die Geburt eines Kindes ist ein häufiges Symptom. Sie kann ein Hinweis sein, dass der Mann neben dem kleinen Säugling zu einer Randfigur geworden ist, die einfach ohne böse Absicht in Vergessenheit gerät. Auch hierzu ein Beispiel.

> *Fallbeispiel*
> *Bei der 1. Konsultation mit einem jüngeren Paar trug die Frau den Säugling in einem Tragetuch vor dem Bauch. Während sie sprach, spielte sie ständig mit den Fingern ihrer Tochter. Ich schlug vor, der Vater möge sich auch mal die Tochter vor den Bauch binden. Das plötzliche Erleben ihres „leeren Bauches" machte der Frau deutlich, dass sie die Tochter nach der Geburt noch nicht wirklich abgenabelt hatte. Wir besprachen, dass der Vater einige Aufgaben bei der Säuglingspflege übernehmen sollte. Bei der nächsten Konsultation berichtete die Frau eine spontane Zunahme ihrer sexuellen Appetenz.*

Auf die vielfältigen Ursachen von Libidostörungen, die nach meinem Eindruck in den letzten Jahren an Häufigkeit deutlich zugenommen haben, wird in Kap. 17 noch näher eingegangen.

Orgasmusstörungen. Manche junge Frauen stehen heute aufgrund eigener Erwartungen oder Erwartungen ihrer Männer unter einem Orgasmuszwang. Die in jedem Aufklärungsbuch zu lesende Feststellung, dass das zur Erreichung eines Orgasmus erforderliche Maß sexueller Stimulation von Frau zu Frau und auch situativ sehr unterschiedlich ist, wird offenbar von Frauen und Männern in gleicher Weise verleugnet. Andererseits wissen viele Frauen nicht, wie sie durch eigene oder vom Partner ausgeübte manuelle Stimulation ihre sexuelle Erregung steigern und einen Orgasmus erreichen können. Bei leichteren Orgasmusstörungen empfehle ich den Frauen die Lektüre des Buches von Lonnie Barbach (17): „For yourself – Die Erfüllung weiblicher Sexualität" oder des Buches von Diana Ecker (18): „Aphrodites Töchter – Wie Frauen zu erfüllter Sexualität finden". In beiden Büchern sind in ansprechender Weise die psychophysiologischen Zusammenhänge des weiblichen Orgasmus dargestellt, verbunden mit Übungen zur Verbesserung der eigenen körperlichen Reaktionen.

16.7 Traditionelle und egalitäre Familienstruktur

Wandel von Familiensystemen. Im Gegensatz zu vielen gesellschaftlichen Institutionen, die in zunehmendem Maße durch Vorschriften und Paragraphen starr und leblos werden, ist die Familie ein System, in dem Vieles in Bewegung ist. Der Wandel im äußeren Erscheinungsbild und in der Beziehungsdynamik einer Familie ist vor allem auf drei Ursachen zurückzuführen: Auf den Anstieg der durchschnittlichen Lebenserwartung, auf Veränderungen im Verhältnis der Geschlechter zueinander und auf einen grundlegenden Bedeutungswandel der Ehe.

Situation von Ehe und Familie. Die Situation der heutigen Ehe und Familie lässt sich thesenartig in folgenden Feststellungen zusammenfassen (19):

- Eheliche Zweierbeziehungen dauern, sofern sie nicht durch Scheidung vorzeitig aufgelöst werden, heute im Durchschnitt 45 Jahre.
- Die eheliche Partnerschaft ist durch die niedrigere Kinderzahl, die kürzere Arbeits- und die längere Freizeit sehr viel weniger „fremdbestimmt" als früher.
- Für die Verteilung familiärer Aufgaben und Rollen haben Mann und Frau heute im Vergleich zu früher einen größeren Entscheidungsspielraum.
- Ehebeziehungen sind heute in stärkerem Maße Partner- als Elternbeziehungen.
- Die Idealvorstellungen von einer Ehe betreffen überwiegend den Bereich der intensiven emotionalen Bindung und Zufriedenheit.

Werte- und Rollenkonflikt. Wie schon erwähnt, ist die Phase der Familiengründung für Mann und Frau im Hinblick auf die Entwicklung ihrer gegenseitigen Beziehung von zentraler Bedeutung. Das Spannungsfeld, in welches ein Paar nach der Geburt eines Kindes in unterschiedlichem Maß gerät, könnte man mit den Stichworten „Wertekonflikt" und „Rollenkonflikt" umschreiben.

Ein Wertekonflikt entsteht vor allem zwischen Leistungsdenken einerseits und Lebensqualitätsdenken andererseits. Während viele Männer heute noch einem Arbeitsmythos mit Leistung, Karriere und materiellem Lebensstandard huldigen, fühlen sich die Frauen eher einem Lebensstil verpflichtet, in dem die sinnvolle Gestaltung der Freizeit Priorität vor der Arbeit hat. Dabei werden Lebensfreude, Lebensgenuss und Offenheit als wichtiger eingeschätzt als Leistung und Besitz. Wertekonflikte finden sich vor allem bei einer traditionellen Familienstruktur, d.h. wenn zwischen Mann und Frau hinsichtlich Ausbildung und Beruf Unterschiede bestehen.

In einen Rollenkonflikt geraten vor allem Paare mit einer egalitären Beziehungsstruktur, von der man spricht, wenn zwischen Mann und Frau hinsichtlich Ausbildungsniveau und Beruf keine oder nur geringe Unterschiede bestehen. In diesem Fall stellt sich beiden Partnern die Aufgabe, vor allem ihre beruflichen Lebensziele und ihr Eheleitbild aufeinander abzustimmen und sich allenfalls auf einen Kompromiss zu einigen.

Vor- und Nachteile bei traditioneller Familienstruktur. Die Veränderungen in der Beziehungsstruktur zwischen Mann und Frau sind u.a. darauf zurückzuführen, dass Familiengründung für die Mehrzahl der Frauen nach wie vor einen (vorübergehenden) Ausstieg aus dem Berufsleben und eine Konzentrierung auf die Mutter- und Hausfrauenrolle bedeutet. Welche Vor- und Nachteile hat die Entwicklung einer Zweierbeziehung in Richtung einer traditionellen Familienstruktur (Tab. 16.**1**)?

Die gegenseitigen Erwartungen von Mann und Frau sind vergleichsweise klar umrissen. Ihr Verhalten kann sich an Vorbildern – am Verhalten der eigenen Eltern – ausrichten, sodass keine eigenen Normen geschaffen werden müssen. Diese Art der Familienorganisation bietet auf den ersten Blick ein hohes Maß an Sicherheit. Geht man jedoch davon aus, dass sich Menschen im Verlauf ihres Lebens verändern, dass Wertsetzungen wechseln und Prioritäten sich verschieben, so erweist sich die Struktur der traditionellen Familienorganisation nicht selten als zu starr, um ohne tief greifende Krise oder gar einen Bruch den veränderten Bedürfnissen ihrer Mitglieder angepasst werden zu können. Nach meinen Erfahrungen sind Paarbeziehungen bei einer traditionellen Familienstruktur in den ersten Jahren nach der Familiengründung vergleichsweise konfliktarm. Das Konfliktpotential nimmt jedoch in den mittleren Lebensjahren zu und führt dann nicht selten zu Ehekrisen, die mit Trennung oder Scheidung enden.

Vor- und Nachteile bei egalitärer Familienstruktur. Anders ist die Situation, wenn sich beide Partner auch nach der Geburt eines Kindes um eine egalitäre Beziehungsstruktur (Tab. 16.**2**) bemühen.

Hier stehen Mann und Frau vor allem in den ersten Jahren nach der Familiengründung unter erhöhten Belastungen, da die Aufgabenteilung zwi-

Tabelle 16.**1** Traditionelle Familienstruktur

Merkmale
• klare Rollen- und Aufgabenverteilung zwischen den Partnern • komplementäre Beziehungsstruktur • Phase der Familiengründung eher konfliktarm • Krise in den mittleren Lebensjahren • Symptomanfälligkeit der Familienmitglieder nimmt mit der Ehedauer zu
Vorteile
• relativ hohe Sicherheit für beide Partner und die Kinder • hohes Erholungspotenzial in der Familie • hohe gesellschaftliche Akzeptanz
Nachteile
• geringe Rollenflexibilität beider Partner • eingeschränkte Entwicklungsfähigkeit der Paarbeziehung • familiäre Außenseiterposition des Mannes • Identitätskrise der Frau in den mittleren Jahren • Ablösungsprobleme der Kinder

Tabelle 16.**2** Egalitäre Familienstruktur

Merkmale
• Rollen- und Aufgabenverteilung zwischen den Partnern flexibel, teilweise unklar • symmetrische Beziehungsstruktur • hohe Bedeutung von Drittpersonen • Phase der Familiengründung eher konfliktreich • mittlere Lebensjahre eher konfliktarm
Vorteile
• hohe Flexibilität beider Partner • Wandlungsfähigkeit der Beziehung • relative Selbstständigkeit der Partner und Kinder • Verteilung der Elternfunktionen
Nachteile
• Rollenüberlastung beider Partner, vor allem der Frau • niedriges Erholungspotenzial in der Familie • geringe Ressourcen zur Bewältigung zusätzlicher Belastungen • gesellschaftliche Benachteiligungen

schen ihnen nicht klar geregelt ist, sondern immer wieder neu ausgehandelt werden muss. Vor allem so lange Kinder klein sind, werden beide Partner in ihren Erwartungen häufig enttäuscht, sich in der Familie erholen und regenerieren zu können. Es ist deshalb nicht überraschend, dass bei diesen Paaren die Scheidungsrate in den ersten Ehejahren deutlich höher liegt als bei Familien mit traditioneller Familienstruktur. Längerfristig sind diese Ehen jedoch unproblematischer, da sie in ihrer Struktur weniger rigide und beide Partner voneinander weniger abhängig sind.

Vergleich traditionelle vs. egalitäre Familienstruktur. Fassen wir zusammen: Sowohl die Entwicklung in Richtung einer traditionellen wie einer egalitären Familienstruktur bringt für beide Partner Belastungen und Konflikte mit sich. Diese unterscheiden sich jedoch inhaltlich wie auch in ihrer zeitlichen Abfolge deutlich. Während die Entscheidung für eine traditionelle Familienstruktur – bildlich gesprochen – beiden Partnern häufig einen sonnigen, unbeschwerten Frühling und einen stürmischen Herbst beschert, ist bei der egalitären Familienstruktur der Frühling häufig gewitterhaft und der Herbst eher mild und warm. Beide Formen der Familienstruktur haben sowohl Vor- als auch Nachteile. Traditionelle Familien bieten ein höheres Erholungspotential für die einzelnen Familienmitglieder, sind aber anfälliger für Ablösungs- und Identitätskonflikte in den mittleren Jahren. Egalitäre Familien haben v. a. in den Anfangsjahren weniger Reserven zur Bewältigung zusätzlicher Belastungen, bieten aber dem Einzelnen mehr individuelle Entfaltungsmöglichkeiten. Enttäuschungen bleiben Mann und Frau in beiden Beziehungsformen nicht erspart.

Resümee

Unterschiede in der sexuellen Sozialisation und Entwicklung von Frauen und Männern begünstigen in der Phase der Familiengründung eine Polarisierung in Richtung traditioneller sexueller Rollenmuster.

Hormone beeinflussen vor allem die sexuelle Appetenz bei beiden Geschlechtern. Einflüsse der hormonellen Antikonzeption auf die Sexualität sind weniger biologisch als überwiegend psychologisch begründet.

Sexualität und Reproduktion werden heute sachlich diskutiert und praktiziert. Die Verzögerung der Familiengründung hat vor allem für Frauen nicht zu unterschätzende Konsequenzen.

Im Verlauf einer Schwangerschaft nehmen bei vielen Paaren das sexuelle Interesse und die sexuelle Aktivität ab.

Für eine nicht gelingende postpartale sexuelle Anpassung spielen sowohl biologische als auch psychologische Faktoren eine Rolle.

Durch Sexualberatung von jungen Elternpaaren während der Schwangerschaft und nach der Geburt eines Kindes können ÄrztInnen einen wichtigen Beitrag zur Prävention sexueller und partnerschaftlicher Beziehungskonflikte leisten.

Sexuelle Phantasien von Frau und Mann spielen für die Kreativität ehelicher Sexualität eine wichtig Rolle.

Ärztliche Sexualberatung kann durch die Lektüre von geeigneten **Büchern zur Sexualinformation** ergänzt werden.

Literatur

1. Schmidt G. Das neue DER DIE DAS – Über die Modernisierung des Sexuellen. Giessen: Psychosozial-Verlag; 2004.
2. Kayner CE, Zager JA. Breast-feeding and sexual response. J Fam Pract 1983;17:69–73.
3. Willi J. Die Zweierbeziehung. Reinbek: Rowohlt; 1990.
4. von Sydow K. Lebenslust – Weibliche Sexualität von der frühen Kindheit bis ins hohe Alter. Bern, Göttingen: Huber; 1993.
5. Zilbergeld B. Männliche Sexualität 33. Auflage. München: Steinbauer u. Rau; 1999.
6. Meston CM, Frohlich PF. The Neurobiology of Sexual Function. Arch Gen Psychiatry 2000;57:1012–1030.
7. Frick-Bruder V. Störfaktor Sicherheit. Orgasmusstörungen unter Kontrazeption. Sexualmedizin 1978;3:221–223.
8. Buddeberg C. Sexualität und Reproduktion. In: Hornung R, Buddeberg C, Bucher T, editors. Sexualität im Wandel. Zürich: vdf Hochschulverlag AG; 2004. p. 79–90.
9. Beck-Gernsheim E. Vom Kinderwunsch zum Wunschkind. In: Brähler E, Stöbel-Richter Y, Hauffe U, editors. Vom Stammbaum zur Stammzelle. Giessen: Psychosozial-Verlag; 2002. p. 11–27.
10. Byrd JE, Hyde JS, De Lamater JD, Plant EA. Sexuality during pregnancy and the year postpartum. J Fam Pract 1998;47:305–308.
11. von Sydow K. Sexuality during pregnancy and after childbirth: a metacontent analysis of 59 studies. J Psychosom Res 1999;47:27–49.
12. von Sydow K. Sexual enjoyment and orgasm postpartum: sex differences and perceptual accuracy concerning partners' sexual experience. Psychosom Obstet Gynecol 2002;23:147–155.

13. De Judicibus MA, Mc Cabe MP. Psychological factors and the sexuality of pregnant and postpartum women. J Sex Res 2002;39:94–103.
14. Elliott SA, Watson JP. Sex during pregnancy and the first post-natal year. J Psychosom Res 1985;29: 541–548.
15. Gromus B. Weibliche Phantasien und Sexualität. Quintessenz. München; 1993.
16. Hanel MJ. Ejaculatio praecox – Therapiemanual 2. Auflage. Stuttgart: Thieme; 2003.
17. Barbach L. For yourself – Die Erfüllung weiblicher Sexualität. Taschenbuch Nr. 20182. Frankfurt: Ullstein; 1999.
18. Ecker D. Aphrodites Töchter. Wie Frauen zu erfüllter Sexualität finden. München: Goldmann; 2004.
19. Buddeberg-Fischer B, Buddeberg C. Entwicklungspsychologie. In: Buddeberg C, editor. Psychosoziale Medizin 3. Auflage. Berlin Heidelberg: Springer; 2004. p. 135–249.

17 Die mittleren Jahre – rettet die Zärtlichkeit!

Die Sexualität kann als eine Art „Bühne“ gesehen werden, auf welcher einzelne Menschen oder Paare unbewältigte Konflikte, unrealistische Wunschvorstellungen oder Geltungs- und Machtansprüche inszenieren. In den mittleren Lebensjahren beobachtet man bei Paaren, die 20 und mehr Jahre zusammenleben, Phänomene von ehelichem Trott oder Mangel an gegenseitiger Wertschätzung und Zuneigung. Manchmal sind es Kleinigkeiten, die dazu führen, dass sich eine Beziehung entsexualisiert. Nicht selten verbergen sich hinter sexueller Lustlosigkeit aber auch tiefer gehende individuelle oder interpersonelle Konflikte. Weitere typische Phänomene in den mittleren Lebensjahren sind außereheliche Beziehungen oder der Konsum fragwürdiger pornographischer Produkte. In diesem Kapitel werden typische sexuelle Symptome und Konflikte der mittleren Jahre behandelt.

17.1 Die Identitätskrise der Eltern

Krise zwischen 40. und 55. Lebensjahr. Nach der Phase der ersten Ehejahre, in welcher viele Frauen (neben ihrer Berufstätigkeit) mit der Erziehung der Kinder und Männer mit ihrer beruflichen Karriere beschäftigt sind, stellt sich für beide die Frage: Wie soll es weitergehen? Müdigkeit, Lustlosigkeit, Schwierigkeiten mit dem Kreislauf oder der Verdauung, Schlafstörungen oder Stimmungsschwankungen sind in dieser Zeit nicht selten der Anlass, zum Arzt zu gehen, um sich untersuchen und beraten zu lassen. Die gestellten Diagnosen lauten vegetative Dystonie, lavierte Depression, funktionelle Magen- oder Herzbeschwerden oder präklimakterisches Syndrom. Man verordnet Kuraufenthalte, physikalische Behandlungen oder Tranquilizer und rät dem Mann zu weniger beruflichem Stress und der Frau zu außerfamiliären Aktivitäten. In der Phase zwischen dem 40. und 55. Lebensjahr geraten Mann und Frau nicht selten in eine Identitätskrise: Sie blicken zurück auf die seit der Heirat vergangenen Jahre und fragen sich, ob das gemeinsame Leben so weitergehen kann und soll.

17.2 Die Krise der Frau

Umfassender Wechsel. Besonders Frauen, die sich über viele Jahre überwiegend mit der Mutterrolle identifiziert haben, geraten in dieser Zeit in ihrer beruflichen Identität an einen Tiefpunkt. Die Kinder sind zu Jugendlichen herangewachsen, kritisieren den Lebensstil ihrer Eltern, von dem sie sich durch alternative Lebensweisen distanzieren wollen, und sind mit sich selbst beschäftigt. Wenn sie zu Hause ausziehen, macht sich bei ihren Müttern nicht selten ein Gefühl der Leere und Enttäuschung breit. Vor allem diejenigen Frauen, die vor ihrer Heirat keine oder nur eine unbefriedigende Berufsausbildung gemacht haben, kommen zu der Überzeugung, in ihrem bisherigen Leben zu kurz gekommen zu sein und als Dank für ihren Einsatz im Haushalt und in der Erziehung jetzt „vor dem Nichts“ zu stehen. Die mit der Menopause einhergehenden biologischen Veränderungen verstärken das Erleben eines umfassenden Wechsels im psychischen, sozialen und körperlichen Bereich.

Bewältigungsversuche. Die Versuche, diesen Wandel zu bewältigen, können recht verschieden sein. Der Wiedereinstieg ins Berufsleben ist ein Weg, wieder einen neuen Lebensinhalt zu finden. Die Möglichkeiten dazu sind jedoch, angesichts der Arbeitsmarktsituation und der großen Zahl von interessierten „Wiedereinsteigerinnen“ begrenzt. Die Möglichkeit, als Großmutter in der Betreuung von

Enkelkindern eine neue Aufgabe zu finden, scheidet ebenfalls für viele Frauen aus. Zum einen ziehen ihre Töchter und Söhne nach der Bindung an einen Partner häufig zunächst die kinderlose Partnerschaft einer frühen Familiengründung vor, zum andern lässt die oft große räumliche Trennung von den erwachsen gewordenen Kindern nur einen zeitlich begrenzten Einsatz als Großmutter zu. Viele Frauen haben an dieser Aufgabe auch kein Interesse, sei es, dass sie dafür von Kindern und Enkelkindern zu wenig Anerkennung erhalten, sei es, dass sie ganz einfach von allem, was mit Kindererziehung und Haushalt zu tun hat, die Nase voll haben.

Wiederholung der Mutterrolle. Manche Frauen – und ihre Zahl scheint zuzunehmen – sehen jedoch gerade in der Wiederholung ihrer Mutterrolle die einzige Möglichkeit, die Wechseljahre bewältigen zu können. FrauenärztInnen und vor allem gynäkologische Polikliniken mit einer speziellen Fertilitätssprechstunde registrieren eine zunehmende Zahl von Patientinnen, die jenseits des 40. Lebensjahres noch einmal schwanger werden wollen. Die Beratung und Behandlung dieser Frauen, so habe ich immer wieder von KollegInnen gehört, ist oft ausgesprochen schwierig, da sie krampfhaft und verbissen darum kämpfen, das bisweilen nicht mehr Mögliche um jeden Preis zu erreichen: eine Schwangerschaft, von der sie sich eine Wiederbelebung ihrer Ehe und ihres eigenen Lebens erhoffen.

! Eine erfolglose, oft über mehrere Jahre durchgeführte Fertilitätsbehandlung kann das Sexual- und Eheleben solcher Paare belasten. Dies gilt nicht nur für Ehepaare, die gewollt oder ungewollt noch kinderlos sind, sondern auch für Paare mittleren Alters, die schon 1 oder 2 Kinder haben. Wiederholt habe ich in unserer Sprechstunde in den letzten Jahren Paare gesehen, die nach erfolglosen Fertilitätsbehandlungen in eine schwere Ehekrise gerieten.

Später Kinderwunsch und Sexualität. Zwei Probleme spielen dabei eine zentrale Rolle: die offen oder unterschwellig gestellte Frage, welcher der beiden Partner am Nichtzustandekommen einer Schwangerschaft schuld ist. Diese Frage steht vor allem von Seiten der in ihrem Kinderwunsch enttäuschten Frau im Vordergrund. Männer werfen dagegen ihren Frauen nach länger dauernden, erfolglosen Fertilitätsbehandlungen eine Frustration ihrer sexuellen Wünsche und Bedürfnisse vor. In der Tat führt die Ausrichtung des Geschlechtsverkehrs auf den Fortpflanzungsakt häufig zu einem Verlust der emotionalen und spielerischen Seiten des Sexuallebens.

! Die Beratung dieser Ehepaare sollte sich schon zu Beginn einer Fertilitätsbehandlung nicht nur auf die Besprechung der verschiedenen Möglichkeiten zum Erreichen einer Schwangerschaft konzentrieren, sondern auch die Motive des Kinderwunsches mit einschließen. Mögliche Fehlentwicklungen und Beziehungskrisen kann vorgebeugt werden, wenn man schon von Anfang an den Ehemann in die Behandlung mit einbezieht.

Die psychische Verarbeitung der ungewollten Kinderlosigkeit und die Beratung von Paaren mit unerfülltem Kinderwunsch wurde in den letzten Jahren eingehender erforscht. Wichtige Ergebnisse verschiedener Studien sind in einem Sammelband erschienen (1).

Krankheiten als Problemlöseversuch. Krankheiten können bei Männern und Frauen manchmal als (untauglicher) Versuch verstanden werden, die Krise der mittleren Lebensjahre zu bewältigen. Ich möchte diesen Problemlösungsversuch aus der Sicht der Frau am Beispiel der psychosomatischen Symptombildungen nach einer Hysterektomie kurz verdeutlichen. Manche Gynäkologen sprechen von einer „Sanierung", wenn sie wegen eines Uterus myomatosus z. B. die Indikation zu einer Hysterektomie stellen. Was somatisch eine Heilbehandlung ist, kann jedoch psychisch die ohnehin in einer labilen Phase lebende Frau zusätzlich verunsichern. In meiner psychosomatischen Konsiliartätigkeit habe ich vor allem zwei Beschwerdebilder gesehen, die im Anschluss an eine Hysterektomie auftreten und auf einen offenen oder latenten Ehekonflikt hinweisen können. Miktionsstörungen unmittelbar im Anschluss an die Operation, für die sich keine organische Ursache finden lässt, sind eine typische Störung. Bei allen Frauen, die ich bisher mit dieser Symptomatik gesehen habe, spielte ein unverarbeitetes Verlusterlebnis aus früheren Jahren oder die Enttäuschung über eine seit Jahren unbefriedigende Ehesituation eine Rolle. Die Möglichkeit, während des Beratungsgespräches einmal richtig weinen zu können, brachte in allen Fällen eine Erleichterung und Entspannung, in deren Folge sich auch die Harnverhaltung spontan besserte.

> ! In diesen Fällen schließe ich an das Erstgespräch mit der Patientin immer ein Paargespräch an, in welchem ich die unbewältigte Trauer oder die unbefriedigende Ehesituation gemeinsam mit beiden Partnern bespreche.

Schmerzen im Unterbauch oder direkt eine Dyspareunie sind ein Beschwerdebild, das im längeren Verlauf nach einer Hysterektomie auftreten kann. Hier können Minderwertigkeitsgefühle, keine vollwertige Frau mehr zu sein, Ängste, den Mann zu verlieren oder eine Abneigung gegen Geschlechtsverkehr eine Rolle spielen. Letztere kann sich dabei in einem generellen Vermeidungsverhalten, einer Libidoabnahme oder einer Verminderung der sexuellen Reaktionsfähigkeit zeigen. Sofern die Frauen den Geschlechtsverkehr nicht vollständig ablehnen, sind sie häufig gegen ein eingehendes Vorspiel mit manueller Stimulation durch den Partner. Das Einführen des Gliedes erfolgt ohne ausreichende Lubrikation, sodass der Verkehr dann als schmerzhaft erlebt wird. „Mach schnell, damit es mir nicht so weh tut" ist eine häufige Aufforderung dieser Frauen an ihre Männer. Der hastige Geschlechtsverkehr verkürzt zwar das unangenehme Erlebnis, führt jedoch längerfristig zu einer Chronifizierung der Beschwerden und zu einer sexuellen Aversion.

> ! Auch hier kann eine Sexualberatung der Frau oder des Ehepaares nach der Hysterektomie der Entwicklung einer sexuellen Störung und einer länger dauernden Ehekrise vorbeugen.

17.3 Die Krise des Mannes

Latente Identitätskrise. Beim Mann gehen die Veränderungen in der Lebensmitte zwar nicht mit so offenkundigen biologischen Veränderungen einher wie bei der Frau, dafür entwickelt sich seine Identitätskrise oft unbemerkt und kann latent über viele Jahre andauern. Im Beruf sind es vor allem 2 Aspekte, welche die Schwierigkeiten des Mannes deutlich machen. Entweder er ist auf der Leiter des beruflichen Erfolgs immer wieder abgerutscht und erlebt sich als Versager, oder er steht am oberen Ende der Leiter und spürt plötzlich Zweifel am Sinn seiner beruflichen Erfolge. Wer die Ziele, die er sich gesteckt hat, nicht erreichen konnte, sucht nach Entschuldigungen für sein Versagen. Im günstigen Fall werden dann unglückliche Umstände in der Umwelt verantwortlich gemacht: der Vorgesetzte, der die Fähigkeiten nicht erkannt oder einen am Weiterkommen immer gehindert hat, oder der Arbeitskollege, der seine eigenen Interessen rücksichtslos verfolgt hat. Nicht selten wird jedoch auch die Ehefrau für das Scheitern verantwortlich gemacht: ihr Zögern bei einem ins Auge gefassten Wohnungswechsel, ihr fehlendes Verständnis für Überstunden und Wochenendarbeit oder ihr ständiges Nörgeln, das einem den Nerv gekostet hat.

> ! In beiden Fällen werden dabei eigene Insuffizienz- und Minderwertigkeitsgefühle nach außen projiziert, um sich vom bedrückenden Gefühl des Versagers zu entlasten.

Anders zeigt sich die Problematik bei den „starken Männern". Sie haben im Beruf Sieg um Sieg errungen und merken nun plötzlich die Schalheit ihrer Erfolge. Der Leistungsdruck der Gesellschaft oder die ehrgeizigen Erwartungen der Ehefrau werden dann dafür verantwortlich gemacht, dass man dort gelandet ist, wo man eigentlich nicht hin wollte: an die Spitze eines eigenen Betriebs, den Managerposten eines Großunternehmens oder – um die Problematik auch für uns ÄrztInnen zu zeigen – in eine gut gehende Praxis, in der man sich von Personal und PatientInnen fremdbestimmt fühlt.

> ! Die Unzufriedenheit und Ratlosigkeit zeigt sich bei diesen Männern in ganz ähnlicher Weise wie bei den zu kurz gekommenen Frauen.

Wie versuchen die Männer ihre Identitätskrise zu bewältigen?

Bewältigungsversuche. Da sind zunächst die beruflichen Aussteiger zu nennen. Dem Beispiel der eigenen Söhne folgend, die gegen die Leistungsideologie der Gesellschaft rebellieren, versuchen sie, durch einen totalen Berufswechsel die Krise in den Griff zu bekommen. Einzelne Beispiele solcher Männer, die vom Schreibtisch in die Schafszucht oder den biologischen Gemüseanbau gewechselt haben, werden in den Medien immer wieder geschildert. Nicht ganz so spektakulär ist der Wechsel, der sich nur auf die äußere Fassade beschränkt. Besonders bei Psychotherapeuten und kritischen Geisteswissenschaftlern können lange Haare oder eine schäbige Kleidung, die man sich zulegt, Ausdruck des Bestrebens sein, wenigstens mit einem Bein aus dem bisherigen Trott auszusteigen.

! Dieser äußere Wandel ermöglicht einerseits die Abgrenzung und Distanzierung von der Masse der Angepassten, andererseits kann der alte Ehrgeiz im neuen Gewande weiter befriedigt werden.

Manche Männer versuchen die Krise der Lebensmitte dadurch zu bewältigen, dass sie in irgendeinen Verein oder nostalgischen Männerklub eintreten, um wenigstens in ihrer Freizeit von ihren beruflichen und familiären Sorgen entlastet zu sein. Straßen- oder Eisenbähnlervereine, Modellbaugruppen für kleine Autos, Schiffchen oder Flugzeuge oder Initiativgruppen für die Wiederbelebung von Gesang oder Körperkultur bieten einen Ausgleich zum grauen Alltag.

! Sofern es gelingt, die Ehefrau für diese Aktivitäten mit zu begeistern, kann das Vereinsleben und der Kontakt zu Menschen, die vielleicht ähnliche Probleme haben, durchaus zur Bewältigung der Krise der mittleren Jahre beitragen.

Außereheliche Beziehungen. Männer, welche die Ursache für ihre Unzufriedenheit hauptsächlich bei ihrer Frau und in einer schwierigen Ehe sehen, versuchen ihre Krise durch die Suche nach einer neuen Partnerin zu bewältigen. Außereheliche Beziehungen, häufig zu wesentlich jüngeren Frauen, sollen dann eine Entschädigung bringen für alles, auf das sie bisher verzichten mussten. Nicht immer stehen dabei unbefriedigte sexuelle Wünsche im Vordergrund, besonders dann, wenn der Mann auch in seiner Ehe den Eindruck gehabt hat, als Liebhaber versagt zu haben.

! Oft ist einfach der Wunsch, bewundert und anerkannt zu werden, das entscheidende Motiv für eine außereheliche Beziehung. Die Trennung oder Scheidung von der Frau erscheint dann manchen Männern als der beste Weg, aus einer Ehekrise auszusteigen. Oft zeigen sich dann in der neuen Beziehung schon nach kurzer Zeit ähnliche Probleme, vor denen man flüchten zu können gehofft hatte.

Regression in eine Krankheit. Die Regression in die Krankheit ist schließlich auch bei Männern eine Möglichkeit, aus der Krise der mittleren Jahre einen Ausweg zu finden. Herzbeschwerden, eine chronische Prostatitis oder die funktionelle Überlagerung einer seit längerer Zeit bestehenden Krankheit können das Bedürfnis nach Schonung und Umsorgtwerden symbolhaft zum Ausdruck bringen. Paardynamisch wird dabei der Ehefrau die Rolle der Pflegerin übertragen, in welcher diese vielleicht eine neue Aufgabe und Befriedigung finden kann. Im sexuellen Bereich wünschen sich diese Männer häufig auch eine Entlastung von den Erwartungen ihrer Frau. Eine Libidoabnahme oder eine Erektionsstörung können die Folge sein.

! Für die Behandlung von Symptombildungen bei Männern in dieser Lebensphase bewährt es sich ebenfalls, die Ehefrau in die Beratungsgespräche mit einzubeziehen.

17.4 Genitalisierung der Sexualität

Zärtlichkeit. „Rettet die Zärtlichkeit!" Diesen Spruch hatte Ende der 60er Jahre Hans Giese, der Anfang der 50er Jahre der deutschen Sexualwissenschaft wesentliche Impulse gab, an der Heckscheibe seines Autos. Als ich damals in Hamburg studierte, musste ich jedes Mal schmunzeln, wenn ich ihn mit seinem Kleinwagen vor der Klinik vorfahren sah.

! Man könnte vielleicht neben der Rettung die Wiederbelebung der Zärtlichkeit als wichtigste Aufgabe der Sexualberatung von Ehepaaren mittleren Alters nennen.

Das Sexualleben vieler Paare, die in dieser Lebensphase in eine Beziehungskrise geraten, ist eintönig und trostlos: 1mal pro Woche, meist am Wochenende, findet der Geschlechtsverkehr statt. Die Rollen sind klar verteilt und werden von Woche zu Woche ohne Variation gespielt. Spiel kann man diese Art von Sexualität beim besten Willen nicht mehr nennen. Es ist eine koitale Masturbation, bei der sich der Mann unter Duldung seiner Frau kurz abreagiert. Die Sexualität ist hier im wahrsten Sinne des Wortes auf eine verkehrsmäßige Begegnung der Geschlechtsorgane reduziert. Nach einem kurzen Griff an die Brust wird ohne jedes Streicheln, Schmusen oder Küssen das Glied in die Scheide gestoßen und schnell bis zur Ejakulation hin und her bewegt. Dass dabei beide Partner unbefriedigt bleiben, ist nicht verwunderlich.

Liberalisierung der Pornographiegesetze. Neben den intradyadischen Faktoren für eine Genitalisierung der Sexualität gibt es m. E. auch noch ein soziokulturelles Phänomen, das in dieser Hinsicht von Bedeutung ist. Die Liberalisierung der Pornographie-Gesetze in einigen Ländern Anfang der 70er Jahre hat zu einem Anstieg pornographischer Erzeugnisse geführt. Die zentrale Thematik dieser Artikel lässt sich einfach erkennen, wenn sie einmal einen Sex-Shop besuchen. Da geht es nur um steife, dicke, lange und jederzeit einsatzbereite männliche Glieder und um weibliche Scheiden, die nur darauf warten, aus irgendeiner Position kräftig und tief bestoßen zu werden.

! Auch wenn der Konsumentenkreis pornographischer Produkte beschränkt ist, so hat die Pornowelle der letzten Jahre nicht unwesentlich zu einer genitalen Fixierung erotischer und sexueller Wünsche vor allem von Männern beigetragen.

Zurück zur Genitalisierung der Sexualität in den mittleren Ehejahren. Ich möchte diese häufigste Problematik von sexuellen Schwierigkeiten bei Paaren mittleren Alters an einem Beispiel verdeutlichen und dann mit einem Ausschnitt aus dem zweiten Beratungsgespräch dieses Paares zeigen, worauf es bei der Beratung dieser Ehepaare ankommt.

Fallbeispiel

Ich lernte das Paar zufällig über die Teilnahme an einer Studie kennen. Die Frau, 48-jährig und ohne erlernten Beruf, war bei einer gynäkologischen Jahresuntersuchung gewesen und dabei als Teilnehmerin einer Kontrollgruppe ausgewählt worden. Sie selbst war ebenso wie ihr 54-jähriger Mann, der als Bote in einer größeren Firma arbeitete, gesund. Das Paar füllte entsprechend den Bedingungen unserer Studie im Verlauf eines Jahres mehrmals einen Fragebogen aus, in welchem u. a. die Frage vorkam, ob das Paar an einer Beratung wegen sexuellen Schwierigkeiten Interesse habe. Bei der letzten Befragung brachte die Frau ihr Interesse offen zum Ausdruck, so dass ich ein eingehendes Gespräch vereinbarte. Dabei ergab sich folgende Situation: das Ehepaar hatte bis vor wenigen Jahren gemeinsam ein kleines Taxiunternehmen geführt, wobei sich beide Partner im Tag- und Nachtdienst abwechselten. In dieser Zeit hatten sie nur sehr selten, 1-2mal monatlich Geschlechtsverkehr ohne manifeste Symptombildung. Nachdem die beiden Söhne ihre Lehre abgeschlossen hatten, gaben die Eltern das Taxiunternehmen auf, um mehr Zeit für ein gemeinsames Eheleben zu haben. Der Mann übernahm eine weniger anstrengende Arbeit als Bote, die Frau arbeitete einige Stunden in einem Pflegeheim, beide Söhne wohnten noch zu Hause. Abends spielte sich häufig folgende Szene ab: Der Mann ging um 21 Uhr ins Bett, in der Erwartung, dass ihm seine Frau folgen und zu dem von ihm gewünschten Geschlechtsverkehr bereit sein würde. Stattdessen schaute sie mit den beiden 19 und 20 Jahre alten Söhnen so lange fern, bis sie sicher war, dass der Mann eingeschlafen war. Ihr sexuelles Vermeidungsverhalten hatte den Hauptgrund darin, dass sie mit dem, was ihr von ihrem Mann „im Bett geboten wurde“, nicht zufrieden war. Der Geschlechtsverkehr fand in der oben geschilderten Weise im Sinn einer ritualisierten Turnübung statt. Die Frau war dabei zwar teilweise erregt, kam jedoch allein mit der koitalen Stimulation nie zum Orgasmus. Im 1. Gespräch hatte ich dem Paar die Aufgabe gegeben, sie sollten sich bemühen, an 1 Abend pro Woche ohne Söhne etwas Gemeinsames außerhalb des Hauses zu unternehmen und gelegentlich abends gemeinsam ins Bett zu gehen. Zu Beginn des zweiten Gesprächs nach 4 Wochen zeigte sich, dass das Paar die Anweisung nicht befolgt hatte. Jeder der beiden Partner hatte darauf gewartet, dass der andere die Initiative für eine gemeinsame Unternehmung ergreife.

Hier nun ein Ausschnitt aus dem 2. Beratungsgespräch in gekürzter Fassung.

Fallbeispiel

Arzt: Ja, was könnten wir tun, dass Sie 1mal pro Woche etwas Gemeinsames unternehmen. Was macht jedem von Ihnen denn Spaß?

Mann (zieht die Schultern hoch und sieht seine Frau an.)

Frau: Ich fände es schon schön, wenn mein Mann mich abends abholen würde, wenn ich im Pflegeheim gearbeitet habe.
Arzt (zum Mann): Wäre das eine Möglichkeit?
Mann: Ich bin froh, wenn ich abends mal sitzen kann. Ich laufe den ganzen Tag umher. Außerdem muss ich nicht noch abends Auspuffgase einatmen.
Arzt: Ja, aber könnten Sie dann irgendwo, wo es keinen Autolärm und Gestank gibt, nicht ab und zu einen Spaziergang machen?
Frau: Ich würde schon gerne.
Mann: Ich brauche abends meine Ruhe, vielleicht am Wochenende, aber da machen wir ohnehin gelegentlich Spaziergänge.
Arzt (zum Mann): Was würde Ihnen denn Spaß machen?
Mann: Bei meiner Frau muss immer etwas los sein. Bei allem, was ich vorschlage, bekomme ich schlussendlich zu hören, was für eine Tranfunzel (Langweiler) ich sei.
Arzt: Wie sehen sie sich denn selbst?
Mann: Ich bin schon eher einer, der es gemütlich nimmt, aber ganz so lahm, wie meine Frau mir immer vorwirft, bin ich nun auch nicht.
Arzt: Könnten Sie mir einmal schildern, wie Ihr Wohnzimmer genau aussieht?
Frau: Auf der einen Seite ist die Essecke, auf der anderen die Sitzgruppe, von der man aus fernsehen kann.
Arzt: Was für Bilder haben Sie an der Wand?
Frau: Das sind Vergrößerungen von Fotos, die mein Mann gemacht hat. Bilder aus dem Urlaub und von früheren Jahren.
Arzt (zum Mann): Welches Bild gefällt Ihnen am besten?
Mann: Das Bild, auf dem ich beim Holzhacken zu sehen bin. Früher haben wir gelegentlich das Holz für unseren Kamin selbst im Wald geholt, gesägt und gespalten.
Arzt: Haben Sie in Ihrer Wohnung jetzt auch noch einen Kamin?
Frau: Ja.
Arzt: Wann war er zum letzten Mal in Betrieb? (beide Partner schauen sich an und lachen)
Mann: Das ist Jahre her.
Arzt: Dann möchte ich Ihnen einen Vorschlag machen. Ich habe beinahe Hemmungen, Ihnen zu sagen, an was ich denke. Außerdem bin ich weitgehend sicher, dass Sie ihn doch nicht annehmen werden.
Frau: Sagen Sie doch mal …
Arzt: Aber lachen Sie mich nicht aus. – Ich würde Ihnen vorschlagen, dass Sie am nächsten Wochenende gemeinsam in den Wald gehen und dort Holz für Ihren Kamin suchen. Die Streichhölzer zum Anzünden schenke ich Ihnen. (beide Partner lachen)
Mann: So schnell kann man das Holz nicht anzünden …
Arzt: Da sieht man, wie lange Sie schon kein Feuer gemacht haben. Wenn ich am Wochenende mit meiner Familie eine Wanderung mache, machen wir häufig ein Feuerchen zum Würste braten. Das geht ohne Schwierigkeiten. Etwas Papier und Puste … Gut, es raucht dann ziemlich, aber Ihr Kamin hat ja einen Abzug, oder nicht?

Kommentar. Zunächst habe ich mit meiner Absicht, vom Ehepaar selbst einen Vorschlag zu erhalten, den beide Partner akzeptieren können, keinen Erfolg. Der Mann gibt mir indirekt zu verstehen, dass es ihm ebenso Spaß macht, meine Vorschläge zu kritisieren, wie er sich immer von seiner Frau kritisiert fühlt. An dieser Stelle frage ich nach der Einrichtung des Wohnzimmers, um Anregungen für einen neuen Vorschlag zu erhalten. Der Vorschlag mit dem Holzhacken erscheint mir gut. Um jedoch nicht Gefahr zu laufen, dass der Vorschlag wieder abgelehnt wird, nehme ich die möglichen Widerstände des Paares schon vorweg (vgl. Kap. 12), indem ich meinem Vorschlag selbst keine Erfolgsaussichten einräume. Damit mache ich das Paar neugierig und lockere die Atmosphäre auf. Den letzten Widerstand des Mannes umgehe ich, indem ich etwas Persönliches von meiner Familie erzähle und mich als Feuermeister darstelle.

Zum nächsten Beratungsgespräch kamen beide Partner ganz beglückt und erzählten, was sie im Wald alles erlebt hatten. Die Beratung ist inzwischen abgeschlossen. Das Sexualleben des Paares hat sich gebessert, ohne dass wir direkt die sexuellen Probleme durch Übungen angingen.

! Die geschilderte Behandlung zeigt zwei wichtige Punkte. Bei Paaren mittleren Alters ist häufig nicht nur die Sexualität, sondern sind weite Bereiche ihrer Beziehung verkümmert. Die Partner leben mehr oder weniger nebeneinander her. Bei einer solchen Ausgangslage hat eine rein auf die Sexualität beschränkte Beratung wenig Aussicht auf Erfolg, da die Wahrscheinlichkeit, dass sich die beiden Partner gegenseitig sabotieren, groß ist. Aussichtsreicher ist der Versuch, die Beziehung in einem anderen Bereich zu verbessern. Dabei braucht man gelegentlich Phantasie und auch etwas Humor. Oft bessern sich dann die sexuellen Beziehungen spontan, indem eine Verbesserung der Paarbeziehung sekundär auch die sexuellen Beziehungen verändert. Sexualberatung sollte sich nicht nur auf die Genitalien und deren besseres Funktionieren beschränken, sondern die Partner dazu ermuntern, nicht nur innerhalb, sondern auch außerhalb des Bettes das miteinander zu tun, was ihnen Spaß macht.

17.5 Lustverlust – psychosomatische Aspekte der Libido

Steigende Zahl. In den letzten Jahren hat die Zahl von Frauen und Männern, welche wegen mangelnder Libido eine Sexualberatungsstelle aufsuchen, ständig zugenommen (2). In spezialisierten sexualmedizinischen Behandlungseinrichtungen wie der Sexualberatungsstelle der Universitätsklinik Hamburg oder der Sexualmedizinischen Sprechstunde am Universitätsspital Zürich liegt der Anteil der Patientinnen mit Lustlosigkeit, der „hypoactive sexual desire disorder (HSDD)" ca. bei 50 % und bei den Patienten bei 10–20 % (3, 4). Als mögliche Erklärungen für die Zunahme von Libidostörungen nennt Strauss (5) u. a. folgende Veränderungen im Verhältnis der Geschlechter zueinander:

- Die Emanzipation der Frau schafft „Freiraum für Lustlosigkeit".
- Die Zunahme sexueller Selbstbestimmung und Autonomie hat dazu geführt, dass das Symptom Lustlosigkeit präsentierbar geworden ist.
- Moderne Beziehungsstrukturen und Beziehungserwartungen machen die natürliche Lustlosigkeit schwerer erträglich und veranlassen Betroffene, früher professionelle Hilfe zu suchen.
- Die öffentliche Sexualisierung führt zu einer Rationalisierung der Sexualität und der Triebhaftigkeit.

Für den deutlichen Geschlechterunterschied in der Häufigkeit von Störungen der sexuellen Appetenz nennt Hauch (3) folgende Hypothesen:

- Die Unterschiede in der Häufigkeit sexueller Lustlosigkeit bei Frauen und Männern reflektieren Unterschiede im sexuellen Erleben der Geschlechter.
- Lustlose Männer haben angesichts der bestehenden Unterschiede in den sozioökonomischen Bedingungen und den traditionellen geschlechtstypischen Rollenmustern die besseren Chancen, Lustlosigkeit zu leben und durchzusetzen, ohne professionelle Hilfe suchen zu müssen.

Definition Libidostörung – sexuelle Aversion. In den beiden Diagnosesystemen DSM-IV und ICD-10 werden Störungen der sexuellen Appetenz in folgender Weise definiert (vgl. Kap. 5.1).

D Eine Libidostörung (hypoactive sexual desire disorder) liegt vor, bei ständigem oder wiederkehrendem Mangel oder völliger Abwesenheit sowohl sexueller Phantasien als auch fehlendem Verlangen sexuell aktiv zu werden". Schwankungen in der sexuellen Appetenz sind normal. PatientInnen mit einem Libidomangel klagen jedoch über anhaltende sexuelle Lustlosigkeit und haben einen Leidensdruck. Zu differenzieren ist, ob der Libidomangel als Haupt- und Primärsymptom präsentiert wird oder als sekundäre Folge einer anderen funktionellen Sexualstörung bzw. einer schwereren körperlichen oder psychischen Erkrankung.
Von einer sexuellen Aversion spricht man, wenn Vorstellungen und Gedanken an einen Sexualkontakt mit einem bestimmten Partner stark mit negativen Gefühlen verbunden sind und so viel Furcht und Angst erzeugen, dass sexuelle Handlungen vermieden werden.

Ursachen von Libidostörungen. In der Regel sind Libidostörungen nicht auf eine Ursache zurückzuführen, sondern haben eine multifaktorielle Genese. In Tab. 17.**1** sind biologische, psychische und soziokulturelle Faktoren zusammengefasst, die bei der Abklärung und Behandlung von Libidostörungen zu berücksichtigen sind.

Biologische Faktoren. Auf die Bedeutung von Hormonen, Medikamenten, Alter und schweren körperlichen Krankheiten für die sexuelle Lust und Reaktionsfähigkeiten wurde und wird an verschiedenen anderen Stellen hingewiesen (vgl. Kap. 3.3, 6.1, 18 und 19). Nach meinen Erfahrungen spielen biologische Faktoren vor allem bei Paaren mit einer deutlichen Altersdifferenz bzw. unterschiedlicher körperlicher Gesundheit eine Rolle. In solchen Fällen ist die Sexualberatung nicht selten schwierig, da sich die biologischen Gegebenheiten nicht ändern lassen. Häufig werden jedoch die biologischen Faktoren durch psychosoziale Aspekte verstärkt, wie folgendes Fallbeispiel zeigt.

Tabelle 17.1 Biopsychosoziale Ursachen von Libidostörungen

biologische Faktoren

- Hormone, v.a. Androgene und Prolaktin
- höheres Alter
- Medikamente, z.B. Antihypertensiva, Psychopharmaka, Steroide
- schwere körperliche Krankheiten
- verstümmelnde Operationen und Unfallverletzungen

psychische Faktoren

- Distress
- fehlende Anerkennung und Bestätigung
- negatives Selbst- und Körperbild
- negative frühkindliche Beziehungserfahrungen
- psychische Konflikte und Störungen, intrapsychisch und/ oder interpersonell
- sexuell deviante Neigungen

soziokulturelle Faktoren

- sexuelle Normen
- traditionelle geschlechtstypische Rollenmuster
- öffentliche Sexualisierung
- sexuelle Leistungsmentalität
- Brutalisierung der Pornographie

Fallbeispiel

Ein 56-jähriger Internist ist in dritter Ehe mit einer 15 Jahre jüngeren Sekretärin verheiratet. Er meldet sich, da sich seine Frau in letzter Zeit zunehmend über sein sexuelles Desinteresse beklagt und er ein neuerliches Scheitern seiner Ehe befürchtet. Die genaue Abklärung ergibt folgende Situation. Der Patient muss an seine Kinder aus den ersten beiden Ehen und an seine zweite Frau monatliche Unterhaltszahlungen in Höhe von 6.000 Franken bezahlen. Seiner jetzigen Frau und seinem 5-jährigen Sohn aus dieser Ehe möchte er alle Wünsche erfüllen, um sie (und sich) glücklich zu machen. Dies veranlasst ihn, täglich bis zu 12 Stunden in seiner Praxis zu arbeiten. Übers Wochenende erledigt er administrative Arbeiten. Aus Angst, Patienten an jüngere Kollegen zu verlieren, hat er seit 3 Jahren keine Ferien mehr gemacht. „Wir würden eine Musterehe führen", meint er beim Erstgespräch, „wenn ich meine Frau im Bett besser zufriedenstellen könnte. Aber wenn ich abends nach Hause komme, ist bei mir der Ofen aus. Da helfen selbst Verführungskünste meiner Frau nichts."

Kommentar. Der vor allem seit der Geburt des Sohnes aufgetretene Lustverlust dieses Kollegen ist auf mehrere Gründe zurückzuführen. Zunächst spielt einmal eine lang andauernde berufliche Überlastung verbunden mit Konkurrenzängsten eine Rolle. Durch die hohen Unterhaltszahlungen steht er finanziell unter starkem Druck und hat real wenig Möglichkeiten, sein berufliches Engagement zu vermindern, da er sonst seinen Zahlungsverpflichtungen nicht mehr nachkommen kann. Zusätzlich setzt ihn sein eigenes Männerideal unter einen sexuellen Leistungsdruck, welcher durch die Angst verstärkt wird, seine dritte Frau könnte ihn wegen ihrer sexuellen Unzufriedenheit auf Dauer verlassen. „Ich stecke in einem Korsett, aus welchem ich nur tot herausfallen kann", äußert er mir gegenüber im zweiten Gespräch. Schließlich spielt auch die große Altersdifferenz für die unterschiedliche sexuelle Appetenz eine Rolle. In diesem Fall ermunterte ich die Frau, teilzeitlich wieder als Sekretärin zu arbeiten, da ich den Eindruck hatte, dass sie durch Haushalt und die Betreuung ihres Sohnes nicht genügend ausgelastet war, und nicht in einem Korsett, aber in einer Art „goldenen Käfig" gefangen war. Sie selbst nahm diesen Vorschlag gerne an, während ihr Mann zunächst Einwände hatte: „Das hat meine Frau nicht nötig", meinte er. „Aber für Sie und Ihre Beziehung erscheint es mir wichtig, dass die Belastungen zwischen Ihnen etwas ausgeglichener verteilt werden", entgegnete ich ihm. Seine Frau stimmte mir zu. Einige Monate später berichtete mir das Paar, dass sich ihr „Lustpegel" angeglichen hätte und sie jetzt sexuell keine Schwierigkeiten mehr hätten.

Psychische Faktoren. Die Bedeutung frühkindlicher Beziehungserfahrungen für das Erleben des eigenen Körpers, das Selbstwertgefühl und die sexuelle Erlebnisfähigkeit ist in der sexualmedizinischen Praxis evident. Patientinnen mit Libidostörungen haben oft andere Beziehungserfahrungen gemacht (6) [S. 346]:

– „Ihre Wünsche nach Begegnung und Beziehung wurden häufig enttäuscht, manchmal so tief greifend, dass sie diese Wünsche verdrängten, um den Schmerz der Ablehnung nicht immer wieder zu erleben". Bei Frauen, deren Libidomangel auf dem Hintergrund gestörter frühkindlicher Beziehungserfahrungen zu sehen ist, bestehen in der Regel noch weitere psychische oder psychosomatische Störungen, nicht selten auch Persönlichkeitsstörungen. In solchen Fällen kann eine Sexualberatung nur mit dem Ziel angeboten werden, sie für eine eigentliche (körperorientierte) Psychotherapie zu motivieren.

! Unzufriedenheit mit dem eigenen Aussehen und Unwohlsein im eigenen Körper sind weitere Gründe, die für einen Libidomangel eine Rolle spielen können. Sehr häufig ist es fehlende Anerkennung und Wertschätzung durch den Partner, welche dazu führen, dass länger dauernde Paarbeziehungen „austrocknen und versanden".

Auch hierzu ein Fallbeispiel.

Fallbeispiel

Eine 50-jährige Patientin mit einem angeborenen Herzfehler, der in zwei Operationen in der Adoleszenz korrigiert wurde, berichtet, dass sie in der Beziehung zu ihrem 4 Jahre älteren Mann, einem Bankdirektor, zwar körperliche Nähe und Zärtlichkeit schätze, jedoch keinerlei Lust mehr auf Geschlechtsverkehr habe. Das Paar hat zwei erwachsene Kinder und bewohnt eine schöne Villa. Im Paargespräch mit dem Ehemann ergibt sich, dass dieser sich seiner Frau gegenüber zwar äußerst korrekt und finanziell großzügig, emotional jedoch distanziert und kühl verhält. Er selbst schätzt weder Küssen noch Schmusen, was er in den ersten Ehejahren seiner Frau zuliebe noch zeitweise toleriert hat. Die Patientin hat sich seit drei Jahren sexuell von ihrem Mann zurückgezogen, was diesen nicht sonderlich störte. Intensive Liebesgefühle und Gedanken an einen Seitensprung zu einem 5 Jahre jüngeren Mann, den sie bei Chorproben regelmäßig traf, veranlassten sie, den „sexuellen Stillstand" in der Paarbeziehung ihrem Mann gegenüber zu thematisieren und sich an unsere Sexualmedizinische Sprechstunde zu wenden.

Kommentar. Die Sexualberatung dieses Paares verlief über 12 Monate und umfasste nur 5 Sitzungen. Das Hauptziel der Gespräche bestand darin, die Paarbeziehung durch Phantasie, Spontaneität und Erotik neu zu beleben. Dabei kann die Empfehlung der Lektüre eines geeigneten Buches, welches sich beide Partner gelegentlich in einer ruhigen Stunde vorlesen oder erzählen, eine wichtige Ergänzung sein. „Die Wiederentdeckung der Lust" von Carol Gilligan (7) ist beispielsweise ein Buch, welches ich gelegentlich empfehle. Die Autorin schildert darin anschaulich und mit vielen Beispielen aus Literatur und Film, wie Lust und Leidenschaft gepflegt und kultiviert werden können. Sie zitiert dabei u. a. eine Kurzgeschichte von Edith Wharton, die ich dem oben geschilderten Paar im dritten Beratungsgespräch vorlas (7) [S. 225]:

- „Manchmal dachte ich, die Natur einer Frau ist wie ein großes Haus mit vielen Zimmern: Da gibt es die Eingangshalle, durch die jeder kommt, der ein und aus geht; den Salon, in dem man förmliche Besuche empfängt; das Wohnzimmer, das den Familienmitgliedern vorbehalten ist; doch dahinter, weit dahinter, gibt es noch andere Zimmer, deren Türklinken niemand herabdrückt; niemand kennt den Weg dorthin, niemand weiß, wohin sie führen; und im innersten Zimmer, im Allerheiligsten, sitzt einsam die Seele und lauscht auf Schritte, die niemals kommen."

Partnerschaftliche Faktoren. Am häufigsten klagen PatientInnen mit Libidostörungen über mangelnde Kommunikation in einer Paarbeziehung, ehelichen Trott, oder Mangel an gegenseitiger Achtung (6) [S. 347]: „Sie können ihre Wünsche in Bezug auf die Gestaltung des Alltags, aber auch in Bezug auf Nähe, Intimität und Sexualität dem Partner nicht deutlich machen, entweder weil sie sich nicht trauen, darüber zu sprechen, oder weil sie sich nicht gehört fühlen. Sie meiden deshalb zunehmend jede körperliche Annäherung."

! Manchmal sind es Kleinigkeiten wie unterschiedliche Hygienevorstellungen, abendlicher Alkohol- oder Nikotinkonsum des Partners oder unterschiedliche Tagesrhythmen, welche dazu führen, dass Partner, die sich als Personen gegenseitig schätzen, körperlich und sexuell aus dem Wege gehen. Nicht selten ist auch die Konstellation, dass Frauen mit einer Libidostörung Partner haben, die an einem chronischen vorzeitigen Samenerguss oder einer Erektionsstörung leiden. Auch das ständige sexuelle Drängen eines Mannes erzeugt bei seiner Frau nicht Lust, sondern eher Aversion, da sie das angebliche „Werbeverhalten" eher als aggressiv denn als liebevoll erlebt.

Beratung bei Libidostörungen. Folgende Empfehlungen haben sich, je nach Fall und ätiologischen Faktoren, in der Beratung von PatientInnen mit Libidostörungen bewährt (6):

- Änderung des Lebensstils bei länger dauernden Überlastungssituationen
- Ermunterung zu Eigenaktivität und Kreativität in der Freizeitgestaltung
- Entwickeln und Beleben (erotischer) Phantasien
- Fördern der emotionalen und kognitiven Differenzierung, Förderung von Autonomie
- Entgenitalisierung der Sexualität
- Besprechen von Strategien, wie die Partner mit Zurückweisung umgehen können
- Eventuell Übungen zur körperlichen Selbsterkundung nach dem Eingehen auf mögliche Vorbehalte

In die Behandlung von PatientInnen mit Libidostörungen entstehen bei den TherapeutInnen in der Gegenübertragung nicht selten Gefühle von Ratlosigkeit, Lähmung und Resignation. Auf diese sollte nicht mit forcierten Verhaltensempfehlungen, sondern mit zirkulärem Explorieren (8) und geschicktem Fragen (6) reagiert werden.

17.6 Ist Eifersucht eine Krankheit?

Ausprägungen. Eifrige Menschen gelten in unserer Gesellschaft als bewundernswert, die Süchtigen hingegen zählt man zu den Kranken. Wozu soll man die Eifersüchtigen zählen? Die Eifersucht kennt viele Spielarten, sie ist ein schillerndes Phänomen, das von zarten, flüchtigen Gefühlsregungen bis zu wahnhaft verformten Affekten reicht. Baumgart (9) unterscheidet 4 Ausprägungen der Eifersucht. Ihre Einteilung erscheint für die Beurteilung der Behandlungsbedürftigkeit der Eifersucht praxisnah und hilfreich.

- Als **psychologische Eifersucht** bezeichnet sie ein einfühlbares, angemessenes Gefühl des Leidens, welches danach trachtet, den Konflikt zu lösen, aus dem es entstanden ist. Eifersucht ist dabei eine auf Wandel und Neuorientierung zielende Kraft, welche im intrapsychischen wie im interpersonellen Bereich Entwicklungen und Veränderungen in Gang setzt. Man könnte diese weit verbreitete Form der Eifersucht auch kreative Eifersucht nennen.
- **Krankhafte Eifersucht** liegt nach Baumgart (9) dann vor, wenn der Eifersüchtige in einem einfühlbaren Ambivalenzkonflikt verharrt und nach außen hin den Eindruck vermittelt, als ob er nichts anderes sucht als sein Leiden. Die Eifersucht ist dabei nicht mehr eine dynamische Kraft, sondern eine mehr oder weniger starre Haltung. Sie ist für die Umgebung zwar noch verständlich, erzeugt jedoch beim Unbeteiligten Gefühle von Unbehagen und Abneigung.
- Ein **Eifersuchtswahn** liegt dann vor, wenn die Verbindung zwischen der Situation und der Reaktion nicht mehr rational und objektiv ist. Diese Form der Eifersucht findet man nicht selten im Rahmen eines schweren Alkoholismus. Der Eifersüchtige ist dabei durch rationale Überzeugungen nicht mehr beeinflussbar, sein Wahn ist für die Vernunft und Erfahrung unzugänglich und bleibt auf die geliebte Person fixiert.
- Bei der **Eifersuchtsparanoia** bietet sich für den außenstehenden Betrachter noch insofern eine Akzentverschiebung, als hier die Eifersucht den von ihr Betroffenen so verändert, dass er den Bezug zur Umwelt verliert und als einer in seiner Wahnwelt gefangener und geisteskranker Mensch erscheint.

Eifersucht findet in der Regel in Beziehungsdreiecken statt, meistens zwischen 2 gleichgeschlechtlichen und einer gegengeschlechtlichen Person. Die Beziehungsdynamik zwischen dem Eifersüchtigen und seinem Partner ist häufig durch eine Störung der intra- und extradyadischen Abgrenzung sowie der Gleichwertigkeitsbalance gekennzeichnet. Auch der Dritte im Beziehungsdreieck, der Rivale, hat in der Regulierung von Nähe und Distanz ähnliche Schwierigkeiten wie das Paar, wie folgendes Beispiel veranschaulichen soll.

Fallbeispiel

Eine 38-jährige Frau meldet sich notfallmäßig und bittet um einen Konsultationstermin noch am selben Tag. Sie berichtet, ihr 3 Jahre älterer Ehemann habe gestern Abend versucht, sich im Möbellager seines eigenen Betriebes zu erhängen. Nur per Zufall sei er von der Polizei noch rechtzeitig entdeckt worden. Über Nacht sei er in Polizeigewahrsam gewesen, aus der er jedoch noch heute entlassen werde. Sie habe Angst, wie es weitergehen solle, da ihr Mann auf ihren Freund krankhaft eifersüchtig sei. Beim Gespräch mit dem Paar, welches noch am selben Tag stattfindet, zeigt sich folgende Situation. Das Paar ist seit 14 Jahren verheiratet und hat zwei 12 und 9 Jahre alte Töchter. In den ersten Ehejahren arbeitete der Mann als Vertreter im Außendienst einer größeren Möbelfirma. Er engagierte sich mit Eifer und Erfolg in seinem Beruf, was jedoch dazu führte, dass er immer weniger Zeit für seine Familie hatte. Auf den Vorwurf seiner Frau, er verausgabe sich im Beruf und vernachlässige die Familie, hatte er vor 5 Jahren ein eigenes kleines Möbelgeschäft eröffnet, in welchem seine Frau mitarbeitete. Beide Partner waren so tagtäglich im Berufs- wie im Familienleben eng miteinander verbunden. Sie mühten sich ab, im Geschäft für die Kunden, in der Familie für die beiden Töchter, welche während der Woche teilweise von seiner Mutter versorgt wurden. Seit zwei Jahren unterhielt die Frau zunächst ohne, seit mehreren Monaten mit Wissen ihres Mannes eine außereheliche Beziehung zu einem 10 Jahre jüngeren Mann, den sie im Turnverein kennengelernt hatte. Auf das Bekanntwerden der außerehelichen Beziehung seiner Frau reagierte der Mann mit starken Eifersuchtsgefühlen. Einerseits fühlte er sich hintergangen und entwickelte ihr gegenüber Hassgefühle, andererseits empfand er intensive Liebesgefühle und versuchte, auf alle nur erdenkliche Art und Weise die Zuneigung seiner Frau zurückzugewinnen. Die Frau erlebte zunächst die Situation, von zwei Männern gleichzeitig umworben und geliebt zu werden, als angenehm und – wie sie es im Gespräch ausdrückte – als „Erlösung". Nach allem, was sie in den vergangenen Jahren habe aushalten müssen, empfinde sie es als eine Art gerechte Entschädigung, sowohl von ihrem Mann wie ihrem Freund geliebt zu werden. Ihr Mann gebe ihr Sicherheit und Geborgenheit, ihr Freund Verständnis und jugendliche Frische. Sie habe beide Männer in gleicher Weise gern und könne sich nicht für den einen oder den anderen entscheiden. Der Mann hatte in den letzten Wochen gelegentlich von Suizidabsichten gesprochen, welche seine Frau jedoch nicht ernst genommen hatte.

Kommentar. Wie ist die Beziehungsdynamik bei diesem Eifersuchtskonflikt zu verstehen? Schon in den ersten Ehejahren hatten beide Partner Schwierigkeiten, Nähe und Distanz in einer für beide befriedigenden Weise zu regulieren. Die emotionale Distanzierung konnte durch die äußere Verklammerung nicht korrigiert werden. Im manifesten Eifersuchtskonflikt zeigt sich zwischen beiden Partnern und dem Freund der Frau folgende Abgrenzungskonstellation:

Der Mann wünscht und sucht eine enge Bindung an seine Frau, wird jedoch von dieser mit dem Argument zurückgewiesen, sie brauche mehr Selbständigkeit und Unabhängigkeit. Zwischen der Frau und ihrem Freund besteht eine wechselseitig intensive emotionale Bindung, während zwischen dem Mann und seinem Rivalen keine Kontakte bestehen. Der gemeinsame Nähe-Distanz-Konflikt zwischen Mann und Frau wird von beiden in ähnlicher Weise agiert. Beide sind nicht in der Lage, Bindungs- und Abgrenzungswünsche in ihrer gegenseitigen Beziehung in ein Gleichgewicht zu bringen, sondern spalten diese Wünsche auf 2 Personen auf. Der Mann richtet seine Wünsche nach intensiver Bindung auf seine Frau und sein Bemühen um klare Abgrenzung auf seinen Rivalen. Die Frau lebt ihre Wünsche nach einer intensiven Zweierbeziehung in der Beziehung zu ihrem Freund aus und grenzt sich gegenüber ihrem Mann in konsequenter Weise ab. Auch der Rivale spaltet seine Bindungs- und Abgrenzungswünsche auf.

! Es zeigt sich somit, dass in einem Eifersuchtskonflikt meistens alle 3 beteiligten Personen hinsichtlich einer Nähe-Distanz-Problematik ähnliche Schwierigkeiten haben.

Was die wechselseitige Wertschätzung und damit die Gleichwertigkeitsbalance betrifft, so resultiert die Fixierung in der Konfliktkonstellation vor allem aus der gleichen Bewertung des Eifersüchtigen und des Rivalen durch den umworbenen Partner. In unserem Fallbeispiel bringt die Frau die Gleichwertung der beiden Männer durch die Bemerkung zum Ausdruck: Ich habe beide Männer in gleicher Weise gern und kann mich für keinen entscheiden. Durch diese Ambivalenz in ihrer Einstellung den beiden Männern gegenüber erreicht sie, dass diese in ihren positiven Wertungen der Frau gegenüber miteinander rivalisieren. Typisch für den Eifersüchtigen ist, dass er zwischen Vergötterung und Verteufelung seines Partners hin- und herschwankt. Die Unklarheit im Beziehungsdreieck wird in der Regel vom Eifersüchtigen am deutlichsten wahrgenommen. Nützen seine Appelle oder Drohungen nichts, von seinem Partner eine klare Stellungnahme zu erhalten, so entwickeln sich bei ihm nicht selten Suizidgedanken, welche im Affekt dann in die Tat umgesetzt werden können. Der Wunsch, nicht mehr da zu sein, bedeutet häufig: Irgendetwas soll endlich aufhören (9)! Auch in dem geschilderten Fallbeispiel äußerte der Mann im Paargespräch recht klar und für seine Frau überraschend, er habe die Situation einfach nicht mehr ausgehalten, sterben wollte er eigentlich nicht. Da beide Partner in der Regel ein sehr brüchiges Selbstwertgefühl haben, ist jeder auf die Bestätigung und die Wertschätzung durch den anderen angewiesen.

! Wechselseitige Entwertungen, welche über Jahre geschluckt und nicht zurückgewiesen werden, spielen in der Entwicklung von Eifersuchtskonflikten eine wichtige Rolle.

Etwas vereinfacht formuliert könnte man sagen, dass sich in unserem Beispiel die Frau für die jahrelangen Entwertungen durch ihren Mann dadurch an ihm rächt, dass sie sich durch den Rivalen aufwerten lässt und ihren Ehepartner durch die außereheliche Beziehung entwertet.

! Die Behandlung von Eifersuchtspaaren ist nicht ganz einfach, da vor allem in der Anfangsphase recht dramatische Notfallsituationen eintreten können. Beratungsgespräche reichen in der Regel nur bei der leichtesten Ausprägung, d. h. der psychologischen und kreativen Eifersucht aus. Bei der krankhaften Eifersucht und beim Eifersuchtswahn sowie der Eifersuchtsparanoia sollten Beratungsgespräche vor allem das Ziel verfolgen, den Eifersüchtigen und seinen Partner für eine psychiatrisch-psychotherapeutische Behandlung zu motivieren.

17.7 Außereheliche Beziehungen

Abenteuer und böses Erwachen. Gelegentlich höre ich von PatientInnen (und KollegInnen) die Meinung, ein Seitensprung könne eine langweilig gewordene Ehe beleben. Ich will nicht ausschließen, dass für manchen Jäger und Sammler ein außereheliches Abenteuer dahingehend eine Hilfe sein kann, dass er die Bestätigung, ein flotter Typ zu sein, wenn nicht von seiner Frau, dann von einer Freundin bekommt. Nicht selten enden solche Abenteuer mit einem bösen Erwachen, wie folgendes Beispiel zeigt.

Fallbeispiel
Ein 45-jähriger Ingenieur, der seit 20 Jahren mit einer 2 Jahre jüngeren Frau verheiratet ist, wird vom Arzt wegen verschiedener funktioneller Beschwerden in einen Kuraufenthalt geschickt. Trotz lebhafter außerehelicher Phantasien hatte er bisher keine außerehelichen Beziehungen aufgenommen. Dies vor allem deshalb, weil sein Vater ein Schürzenjäger gewesen war und seine Schwiegereltern ihrer Tochter bei der Heirat prophezeit hatten, der Apfel – gemeint war der Mann – falle nicht weit vom Stamm. Während der Kur lernte er eine etwa gleichaltrige, verheiratete Pfarrfrau kennen, zu der er schnell intensive Liebesgefühle entwickelte und erstmals außereheliche sexuelle Beziehungen aufnahm. Nach seiner Rückkehr versuchte er, sein schlechtes Gewissen dadurch zu beruhigen, dass er seiner Frau vorschlug, mit dem Pfarrehepaar doch freundschaftliche Beziehungen aufzunehmen. Nach einigem Zögern willigte die Frau ein. Die beiden Paare trafen sich mehrmals zu viert und entschlossen sich im allseitigen Einvernehmen zum gelegentlichen Partnertausch. Schon bald zeigten sich in der Beziehung des Mannes zur Pfarrfrau Spannungen, während sich seine Frau mit dem Pfarrer immer besser verstand und gelegentlich auch mit ihm alleine Unternehmungen machte. Die Pfarrfrau hat sich inzwischen aus dem Quartett zurückgezogen, da sie einen neuen Freund kennengelernt hat. Während der Mann mühsam versuchte, die Beziehung zu seiner Frau zu verbessern, spielte diese mit dem Gedanken, sich von ihm zu trennen, um mit dem Pfarrer zusammenzuleben.

Kommentar. Abenteuer bergen immer ein gewisses Risiko in sich. Deshalb werden wohl die meisten außerehelichen Beziehungen ohne Wissen des Partners unterhalten. Das Geständnis des Mannes im geschilderten Fallbeispiel war wahrscheinlich Ausdruck seiner eigenen Trennungsängste, die ihn in starkem Maße belasteten. Zweierbeziehungen sind immer wieder auf die Einbeziehung von Drittpersonen angewiesen, wenn sie nicht erstarren wollen. Dabei kann eine Beziehung zu einem Freund oder einer Freundin durchaus eine erotische Dimension haben. Eine länger dauernde außereheliche Beziehung, womöglich noch mit Wissen des Partners, ist jedoch mit einer harmonischen Ehe kaum vereinbar. Auch wenn außereheliche Beziehungen von Männern und Frauen keine Seltenheit sind, bin ich doch der Auffassung, dass eine außereheliche Beziehung ein ungeeignetes Mittel ist, den Beziehungskonflikt eines Paares zu lösen.

Funktionen einer Geliebten. Willi (10) hat in seinem Buch „Die Zweierbeziehung“ verschiedene Formen von ehelichen Dreiecksbeziehungen beschrieben. Danach kann eine Geliebte verschiedene Funktionen haben. In einer von Streit und Intrige geprägten Ehe kann sie der Blitzableiter für eheliche Spannungen sein. Unsicheren Männern kann sie als Statussymbol dienen. Bei Paaren, die eng aneinander gekettet sind, kann sie die Funktion eines trennenden Riegels haben, der dem unter der ehelichen Nähe leidenden Partner eine Distanzierung ermöglichen soll. Schließlich können Geliebte bei besonders infantilen Männern die Rolle einer Ersatzmutter übernehmen, welche die von der Ehefrau versagten Verwöhnungen bereitwillig gibt.

Möglichkeiten der Beratung. Nicht nur außereheliche Partner können als Drittpersonen in einen Ehekonflikt hineingezogen werden. Auch Kinder können dazu missbraucht werden, den Partner zu manipulieren und ihm eins auszuwischen. Wie soll man sich als Arzt verhalten, wenn man von einem Patienten erfährt, dass er oder sein Partner eine außereheliche Beziehung hat? Eine moralische Entrüstung („das hätte ich von Ihnen aber nicht gedacht...") hilft ebenso wenig wie ein bewunderndes Lächeln oder ein Achselzucken. Eine länger dauernde Außenbeziehung ist meistens ein Signal für eine Störung in der Paarbeziehung. In diesem Sinne nehme ich gegenüber meinen PatientInnen Stellung. Positiv bewerte ich dabei, dass die Krise jetzt – vielleicht nach langjähriger Latenz – offenkundig geworden ist und damit angegangen werden kann. Fragezeichen setze ich dort, wo einer oder beide Partner meinen, durch die außereheliche Beziehung oder deren Aufgabe sei der Ehekonflikt schon behoben. Wenn irgend möglich ermuntere ich die beiden Partner, die Krise als Anlass für eine Eheberatung oder Paartherapie zu nehmen.

! Außereheliche Beziehungen sind gelegentlich auch ein Symptom für unbefriedigende eheliche Sexualbeziehungen. In diesem Fall sollte die Krise zum Anlass genommen werden, um über Möglichkeiten zur Verbesserung der ehelichen Sexualität zu sprechen.

17.8 Pornographie

Geschlechtsunterschiede. Aus sexualwissenschaftlicher Sicht sollte zwischen Softcore-, Hardcore-, Gewalt- und Vergewaltigungspornographie unterschieden werden (11). Die folgenden Ausführungen beziehen sich nur auf Softcorepornographie, d.h. Nacktdarstellungen von Frauen in Magazinen wie Playboy oder Filmen z.B. von Hustler. Eine kurze Übersicht über mögliche Auswirkungen des regelmäßigen Konsums von Gewalt- und Vergewaltigungspornographie findet sich bei Berner und Hill (11).

Wie verhalten Sie sich, wenn Ihnen eine entrüstete Ehefrau ein Sexjournal zeigt, das sie zufällig in der Tasche ihres Mannes gefunden hat? Nicht jedes Playboy-Heft mit dem Foto einer gut aussehenden nackten Frau ist schon als verabscheuungswürdige Pornographie zu betrachten. Frauen, die mir solche Hefte ihrer Männer zeigen, frage ich, was sie am konkreten Text oder Foto abstoßend finden. Recht schnell zeigt es sich dann, dass sie sich nicht über die Fotografie als solche empören, sondern über die Tatsache, dass ihr Mann so etwas braucht. Das ist dann für mich der Aufhänger, mit der Frau darüber zu sprechen, was sie sich vorstellen könne, weshalb ihr Mann solche Journale kaufe. Pauschalurteile wie „er ist eben ein Schwein..." oder „ich habe es schon immer gewusst, was er für einer ist..." weisen eher auf sexuelle Verklemmungen der Frau als auf eine sexuelle Unersättlichkeit ihres Mannes hin. Die Intensität der moralischen Entrüstung steht meist in krassem Gegensatz zu der emotionalen Nüchternheit der Ehebeziehung. An diesem Punkt versuche ich dann, mit der Frau und wenn möglich auch mir ihrem Mann ins Gespräch zu kommen.

Gelegentlich fragen auch Männer mit einigen Schuldgefühlen, ob es nicht bedenklich sei, wenn sie solche Hefte anschauen würden.

! Hier ist es wichtig zu wissen, dass Männer in weit stärkerem Maße als Frauen auf visuelle Reize – Fotos, Anblick von Reizunterwäsche – mit sexueller Erregung reagieren als Frauen, die eher durch die Lektüre einer von Gefühlen angereicherten Liebesromanze selbst in Erregung geraten.

Wie wir schon bei den sexuellen Phantasien (vgl. Kap. 16.5) gesehen haben, bestehen hinsichtlich der sexuellen Ansprechbarkeit geschlechtstypische Unterschiede. Männer werden eher durch das Vorstellen und Betrachten von Bildern nackter Frauen erregt, während sich Frauen mehr durch eine Handlung oder eine Geschichte erotisch angesprochen fühlen, in der sie sich mit einer geliebten und begehrten Person identifizieren können. Ich frage dann die Männer, welche Zeitungen und Illustrierten ihre Frauen lesen und höre dann meist die erwartete Antwort: Das „Grüne Blatt“ oder die „Bunte Illustrierte“. Moralische Bedenken von Männern wegen ihrem Interesse an Fotos nackter Frauen versuche ich zu entkräften. Ich frage aber immer, ob und wenn ja, welche Auswirkungen das Anschauen der Bilder auf die Ehebeziehung habe. Hat die Lektüre von Sexjournalen die Funktion einer sexuellen Ersatzhandlung, z. B. dann, wenn der Mann die Bilder zur Anregung seiner Masturbationsphantasien benutzt und gleichzeitig die ehelichen Sexualbeziehungen verkümmert sind, dann sollte eine solche Frage auch zum Anlass einer Sexualberatung genommen werden.

Die leichte Zugänglichkeit zu pornographischen Produkten im Internet hat in den letzten Jahren dazu geführt, dass nicht nur anonyme Kunden, sondern auch Sexualmediziner und Sexualwissenschaftler regelmäßig per E-Mail Angebote zum Konsum fragwürdiger und abstoßender pornographischer Produkte erhalten. Nachfolgend ein Beispiel eines solchen Angebotes.

Fallbeispiel
Hallo, Damen und Herren...
Wir präsentieren die Web Site, die als Sex-Site Nummer 1 der Welt eingestuft wurde!
Diese Web-Site nur für Erwachsene bietet Ihnen den besten live Sex des gesamten Web.
Diese nur für Erwachsene geeignete Site enthält die meisten tropfenden, geilen und feuchten Muschies, die Ihnen jemals Ihre wildesten Phantasien vorgegaukelt haben!
Das ist wirklich einen laaaangen Versuch wert. Eine Unmenge an live Sex!
Wenn es Ihnen nicht hart genug sein kann, dann gehen Sie auf diese extrem harte live Sex-Site und bringen Sie ihr Adrenalin zum Pumpen.
Unbegrenzter Zugang
Schnellerer deutsch/ schweizerischer Server für vollen Zugang
Erhalten Sie dauerhaften Zugang zu unseren Servern (Keine Registrierung erforderlich – Keine Kreditkarte erforderlich)
Sie finden die MEGA Sex-Site unter einer der 4 Server:......

Kommentar. Die Brutalisierung der Pornographie, auf welche schon in Kap. 2.1 hingewiesen wurde, ist ein ernst zu nehmendes Phänomen (11). Die Zahl sexsüchtiger Männer aller Altersstufen, die unsere Sexualmedizinische Sprechstunde aufsuchen, hat in den letzten Jahren kontinuierlich zugenommen. Die Sexsucht wird dabei kombiniert im Konsum pornographischer Medienprodukte und exzessiver Masturbation ausgelebt. Solche Patienten sind eingehend psychiatrisch abzuklären, da die Sexsucht in aller Regel nicht ein isoliertes Symptom, sondern eines neben anderen psychischen Störungen auf dem Hintergrund einer Persönlichkeitsstörung ist.

Resümee

Ungewollte Kinderlosigkeit und erfolglose Fertilitätsbehandlungen belasten die Sexualität und erfordern eine adäquate Beratung von Kinderwunschpaaren.

Genitalisierung der Sexualität, häufig gefolgt von einem Libidoverlust auf Seiten der Frau, ist ein Warnsignal für latente Unzufriedenheit in einer Paarbeziehung.

Libidostörungen bei Frauen und Männern haben in den letzten Jahren zugenommen. Sie haben in der Regel eine multifaktorielle Genese, in welcher biologische, psychische und soziokulturelle Faktoren eine Rolle spielen können.

In der **Sexualberatung von Libidostörungen** entstehen bei TherapeutInnen in der Gegenübertragung nicht selten Gefühle von Ratlosigkeit und Resignation.

Eifersucht ist ein vielschichtiges Phänomen. Es sollte vor einer Behandlung abgeklärt werden, ob es sich dabei um eine angemessene Reaktion, krankhafte Eifersucht, einen Eifersuchtswahn oder eine Eifersuchtsparanoia handelt.

Außereheliche Beziehungen sind oft ein Signal für eine länger dauernde Störung in der Paarbeziehung. Sie sollten als Signal für eine eingehendere Eheberatung oder Paartherapie gesehen werden.

Pornographie wird heute von verschiedenen Medien in einem breiten Spektrum angeboten. Nicht jedes Sex-Journal sollte vorschnell verteufelt werden. Fragwürdig und bedenklich ist jedoch das zunehmende Angebot brutaler pornographischer Produkte, welche im Internet leicht zugänglich sind.

Literatur

1. Brähler E, Felder H, Strauss B. Fruchtbarkeitsstörungen, Jahrbuch der Medizinischen Psychologie 17. Göttingen: Hogrefe; 2000.
2. Buddeberg C, Bass B, Gnirss-Bormet R. Die lustlose Frau – der impotente Mann. Familiendynamik 1994;19:266–279.

3. Hauch M. Paartherapie bei sexuellen Funktionsstörungen und sog. „sexueller Lustlosigkeit". Das Hamburger Modell: Konzept, Akzentverschiebungen, Modifikationen und Weiterentwicklungen. In: Strauss B, editor. Psychotherapie der Sexualstörungen 2. Auflage. Stuttgart: Thieme; 2004. p. 70–88.
4. Buddeberg C. Behandlungsstatistik der Sexualmedizinischen Sprechstunde am Universitätsspital Zürich 2004. Jahresbericht Abteilung Psychosoziale Medizin, Universitätsspital Zürich.; 2004.
5. Strauss B. Kultureller Wandel der Sexualität und die möglichen Folgen für die Psychotherapie. Psychotherapeut 1999;44:270–278.
6. Gnirss-Bormet R. Libidostörungen – Diagnostische Abklärung und Behandlung. Psychotherapeut 2004;49:341–349.
7. Gilligan C. Die Wiederentdeckung der Lust. Zürich: Pendo; 2003.
8. Weiss T, Haertel-Weiss G. Familientherapie ohne Familie. Serie Piper Bd 3893. München: Piper; 2003.
9. Baumgart H. Eifersucht. Reinbek: Rowohlt; 1985.
10. Willi J. Die Zweierbeziehung. Reinbek: Rowohlt; 1990.
11. Berner W, Hill A. Gewalt, Missbrauch, Pornographie. In: Hornung R, Buddeberg C, Bucher T, editors. Sexualität im Wandel. Zürich: vdf Hochschulverlag AG; 2004. p. 141–158.

18 Sexuelle Aktivität und Zufriedenheit im Alter

Die Sexualität älterer Menschen hat sich in den vergangenen Jahrzehnten ebenso umfassend gewandelt wie die Sexualität von Jugendlichen. Galten früher ältere Frauen als asexuell und ältere Männer als impotent, so hat die Sexualität im Alter heute für viele Menschen einen hohen Stellenwert. Ein wesentlicher Grund für die Aufwertung der Alterssexualität ist der Tatsache zuzuschreiben, dass eine immer größer werdende Zahl von Frauen und Männern bei guter Gesundheit ein hohes Alter erreichen. Ein weiterer Grund sind die verbesserten therapeutischen Möglichkeiten bei altersbedingter erektiler Dysfunktion. Und schließlich sind heute unverheiratete intime Partnerschaften zwischen älteren Menschen ebenso akzeptiert wie unter jungen Erwachsenen. Der Stellenwert der Sexualität im Alter wird wesentlich durch die sexuelle Biographie in den vorangegangenen Lebensphasen bestimmt. Sexualberatung älterer Menschen erfordert in besonderer Weise Kenntnisse möglicher somatischer Ursachen sexueller Funktionsstörungen und die Bereitschaft, Vorurteile und negative Stereotype über das Altern und die Alten in Frage zu stellen.

18.1 Wann beginnt das Alter?

Subtile Diskriminierung. Der italienische Rechtsphilosoph Noberto Bobbio meint in einer seiner Reden, die er als über 80-Jähriger gehalten hat, zu dieser Frage (1) [S. 24]: „Es ist allen wohl bekannt, dass es neben dem kalendarischen oder chronologischen Alter und außer dem biologischen und bürokratischen Alter auch das psychologische oder subjektive Alter gibt.“ In den hoch entwickelten westlichen Ländern erreicht heute eine immer größer werdende Zahl von Menschen bei relativ guter Gesundheit ein hohes Alter. Dies ist einer der Gründe, weshalb Fragen der Alterssexualität in den letzten Jahren zunehmende Beachtung finden. Die große Mehrzahl der Betagten erfreut sich heute einer guten Gesundheit, ist aktiv und unternehmungslustig und beurteilt die Sexualität als wichtigen Bereich für ihre Lebensqualität. Neben diesen „positiven objektiven Fakten“ darf jedoch nicht übersehen werden, dass alte Menschen in unserer Gesellschaft z. T. in subtiler Weise diskriminiert werden. In einer Zeit, in welcher Jugendlichkeit und Flexibilität als Ideale gelten, laufen ältere Menschen Gefahr, mehr verdeckt als offen entwertet zu werden. Aus der Sicht vieler Jungen gelten Alte als wenig effizient, unzufrieden, langsam und wirklichkeitsfremd und sind sozial wenig geachtet und beliebt (2). Die Diskriminierung findet teilweise sogar zwischen den „jungen Alten“ und den „alten Alten“ statt. Etwas vereinfacht könnte man sagen: Biologisch haben sich die Perspektiven für älter werdende Menschen in den vergangenen Jahrzehnten verbessert, psychologisch und sozial ist ihre Situation jedoch komplex. Während sich viele SeniorInnen deutlich jünger erleben als ihr kalendarisches Alter, erfahren immer mehr Menschen bereits ab dem 50. Altersjahr in der Berufswelt Enttäuschungen und Entwertungen. Nicht wenige werden so lange gemobbt, bis sie ohnmächtig und resigniert unter fadenscheinigen Begründungen die Kündigung ihrer langjährigen Arbeitsstelle entgegennehmen müssen. In kaum einer anderen Lebensphase ist das Spektrum zwischen guten und schlechten Lebenserfahrungen und -bedingungen so breit und vielfältig wie im Alter.

! Entsprechend vielfältig ist auch der Stellenwert und die Bedeutung der Sexualität. Sie kann Ausdruck von Unbeschwertheit und Lebensfreude sein, und sie kann ebenso zu einem Problembereich werden, der das Leben älter werdender Frauen und Männer belastet.

18.2 Abschied von der Unabhängigkeit

Konfliktbereiche. „Herr Zingerle gibt nicht auf", unter diesem Titel zeigte das Schweizer Fernsehen vor einigen Jahren einen Dokumentarfilm, der mich stark berührte. Der Film schilderte die Lebens- und Liebesgeschichte eines 82-jährigen allein stehenden Mannes, der darum kämpfte, seine 76-jährige, pflegebedürftige Freundin wieder zu sich in seine Wohnung zu bekommen. Gemeinsam mit dieser Freundin hatte er einige Jahre eine bescheidene Alterswohnung bewohnt, bis die Freundin eines Tages plötzlich durch einen Hirnschlag pflegebedürftig wurde. Sie kam zunächst in eine Klinik und von dort wegen eines psychoorganischen Syndroms in ein Pflegeheim. Herr Zingerle besuchte sie täglich. Obwohl er selbst gehbehindert war, konnte er seine Freundin im Rollstuhl ausfahren. Mit allen Mitteln versuchte er, die Freundin wieder zu sich in die gemeinsame Wohnung nehmen zu können. Die verschiedensten Ämter, bei denen er vorsprach, lehnten jedoch seinen Wunsch mit dem Hinweis auf seine eigene Gebrechlichkeit ab. Der Film endete mit der Beerdigung der Freundin. Man sah den alten Mann von zwei Freunden gestützt, klagend und weinend am Grab stehen.

Der Film zeigte eindrücklich die Konfliktbereiche, in die wir beim Älterwerden geraten können, der eine mehr, der andere weniger:

- Verlust von finanzieller Sicherheit durch die Aufgabe des Berufs und Abhängigkeit von Sozialleistungen
- Abnahme der körperlichen und geistigen Leistungsfähigkeit bis hin zu Krankheit und Pflegebedürftigkeit
- Verlust des Partners, von Freunden und Kollegen durch Pensionierung und Tod

Schwierige Lebensphase. Der Ruhestand ist eine hoch dynamische Lebensphase, in der sich sowohl im individuellen Erleben des Einzelnen wie in seinen zwischenmenschlichen Beziehungen ständig Änderungen vollziehen. Der älter werdende Mensch kann sich jedoch auf Veränderungen nicht mehr so gut einstellen. Seine Flexibilität und Anpassungsfähigkeit sind vermindert, was zu einer erhöhten Krisenanfälligkeit führt. Für viele junge und mittelalterliche Menschen ist das Alter die Horrorphase des Lebens, vor der sie Angst haben und vor deren Probleme sie die Augen verschließen. Verlusterlebnisse am eigenen Körper und in den nächsten Beziehungen lösen schmerzliche Gefühle, Vereinsamungsängste und Gefühle von Hilflosigkeit und Ausgeliefertsein aus. Diese Gefühle sind für uns schwer zu ertragen und deshalb versuchen wir, sie zu verdrängen, so lange wir die Kraft dazu haben.

Wunsch nach Unabhängigkeit. In einer Diskussion mit 60-Jährigen über die Frage, was sie sich im Alter am meisten wünschten, war die übereinstimmende Antwort: Unabhängigkeit! Unabhängigkeit von den eigenen Kindern, denen man nicht zur Last fallen möchte, Unabhängigkeit von ÄrztInnen, vor deren Behandlung man möglichst lange durch Gesundheit verschont bleiben möchte, Unabhängigkeit von fremder Unterstützung und Hilfe, die man nicht in Anspruch nehmen möchte. Die Angst, abhängig zu werden, dem anderen gegenüber unterlegen und nicht mehr gleichwertig zu sein, ist eine gemeinsame Grundangst vieler älter werdenden Menschen. Hier zeigt sich das Gleichheitsideal, das von Jugendlichen und jungen Ehepaaren so hoch geschätzt wird, in einer vertikalen Variation. Der Gleichheit zwischen den Geschlechtern als horizontalem und der Gleichheit zwischen den Generationen als vertikalem Beziehungsideal liegen ähnliche Wünsche und Bedürfnisse zugrunde: weder vom anderen belastet zu werden noch ihm zur Last zu fallen, sich nicht einschränken zu müssen, frei von Verpflichtungen zu sein und das zu tun, was Lust und Spaß macht. Welche Rolle spielt dabei die Sexualität? Ist sie für älter werdende Menschen ebenso von Bedeutung wie in der Jugend und im mittleren Alter?

18.3 Sexuelles Interesse, sexuelle Aktivität und Zufriedenheit

Interesse korreliert mit sexueller Biographie. In einem größeren Forschungsprojekt zur „Sexualität in der zweiten Lebenshälfte" (3) konnten wir 857 Frauen und 641 Männer der deutschsprachigen Schweiz zwischen 45 und 91 Jahren zu ihrem sexuellen Interesse, ihrer sexuellen Aktivität und sexuellen Zufriedenheit befragen. Dabei zeigte sich, dass das Interesse an Sexualität mit zunehmendem Alter zunächst nur allmählich abnimmt. Erst bei den 75-Jährigen und Älteren ist ein starkes Absinken zu erkennen. Kein sexuelles Interesse zu haben ist bei älteren Männern eher die Ausnahme, bei hochbetagten Frauen ist dies häufiger der Fall.

Die wichtigsten Determinanten für sexuelles Interesse sind bei älteren Frauen und Männern identisch: Gegenwärtiges Lebensalter und Wichtigkeit der Sexualität in früheren Jahren. Für Frauen spielen weiter das Vorhandensein eines Partners, Zufriedenheit mit der finanziellen Situation, aktiver Lebensstil und Körperakzeptanz eine Rolle. Für Männer steht an 3. Stelle ein aktiver Lebensstil, gefolgt vom Partnerstatus, körperlicher Gesundheit und Optimismus (3).

Zusammenfassend ergaben die Ergebnisse unserer Befragung in Übereinstimmung mit anderen Studien, dass das sexuelle Interesse älterer Menschen in hohem Maße mit ihrer „sexuellen Biographie" korreliert. Hatte die Sexualität in jüngeren Jahren einen hohen Stellenwert, so ist die Wahrscheinlichkeit groß, dass sie diesen auch im Alter behält.

Fallbeispiel

Ein 65-jähriger Jurist wird von seinem Hausarzt überwiesen, da er im Zusammenhang mit seiner bevorstehenden Pensionierung „müde und lustlos" geworden sei. Er berichtet über eine erfolgreiche berufliche Karriere, die bald zu Ende gehe und über seine 35-jährige Ehe, die zwar wechselvoll, aber insgesamt harmonisch verlaufen sei. Bis zu seinem 50. Lebensjahr habe die Sexualität mit seiner Frau eine wichtige Rolle in ihrem gemeinsamen Leben gespielt. Sie sei phantasievoll und für beide befriedigend gewesen. Die letzten 15 Jahre sei jedoch vor allem bei ihm „der Ofen ausgegangen". Es zeigt sich, dass er sich in Zusammenhang mit einer partiellen und situativen erektilen Dysfunktion zunehmend von seiner Frau zurückgezogen und auch körperliche Zärtlichkeiten vernachlässigt hatte. Auf meine Frage, was er sich nach seiner Pensionierung am meisten wünsche, meinte er schmunzelnd: „Sex wie in den ersten Ehejahren"! In zwei weiteren Gesprächen gemeinsam mit seiner Frau zeigte sich, dass auch diese an einer Intensivierung der „eingeschlafenen ehelichen Sexualität" Interesse hatte. Wir besprachen einige Möglichkeiten, wie das Paar die emotionale und körperliche Distanz wieder verringern könnte. Der Vorschlag der Frau, nach der Pensionierung ihre Hochzeitsreise vor 35 Jahren noch einmal zu wiederholen, fand bei ihm guten Anklang. Einige Monate später erhielt ich eine Postkarte aus der Toskana, auf welcher sich das „alt verliebte Paar" für die Unterstützung zur „Fahrt in einen 2. Frühling" bedankte.

Partnerschaftliche sexuelle Aktivität. Für die sexuelle Aktivität älterer Menschen spielt der Partnerstatus, d. h. das Vorhandensein oder Fehlen eines Partners bzw. einer Partnerin, eine zentrale Rolle. Überraschend war in unserer bereits zitierten Studie der Befund, dass die Gesundheit auf die sexuelle Aktivität nur einen geringen Einfluss hat. Wie wir in Kap. 1.1 schon gesehen haben, spielen in der ärztlichen Grundversorgung sexuelle Probleme bei oder nach körperlichen Erkrankungen eine wichtige Rolle. Hier zeigt sich m. E. ein Einstellungswandel. Während früher das Vorurteil „Krankheit und Sexualität sind unvereinbar" (vgl. Kap. 19.1) galt, wird heute auch kranken Menschen ein befriedigendes Sexualleben zugebilligt. Die Häufigkeit des Geschlechtsverkehrs nimmt mit dem Alter zwar kontinuierlich ab, dank der neuen Generation von PDE5-Hemmern zur medikamentösen Behandlung einer erektilen Dysfunktion gewinnt die genitale sexuelle Funktionsfähigkeit auch bei älteren Paaren zunehmend an Bedeutung. Auf die Häufigkeit partieller oder vollständiger erektiler Dysfunktion und ihre Behandlung werden wir noch zurückkommen.

Sexuelle Zufriedenheit. Unsere Studie zur „Sexualität in der zweiten Lebenshälfte" (3) ergab, dass die Mehrheit der Befragten mit ihrem Sexualleben zufrieden bis sehr zufrieden war. Im Unterschied zum sexuellen Interesse und der sexuellen Aktivität bleibt die sexuelle Zufriedenheit mit zunehmendem Alter relativ stabil. Dieses Ergebnis zeigte sich auch in anderen Studien zur Alterssexualität. Schiavi (4) erklärt die Stabilität der sexuellen Zufriedenheit über verschiedene Altersgruppen mit der Anpassung der Erwartungen an die jeweils gegebenen Möglichkeiten. Diese Erklärung entspricht den klinischen Erfahrungen. Je älter Menschen werden, desto mehr Verständnis entwickeln sie für Einschränkungen in ihrer Vitalität. Dies gilt nicht nur für den Bereich der Sexualität. In der Sozialpsychologie wird dieses Phänomen als „response shift" bezeichnet (5). Es lässt sich damit erklären, dass unter sich verändernden Bedingungen – hier der sexuellen Funktionsfähigkeit – Veränderungen der Wertungen sowie Neudefinitionen von Bedeutungen einzelner Lebensbereiche stattfinden. Wahrscheinlich verfügen viele Menschen jenseits der Lebensmitte über gute Möglichkeiten, ihren Selbstwert und ihr Wohlbefinden aufrecht zu erhalten. Dies gibt ihnen die Flexibilität, der Sexualität je nach Lebenssituation einen mehr oder weniger großen Stellenwert beizumessen, weshalb unerfüllte Wünsche als nicht so einschneidend erlebt werden.

18.4 Erektile Dysfunktion

Schon Masters u. Johnson (6) konnten in ihren grundlegenden sexualphysiologischen Untersuchungen zeigen, dass beim älter werdenden Mann die Erektionsfähigkeit abnimmt, die Erektion von geringerer Rigidität und kürzerer Dauer ist und die Refraktärzeit nach einem Orgasmus länger wird. Neuere Studien zur Häufigkeit der erektilen Dysfunktion (ED) in der Durchschnittsbevölkerung zeigen beträchtliche Differenzen in den Prävalenzraten (7, 8). Diese sind auf Unterschiede in der Definition einer ED, auf unterschiedliche Fragebogen zur Erhebung des Ausmaßes einer ED, unterschiedliche Altersverteilungen der Stichproben sowie komorbide körperliche und psychische Erkrankungen der Befragten zurückzuführen. In der Mehrzahl der Studien werden durchschnittliche Prävalenzraten von 5–20% für mittelgradige bis schwere Formen von ED berichtet, wobei die Häufigkeit jenseits des 40. Altersjahres kontinuierlich zunimmt und bei über 60-Jährigen zwischen 20 und 40% liegt (8). Die Häufigkeit und das Ausmaß einer ED korreliert mit folgenden Determinanten: Niedrigem sozioökonomischem Status, Rauchen, Komorbidität mit Erkrankungen des Urogenitaltraktes, Diabetes mellitus, des Nervensystems sowie des kardiovaskulären Systems und psychische Störungen wie Depression, Panikstörung und Alkoholmissbrauch (9).

Alter und Grad der erektilen Dysfunktion. In unserer schon erwähnten Studie zur „Sexualität in der zweiten Lebenshälfte" (3) wurden die 628 teilnehmenden Männer u. a. auch nach ihrer sexuellen Funktionsfähigkeit, speziell nach dem Grad einer allfälligen ED befragt. Die Frage nach der Erektionsfähigkeit war identisch mit der in der bekannten Massachusetts Male Aging Study (MMAS) verwendeten Frage (10). Die Antwortkategorien – bezogen auf die letzten 3 Monate – waren: „Ich bin immer / normalerweise / manchmal / nie fähig, eine Erektion zu bekommen und aufrecht zu erhalten, um Geschlechtsverkehr zu haben."

Die Ergebnisse zu dieser Frage sind in Abb. 18.**1** dargestellt und stimmen weitgehend mit den Resultaten der MMAS überein.

Von den 628 Männern gaben 31,1 % an, keinerlei Schwierigkeiten mit der Erektion zu haben, 41,4% berichteten über minimale, 18% über moderate Erektionsschwierigkeiten und 9,6% beklagten einen vollständigen Erektionsverlust. Wie die Abbildung zeigt, nimmt die Häufigkeit der verschiedenen Grade einer ED mit dem Alter kontinuierlich zu, was auf die Bedeutung organischer Faktoren hinweist. Detaillierte Auswertungen der Zusammenhänge zwischen einer ED und Gesundheitsmerkmalen zeigten in unserer Studie folgende Resultate (9):

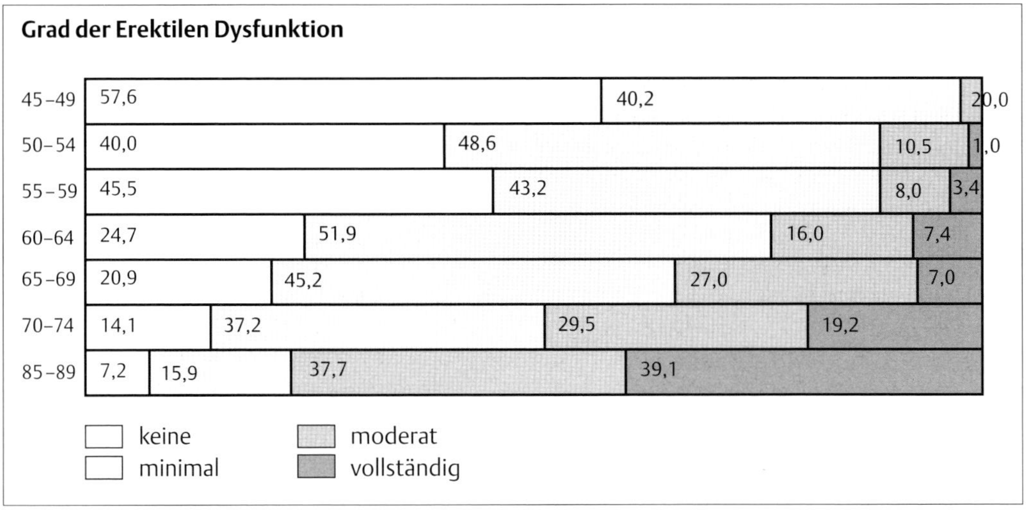

Abb. 18.**1** Grad der erektilen Dysfunktion bei Männern in der 2. Lebenshälfte (9).

- Männer mit schlechter Gesundheitseinschätzung und Übergewicht weisen vermehrt Erektionsstörungen auf.
- Besonders deutlich sind die Zusammenhänge zwischen ED und Prostataerkrankungen, hohem Blutdruck und Schmerzstörungen.
- Sportliche Aktivität (als Hinweis auf gute körperliche Gesundheit) geht mit weniger Erektionsschwierigkeiten einher.

Männer mit einer ED haben weniger sexuelles Interesse, sind sexuell weniger aktiv und mit ihrem Sexualleben unzufriedener als Männer mit guter bzw. für einen Geschlechtsverkehr ausreichender Erektionsfunktion.

Wie in Kap. 3.5 schon dargestellt wurde, verändern sich mit dem Älterwerden sowohl die Anatomie der Sexualorgane wie auch die Sexualhormone. Untersuchungen der letzten 10 Jahre haben gezeigt, dass der zunehmenden ED bei älter werdenden Männern vor allem biochemische Veränderungen in der glatten Muskulatur der Schwellkörper und den das Blut zuführenden Arteriolen zugrunde liegen. Diese sollen kurz erläutert werden, um die Wirkungsweise der heute zunehmend gebräuchlichen PDE5-Hemmer zur medikamentösen Behandlung einer ED verständlich zu machen.

Biochemie der Erektion. Damit es zu einer Erektion des Penis kommt (siehe Abb. 3.1 in Kap. 3.1), muss die glatte Muskulatur der Schwellkörper und der das Blut zuführenden Arteriolen entspannt werden. Im Ruhezustand des Penis (schlaffes Glied) ist diese glatte Muskulatur kontrahiert, sodass es nur zu einem geringen Blutdurchfluss durch die Schwellkörper kommen kann. Wird die glatte Muskulatur relaxiert, strömt Blut in die Hohlräume der Schwellkörper ein, was bei jungen Männern schnell, bei Männern in der 2. Lebenshälfte sehr viel langsamer geschieht. Dieser Mechanismus erklärt die schnellere Erektion und höhere Rigidität des Penis bei jüngeren Männern und die langsamere Erektion und geringere Steifigkeit des Gliedes bei älteren Männern. Ob sich die Schwellkörperreaktionen bei der älteren Frau in ähnlicher Weise verändern, ist noch nicht bekannt.

Die neuen Medikamente (Sildenafil, Tadalafil, Urdenafil), welche heute zur Behandlung der erektilen Dysfunktion zur Verfügung stehen, wirken dahingehend, dass sie auf die biochemischen Reaktionen in den glatten Muskelzellen einwirken. Sie hemmen die Phospodiesterase vom Subtyp 5 (PDE-5), so dass die Konzentration des zyklischen Guanosinmonophosphates (cGMP) ansteigt und das cGMP seine relaxierende Wirkung in den glatten Muskelzellen besser entfalten kann. Eine bessere und länger anhaltende Erektion der penilen Schwellkörper wird dadurch möglich. Auf die Verordnung dieser Medikamente und die begleitende Sexualberatung kommen wir in Kap. 18.6 zurück.

18.5 Männlichkeit und erektile Störanfälligkeit

Unterschiedlicher Umgang. Wie erleben Männer die mit dem Alter zunehmende Störanfälligkeit der Erektionsfunktion? In mehreren Behandlungsfällen habe ich die Erfahrung gemacht, dass für Männer ihr Selbstwertgefühl eng mit ihrer sexuellen Funktionsfähigkeit, speziell der Erektionsfunktion, verbunden ist. Wie ein Mann und seine Partnerin damit umgehen, kann sehr verschieden sein, wie die folgenden beiden Fallbeispiele zeigen.

Fallbeispiel

Ein 60-jähriger Manager in Kaderfunktion meldet sich, da er sexuelle Probleme mit seiner 20 Jahre jüngeren Freundin habe. In zwei Abklärungsgesprächen ergibt sich folgende Situation. Der Patient hat sich vor einem Jahr nach 32-jähriger Ehe von seiner Frau getrennt und ist zu seiner Freundin gezogen, welche seit 5 Jahren eine wichtige Mitarbeiterin von ihm an seinem Arbeitsplatz ist. Seit ca. 8 Jahren hatte er im Verkehr mit seiner Frau zunehmende Potenzprobleme. Seine Frau reagierte auf sein gelegentliches sexuelles Versagen mit Gereiztheit, zunehmendem sexuellem Desinteresse und Vorwürfen dahingehend, er solle weniger arbeiten, dann käme „das mit dem Sex schon wieder besser." Er zog sich ebenfalls von ihr zurück und begann eine außereheliche sexuelle Beziehung zu seiner Mitarbeiterin, in der er zunächst keine Potenzprobleme hatte. Je länger die Beziehung dauerte, desto nachdrücklicher forderte die Freundin die Erfüllung ihres Kinderwunsches. Nachdem sie trotz genauer zeitlicher Planung des Geschlechtsverkehrs während eines Jahres nicht schwanger geworden war, begann sie eine Fertilitätsbehandlung. Auf diese reagierte der Patient mit Erektionsproblemen, Versagensängsten und der Befürchtung, nach seiner Frau nun möglicherweise auch bald seine Freundin zu verlieren. Auf Gildenafil, welches ihm der Hausarzt verordnet hatte, reagierte er mit starken Nebenwirkungen, so dass er es bald wieder absetzte.

Kommentar. In diesem Beispiel reagierte der Patient auf die Zunahme der Störanfälligkeit seiner Erektion beim Sex mit seiner Frau mit Rückzug und Flucht in eine außereheliche Beziehung. In dieser war er vorübergehend sexuell besser funktionsfähig, bis ihn der dringende Kinderwunsch seiner Freundin unter Leistungsdruck setzte, möglichst bald ein Kind zu zeugen. Die Aufnahme der reproduktionsmedizinischen Behandlung durch seine Freundin verstärkte bei ihm Ängste, „nicht mehr seinen Mann stehen zu können", worauf er mit erneuter erektiler Dysfunktion und starken Nebenwirkungen unter der Behandlung mit einem PDE-5-Hemmer reagierte. In weiteren Gesprächen mit dem Patienten zeigte sich, dass der Beziehungskonflikt zu seiner Frau noch keineswegs gelöst war und in der neuen Beziehung sich bereits beträchtliches Konfliktpotenzial angesammelt hatte, so dass er sich schließlich in beiden Beziehungen als „sexueller Versager" erlebte.

Fallbeispiel

Ein 62-jähriger Ingenieur, der von seinem Hausarzt wegen Erektionsproblemen zur Abklärung überwiesen wird, erscheint zum Erstgespräch mit seiner Frau. Beide berichten übereinstimmend, dass sich seine Potenz seit ca. 6 Jahren kontinuierlich verschlechtert habe. In der genauen Sexualanamnese zeigt sich, dass das Erreichen einer für den Geschlechtsverkehr ausreichenden Erektion deutlich von situativen Faktoren abhing. Müdigkeit, Alkoholkonsum und Erwartungsdruck, jetzt „mal endlich wieder zu können", erhöhten die erektile Dysfunktion. Hingegen war er an Wochenenden, im Urlaub und nach einem harmonisch verbrachten Tag mit seiner Frau durchaus in der Lage, einen Geschlechtsverkehr mit problemloser Penetration des Penis auszuführen. Die Einnahme eines Medikamentes zur Verbesserung der Erektionsfähigkeit lehnte der Patient zunächst ab. In einigen wenigen Beratungsgesprächen mit beiden Partnern zeigte sich, dass sich eine vermehrt aktive Rolle der Frau während dem Vorspiel und dem Verkehr auf seine Potenz positiv auswirkten. Bei ihm wurden dadurch Erinnerungen und Phantasien an frühere, sehr befriedigende sexuelle Erlebnisse mit seiner Frau lebendig, welche zu einer deutlichen Abnahme seiner Versagensängste beitrugen.

Kommentar. In diesem Beispiel reagieren beide Partner auf die erhöhte sexuelle Störanfälligkeit des Mannes nicht mit Kritik, Rückzug und Flucht in eine andere Beziehung. Vielmehr sind sie in der Lage, ihr Sexualverhalten zu modifizieren und ihre sexuelle Phantasiewelt neu zu beleben. Ein gelegentliches Versagen von ihm wird von beiden nicht dramatisiert. Insbesondere reagiert die Frau nicht mit Entwertungen, sondern mit vermehrtem Verständnis und liebevoller Zuwendung.

18.6 Medikamentöse Behandlung der erektilen Dysfunktion

Skeptische Einstellung. Auf die vielfältigen organischen Ursachen einer erektilen Dysfunktion (ED) und deren medizinische Abklärung kann an dieser Stelle nicht ausführlich eingegangen werden. Interessierte LeserInnen finden eine umfassende Darstellung in der Übersicht von Braun, Klotz u. Engelmann (11) „Männliche Sexualität und Alter". Sexualtherapeuten haben nicht selten eine eher kritische Einstellung zur Medikalisierung der Sexualität. Und auch viele Männer stehen einer medikamentösen Behandlung ihrer erektilen Dysfunktion nach wie vor skeptisch gegenüber. Wie Ergebnisse neuerer Studien zeigen, haben ca. 60 % der Männer mit einer ED unterschiedlichen Grades schon mit ihrem Arzt über ihre sexuelle Störung gesprochen (8), ungefähr nur ein Viertel dieser Patienten wendet eine medikamentöse Therapie mit einem PDE5-Hemmer an.

Medikamentöse Behandlung mit Beratung. Fisher u. Mitarbeiter (12) sind in einer groß angelegten multinationalen Studie der Frage nachgegangen, welche Faktoren einen Einfluss darauf haben, ob ein Mann mit einer ED eine medikamentöse Behandlung (über längere Zeit) anwendet. Die 3 wichtigsten Determinanten waren der Schweregrad der ED, die kommunikative Kompetenz des das Medikament verordnenden Arztes und die Miteinbeziehung der Partnerin in den Entscheid für eine medikamentöse Behandlung der ED.

! Hier zeigt sich eindrücklich, dass die vorschnelle Verordnung von „Potenz-Pillen" ohne entsprechende Beratung weder den betroffenen Patienten noch seine Partnerin offenbar überzeugt und motiviert, das Medikament einzunehmen. Von daher sind die verbesserten medikamentösen Therapiemöglichkeiten kein Ersatz für ein Gespräch über sexuelle Probleme. Vielmehr sollte, wie bei jeder medikamentösen Behandlung, ein vertrauensvoll geführtes ärztliches Gespräch die pharmakologische Therapie ergänzen.

Die verschiedenen heute gebräuchlichen PDE5-Hemmer unterscheiden sich vor allem in ihrer Wirkdauer und ihrem Wirkungseintritt. Im Vergleich zum Sildenafil (Viagra), dem ersten PDE-5-Hemmer, hat Vardenafil (Levitra) einen etwas schnelleren Wirkungseintritt. Beide Medikamente sollten ca. 1–3 Stunden vor dem geplanten Geschlechtsverkehr genommen werden, da ihre Wirkungsdauer auf wenige Stunden begrenzt ist. Mit dem über 30 Stunden wirksamen Tadalafil (Cialis) steht ein 3. Präparat zur Behandlung der ED zur Verfügung, welches ohne engen zeitlichen Zusammenhang mit dem geplanten Sexualverkehr eingenommen werden kann.

! Wichtig zu wissen ist auch, dass eine verlässliche Wirkung der genannten Medikamente erst nach einer mehrmaligen Einnahme zu erwarten ist. Auch wirken die Medikamente nur, wenn auf der psychologischen Ebene ein sexuelles Verlangen vorhanden ist und die sexuelle Annäherung mit entsprechenden sexuellen Stimuli visueller und/ oder taktiler Art erfolgt.

Die Erfolgsrate einer medikamentösen Behandlung der ED liegt je nach Studienpopulation bei 70–75 % (11). Voraussetzung für eine medikamentöse Therapie ist vorgängig eine eingehende medizinische Untersuchung, damit Kontraindikationen und Risiken sorgfältig geklärt werden können.

18.7 Sexuelle Emanzipation der älteren Frau

Nur wenige Studien. In diesem Kapitel ist bisher überwiegend von sexuellen Problemen des älter werdenden Mannes die Rede gewesen. Wie ist der heutige Wissensstand über die Sexualität der älter werdenden Frau? Zunächst ist festzustellen, dass es wesentlich weniger Studien über die Sexualität älterer Frauen gibt als über die älterer Männer. In unserer eigenen, schon früher erwähnten Studie zur „Sexualität von Frauen und Männern in der zweiten Lebenshälfte“ (3) konnten wir neben 641 Männern auch 857 Frauen der deutschsprachigen Schweiz im Alter über 45 Jahre zu ihrem sexuellen Interesse, ihrer sexuellen Aktivität und Zufriedenheit befragen.

Studienergebnisse. Hinsichtlich des sexuellen Interesses zeigte sich, dass Frauen in sämtlichen Altersgruppen im Mittel ein geringeres sexuelles Interesse angaben als die Männer, jedoch eine größere Varianz in ihren Antworten aufwiesen. Das größere sexuelle Interesse der Männer ist hauptsächlich auf das häufigere Auftreten von sexuellen Phantasien, Gedanken und Träumen zurückzuführen. Das Bedürfnis nach Zärtlichkeit war bei den Frauen ausgeprägter. Beim Wunsch nach Petting und Geschlechtsverkehr zeigten sich unter Berücksichtigung des Partnerstatus (vorhanden oder nicht) nur geringe Unterschiede.

Auch bezüglich sexueller Aktivität (Petting und Geschlechtsverkehr) zeigten sich bei den Frauen niedrigere Häufigkeiten. Die Unterschiede verringerten sich auch in diesem Bereich, wenn nur Personen beiderlei Geschlechts verglichen wurden, die in einer Partnerschaft lebten. Bei diesen Teilstichproben waren Männer und Frauen in gleicher Weise sexuell aktiv. Männer finden in höherem Alter aufgrund der demographischen Verhältnisse leichter eine Partnerin und somit zu sexueller Aktivität als Frauen.

Was die sexuelle Zufriedenheit betrifft, so zeigten sich zwischen den Geschlechtern keine Unterschiede. Während für Männer die Häufigkeit von sexuellen Aktivitäten der wichtigste Prädiktor für sexuelle Zufriedenheit war, zeigte sich bei den Frauen, dass sexuelle Selbstbestimmung, emotionale und körperliche Nähe zum Partner, Befriedigung von Kommunikationswünschen und eine positive Beziehung zum eigenen Körper mit hoher sexueller Zufriedenheit korrelierten.

! Insgesamt zeigen die Ergebnisse unserer Studie, dass sexuelle Selbstbestimmung nicht nur bei jungen Frauen (vgl. Kap. 15.3), sondern auch bei älteren Frauen immer selbstverständlicher wird und man den Wandel, der hier stattgefunden hat, am ehesten mit dem Begriff einer „sexuellen Emanzipation“ umschreiben kann.

Resümee

Die Lebenssituation älterer Menschen ist gekennzeichnet durch eine Verbesserung der physischen und psychischen Gesundheit bis ins hohe Alter und eine von Vorurteilen geleitete, zunehmende „Alters-Diskriminierung" von Menschen mittleren Alters in der Berufswelt.

Für viele junge und mittelalte Menschen ist das **Alter die Horrorphase des Lebens.** Die Angst, abhängig zu werden, dem anderen gegenüber unterlegen und nicht mehr gleichwertig zu sein, ist eine gemeinsame Grundangst vieler älter werdender Menschen.

Die wichtigsten Determinanten für sexuelles Interesse und sexuelle Aktivität im Alter sind: Wichtigkeit der Sexualität in früheren Jahren, Vorhandensein eines Partners, körperliche Gesundheit, aktiver Lebensstil und Akzeptanz des eigenen Körpers.

Die Stabilität der sexuellen Zufriedenheit bis ins hohe Alter lässt sich damit erklären, dass älter werdende Menschen ein zunehmendes Verständnis und eine zunehmende Akzeptanz für Einschränkungen in ihrer Vitalität entwickeln.

Die Häufigkeit der erektilen Dysfunktion (ED) nimmt bei Männern jenseits des 40. Altersjahres kontinuierlich zu und liegt in der Durchschnittsbevölkerung für mittelgradige bis schwere Formen von ED bei über 60-Jährigen zwischen 20 und 40 %.

Ätiologisch spielen Veränderungen der Anatomie der Penisgefäße und der Biochemie der Erektion eine zentrale Rolle für die Entstehung einer erektilen Dysfunktion.

Das Selbstwertgefühl von Männern ist eng mit ihrer sexuellen Funktionsfähigkeit, speziell der Erektionsfunktion, verbunden.

Gegenüber einer medikamentösen Behandlung einer erektilen Dysfunktion bestehen sowohl bei Patienten wie ÄrztInnen nach wie vor Vorbehalte.

Ob Männer über längere Zeit eine pharmakologische Therapie einer erektilen Dysfunktion anwenden, hängt vom Schweregrad der ED, der kommunikativen Kompetenz des das Medikament verordnenden Arztes und der Einbeziehung der Partnerin in den Entscheid pro bzw. contra medikamentöse Therapie ab.

Ältere Frauen in Partnerschaft unterscheiden sich in ihrem Sexualleben kaum von älteren Männern. Für sie wird Selbstbestimmung in der Sexualität ebenso wichtig wie für jüngere Frauen.

Sexualberatung älterer Menschen erfordert breite medizinische Kenntnisse und die Bereitschaft, Vorurteile und negative Stereotype über das Altern und die Alten in Frage zu stellen.

Literatur

1. Bobbio N. Vom Alter – de senectute. Berlin: Wagenbach; 1997.
2. Buddeberg-Fischer B, Buddeberg C. Entwicklungspsychologie. In: Buddeberg C, editor. Psychosoziale Medizin 3. Auflage. Berlin Heidelberg: Springer; 2004. p. 135–249.
3. Bucher T, Hornung R, Buddeberg C. Sexualität in der zweiten Lebenshälfte. Z Sexualforsch 2003;16: 249–270.
4. Schiavi RC. Aging and male sexuality. Cambridge: Cambridge University Press; 1999.
5. Schwartz C, Sprangers M. Adaption to changing health. Washington: American Psychological Association; 2000.
6. Masters WH, Johnson VE. Die sexuelle Reaktion. Reinbek: Rowohlt; 1970.
7. Prins J, Blanker MH, Bohnen AM. Prevalence of erectile dysfunction: a systematic review of population-based studies. Int J Impot Res 2002;14: 422–432.
8. Kubin M, Wagner G, Fugl-Meyer AR. Epidemiology of erectile dysfunction. Int J Impot Res 2003;15:63–71.
9. Buddeberg C, Bucher T, Hornung R. Erektile Dysfunktion bei Männern in der zweiten Lebenshälfte. Der Urologe Im Druck.
10. Feldmann HA, Goldstein J, Hatzichristou DG, Krane RJ, Mc Kinlay JB. Impotence and its medical and psychosocial correlates: results of the Massachusetts male aging study. Urology 1994;151:54–61.
11. Braun M, Klotz T, Engelmann U. Männliche Sexualität und Alter. Stuttgart: Thieme; 2004.
12. Fisher WA, Rosen RC, Eardley J. The Multinational Men's Attitudes to Life Events and Sexuality (MALES) Study Phase II: Understanding PDE5 Inhibitor Treatmend Seeking Patterns, among Men with Erectile Dysfunction. J Sex Med 2004;1:150–160.

19 Sexuelle Probleme von körperlich Kranken und Behinderten

Menschen mit chronischen Krankheiten oder Behinderungen können heute dank der Fortschritte der modernen Medizin über Jahre oder Jahrzehnte ein Leben mit zwar eingeschränkter, aber doch relativ guter Lebensqualität führen. Ebenso wie Gesunde haben sie sexuelle Wünsche und Bedürfnisse. Lange Zeit hinderten Vorurteile und Hindernisse diese Menschen daran, ein befriedigendes Sexualleben zu führen. Dies hat sich in den vergangenen Jahren verändert. Heute wird auch chronisch Kranken und Behinderten Selbstbestimmtheit in der Sexualität zugestanden. Die Sexualität hat bei diesen Menschen nicht selten u. a. die Funktion einer Bewältigungsstrategie, d. h. sexuelle Beziehungen und Erlebnisse sind für sie eine Hilfe im Umgang mit ihrer Krankheit bzw. Behinderung.

19.1 Krankheit und Sexualität – Vorurteile und Ängste

Vorurteile. Weit verbreitet ist die Vorstellung, Sexualität sei nur etwas für Gesunde, Kranke sollten auf Geschlechtsverkehr verzichten. Obwohl nur ein kleiner Teil von Krankheiten direkt oder indirekt zu einer Einschränkung der sexuellen Funktionsfähigkeit führt bzw. nur bei einzelnen Krankheiten aus therapeutischen Gründen eine Einschränkung in der sexuellen Aktivität angezeigt erscheint, löst die Vorstellung, ein Krebskranker oder Querschnittgelähmter z. B. könnten Geschlechtsverkehr haben, bei vielen Menschen ablehnende und abstoßende Gefühle aus. Nicht nur bei ÄrztInnen und bei Gesunden, auch bei den betroffenen Kranken selbst findet man die Überzeugung, wenn jemand schon krank sei, dann brauche er nicht auch noch Geschlechtsverkehr zu haben. Gerade an der Sexualität von Kranken zeigt sich, dass hinter unseren Vorurteilen teilweise die Vorstellung steht, Sexualität sei selbst eine Krankheit, die nur Gesunde verkraften könnten. Für Kranke – dieses Argument wird häufig geäußert – sei sexuelle Aktivität und vor allem ein Orgasmus etwas Anstrengendes, vor dem sie sich hüten sollten. Ich spüre diese Vorurteile in mir auch noch, habe aber in den vergangenen Jahren in Gesprächen mit schwer kranken PatientInnen die Erfahrung gemacht, dass meine Vorurteile unbegründet sind. Dass sich meine Einstellung verändert hat und ich mich nicht mehr so ratlos fühle, wenn mich körperlich Kranke oder Behinderte wegen sexuellen Schwierigkeiten um Hilfe bitten, verdanke ich vor allem einem Patienten, den ich während meiner neurologischen Ausbildung in Behandlung hatte.

Fallbeispiel

Der Mann, ein 57-jähriger früherer Kaufmann, kam in Begleitung seiner um 4 Jahre jüngeren, gut aussehenden Frau in die Sprechstunde. Wegen einer Neurofibromatose von Recklinghausen (bindegewebige Wucherungen an Nervenscheiden, die zum Ausfall einzelner Hirn- und peripheren Nerven führen können) war er auf beiden Ohren taub. Zusätzlich litt er als Folge einer neuralen Muskelatrophie einzelner Muskelgruppen an einer zunehmenden Kraftlosigkeit beider Arme und an einer schweren Gangstörung. Der Patient war sowohl beim Gehen wie auch bei der Verständigung mit der Umgebung voll auf seine Frau angewiesen. Sie schrieb ihm jede Frage auf einen kleinen Schreibblock, so dass er sie lesen und dann beantworten konnte. Während der Untersuchung hatte ich den Gedanken, für diese Frau sei es eine schwer zu bewältigende Belastung, die zunehmende Invalidisierung ihres Mannes miterleben zu müssen, ohne dass man ihm helfen konnte. Da ich zu dem Paar einen guten Kontakt fand, erlaubte ich mir am Ende der Konsultation die Frage, wie es mit den sexuellen Beziehungen zwischen den beiden Partnern aussehe. Meine Erwartung war die, dass das Paar wohl seit Jahren keinen Geschlechtsverkehr mehr hatte und die Frau möglicherweise eine außereheliche Beziehung unterhielt. Die Reaktion und

Antwort des Paares machten mich sprachlos. Nachdem die Frau die Frage für ihren Mann aufgeschrieben hatte, ergriff sie seine Hand, lachte ihn an, stand auf und gab ihm einen Kuss auf die Wange. Der Patient war zunächst etwas verlegen, sagte aber dann überzeugt und mit fester Stimme: „Seitdem ich invalide bin, haben wir viel häufiger Geschlechtsverkehr als früher, ungefähr 3-4mal pro Woche. Die Sexualität ist der einzige Lebensbereich, in welchem ich meiner Frau noch ein einigermaßen gleichwertiger Partner sein kann. Die Zuneigung und Liebe meiner Frau ist das Einzige, was mich am Leben hält." Ich war beschämt und konnte nichts mehr sagen. Da mich dieses Gespräch tief bewegte, schrieb ich einige Wochen später an das Ehepaar einen Brief, bedankte mich für ihre Offenheit und teilte ihnen mit, dass mir das Gespräch mit ihnen geholfen habe, meine Vorurteile über die Sexualität von Kranken zu korrigieren.

Kommentar. Inzwischen habe ich einige ähnliche Beispiele gehört. Sie haben mich zu der Überzeugung gebracht, dass vermutlich viele Kranke, die mit ihrer Sexualität nicht so unbefangen leben können wie das geschilderte Ehepaar, dankbar wären, wenn ÄrztInnen mit ihnen auch über ihre Sexualität sprechen würden.

Angstmotive. Welche Ängste stehen hinter dem bei Gesunden wie Kranken in gleicher Weise tief verwurzelten Vorurteil, Krankheit und Sexualität seien unvereinbar? Ich habe vor allem folgende Angstmotive als Begründung für ein sexuelles Vermeidungsverhalten oder die Empfehlung zu Asexualität gehört:

- Die Angst, körperlich Kranke könnten durch den Geschlechtsverkehr und die Zeugung eines Kindes ihre Krankheit auf das Kind übertragen. Rational begründet sind diese Fortpflanzungsängste bei Erbkrankheiten, irrational jedoch bei allen anderen Krankheiten, die nicht vererblich sind.
- Die Angst, sexuelle Aktivität sei für Kranke zu anstrengend und berge die Gefahr eines plötzlichen Liebestodes (Tod beim Geschlechtsverkehr) in sich. Im weitesten Sinn handelt es sich hierbei um Todesängste, zu deren Abwehr Kranken allgemeine Schonung, nicht zuletzt auch im sexuellen Bereich, empfohlen wird.
- Mit den Todesängsten eng verwandt sind Krankheitsängste, die sich z. B. darin äußern, dass manche Frauen nach der operativen Entfernung eines gutartigen Knotens aus einer Brust diese vom Partner nicht mehr berühren lassen, aus Angst, die Berührung könne zur Entstehung einer Brustkrebserkrankung beitragen.
- Die Angst von Gesunden, sich durch Geschlechtsverkehr mit einem Kranken mit der Krankheit infizieren zu können. Solche Ansteckungsängste findet man zum Beispiel bei Männern, deren Frauen wegen eines Genitalkarzinoms operiert oder bestrahlt wurden, und die danach keine sexuellen Beziehungen zu ihren Frauen mehr aufnehmen.

Die bei Gesunden nach wie vor vorhandene Tabuisierung der Sexualität und Fehlvorstellungen hinsichtlich des Sexualverhaltens sind bei Kranken, deren Partnern und uns ÄrztInnen noch ausgeprägter.

! Sexualität und Sexualberatung kann, muss aber nicht in jedem Fall für einen Kranken etwas Wichtiges sein.

In diesem Sinne stimme ich Sigusch zu, der vor einem allzu großen sexualtherapeutischen Eifer gegenüber kranken Menschen mit der Feststellung warnt (1) [S. 443]:

- „Namentlich US-amerikanische Mediziner scheinen mir in ihrer grenzenlosen Naivität und Sexualbesessenheit Patienten mit der sexuellen Frage immer mehr zu belästigen – nach dem Menschenbild: Jeder muss sexuell aktiv sein, koste es, was es wolle. Sie ahnen nicht, wie befreiend es sein kann, dem Sexuellen entronnen zu sein oder einfach in Ruhe gelassen zu werden."

19.2 Organisch bedingte Sexualstörungen

Psychische Verarbeitung. In Kap. 6.1 habe ich bereits einen Überblick über mögliche organische Ursachen sexueller Funktionsstörungen gegeben. In diesem Abschnitt sollen vor allem Schwierigkeiten von PatientInnen besprochen werden, die durch Erkrankungen der Genitalorgane bzw. der für die sexuelle Funktionsfähigkeit verantwortlichen Gefäße oder Nerven in ihrem Sexualleben beeinträchtigt sind. Es geht mir dabei nicht um eine vollständige Beschreibung aller möglichen Erkrankungen, sondern mehr um die psychische Verarbeitung eines teilweise oder vollständigen Verlustes der sexuellen Funktionsfähigkeit. Die Anpassung an eine nicht behandelbare Funktionsstörung hängt von vielen Faktoren ab: Der Art und der Entwicklung der Krankheit, der krankheitsbedingten Beeinträchtigungen anderer Organsysteme, dem Alter und Zivilstand des Patienten, seiner Persönlichkeit sowie der Persönlichkeit seines Partners, den subjektiven Krankheitsvorstellungen (2) des Patienten und der prämorbiden Sexual- und Paarbeziehung.

Allgemeingültige Gesichtspunkte. Unabhängig von der Art der Erkrankung lassen sich folgende allgemein gültige Gesichtspunkte formulieren:

- Jüngere PatientInnen haben größere Schwierigkeiten als ältere, sich mit einer bleibenden Sexualstörung abzufinden.
- Ein plötzlich eintretender Funktionsverlust, etwa durch einen Unfall, wird anders verarbeitet als eine langsam progrediente Funktionseinschränkung.
- Das Ausmaß der organisch bedingten Funktionseinschränkung beeinflusst die sexuelle Aktivität nicht in jedem Fall. Der Funktionsverlust kann bei entsprechendem Interesse und Bereitschaft durch sexuelle Alternativpraktiken kompensiert werden.
- Die Einstellung des nicht erkrankten Partners ist für die Fortführung sexueller Beziehungen ebenso von Bedeutung wie die Einstellung des Patienten.
- Die Einstellungen der die Grundkrankheit behandelnden ÄrztInnen beeinflusst das Sexualverhalten des Patienten.

Wenn Sie mit einem Patienten, der z. B. an einer Erektionsstörung als Folge eines langjährigen Diabetes mellitus leidet, nie über seine Sexualität sprechen, dann vermitteln Sie ihm damit den Eindruck, ebenso wie Sie sollte auch er sein sexuelles Problem ignorieren. Diese Einstellung kann für einzelne Patienten richtig sein, für andere jedoch unverständlich und belastend. Was ich damit sagen möchte: Sexualberatung von PatientInnen mit einer organisch bedingten sexuellen Funktionsstörung kann besonders schwierig, aber auch besonders dankbar sein.

Traumatisch bedingte Funktionsstörungen. PatientInnen, die durch einen Unfall – z. B. Schädigung der im Rückenmark gelegenen Sexualzentren oder direkte Traumatisierung von Glied oder Scheide – einen plötzlichen und vollständigen Funktionsverlust erleiden, reagieren häufig mit einer totalen Verdrängung sexueller Wünsche und einem generellen sexuellen Vermeidungsverhalten. Ich habe einzelne PatientInnen gesehen, die mit dieser Form der Anpassung (einer Ausklammerung der Sexualität aus ihrem Leben) relativ gut zurecht kamen und deren PartnerInnen diese Einstellung akzeptieren konnten. Wichtig ist dabei, ob der Unfall noch zu weiteren Schädigungen geführt hat, oder ob er sowohl in seinen somatischen als auch psychosozialen Folgen einigermaßen verarbeitet werden konnte. Bei einer neurotischen Unfallverarbeitung, z. B. mit Entwicklung sekundärer funktioneller Symptome, kann eine organisch bedingte Erektionsstörung zum zentralen Symptom der erlebten Schädigung werden. In solchen Fällen ist die Behandlung schwierig und sollte von einem psychiatrischen Fachkollegen durchgeführt werden.

Genitaloperationen. Schorsch und Spengler (3) haben schon 1981 eine umfassende Untersuchung über die psychische und sexuelle Situation von PatientInnen nach Genitaloperationen durchgeführt und kamen dabei für die einzelnen Operationen zu folgenden, auch heute noch gültigen Ergebnissen.

Mastektomie wegen Mammakarzinom. Ungefähr die Hälfte der Frauen ist nach einer Brustamputation sexuell völlig inappetent, wobei der Libidoverlust bei älteren Frauen ausgeprägter ist als bei jüngeren. Eine Erregungs- oder Orgasmusstörung als Folge der Mastektomie tritt selten auf. In der Sexualität mastektomierter Frauen kristallisieren sich zentrale Konflikte der Krankheitsverarbeitung. Deshalb sollte in der Nachbetreuung mastektomierter Frauen keinesfalls auf eine Sexualberatung verzichtet werden. Eigene Erfahrungen mit einem Forschungsprojekt über die Auswirkungen einer Brusterkrankung auf die Ehebeziehung der betroffenen Frauen (4) entsprechen voll und ganz den von der Hamburger Arbeitsgruppe mitgeteilten Erfahrungen.

Fallbeispiel

Eine 56-jährige Bauersfrau berichtet ein Jahr nach der Mastektomie über eine zunehmende Entfremdung von ihrem Ehemann. Während sie vor der Operation 2-3mal wöchentlich Geschlechtsverkehr hatte, hat sie seit der Operation jegliche Intimbeziehungen oder Austausch von Zärtlichkeiten mit ihrem Mann vermieden. Ein 2maliges Beratungsgespräch, das 2. gemeinsam mit dem Ehemann, führte dazu, dass das Paar innert kurzer Zeit die Sexualbeziehungen in der früheren Weise wieder aufnahm, worüber beide Partner sehr erfreut waren.

Kommentar. Die Frage, zu welchem Zeitpunkt die Sexualberatung erfolgen soll, handhabe ich unterschiedlich. Bei Frauen, die nach einer Mastektomie noch eine einschneidende Chemo- und/ oder Radiotherapie haben, deute ich die Notwendigkeit der Besprechung der Sexualität während der Nachbehandlung an, spreche aber erst nach deren Abschluss eingehender mit beiden Partnern über ihre Sexualität, sofern ich nicht den Eindruck habe, dass die sexuelle Problematik schon während der Nachbehandlung zu einer zusätzlichen Belastung wird.

Prostatektomie. Nach einer transvesikalen Prostatektomie wegen einer Prostata-Hypertrophie muss mit einer retrograden Ejakulation (Entleerung des Ejakulates in die Blase) als Folge eines mangelnden Blasenhalsverschlusses gerechnet werden. Die eingehende Information des Patienten über diese Veränderung des Ejakulationsvorganges sollte in jedem Fall vor der Operation stattfinden. Bei Patienten, die mit Befürchtungen über eine schwerere Beeinträchtigung ihres Sexuallebens durch eine retrograde Ejakulation rechnen, empfiehlt es sich, die Partnerin vor der Operation in die Beratung miteinzubeziehen. Häufig sind die Befürchtungen der Männer über mögliche negative Folgen dieser Veränderung wesentlich größer als die ihrer Partnerinnen. Vom subjektiven Empfinden her wird das Orgasmuserlebnis sowohl des Mannes wie der Frau durch eine retrograde Ejakulation im Allgemeinen wenig beeinträchtigt.

Bei Patienten, die wegen eines Prostatakarzinoms mit einer retropubischen radikalen Prostatektomie behandelt werden müssen, sind die Auswirkungen auf die sexuelle Funktionsfähigkeit nicht im Voraus abzusehen. Es tritt nicht in jedem Fall eine generelle erektile Dysfunktion ein. Ungefähr die Hälfte der Patienten hat auch nach einer Operation partielle oder volle Erektionen, ein Viertel kann sogar gelegentlich den Koitus durchführen.

! Hier ist die Miteinbeziehung der Partnerin in ein Beratungsgespräch vor der Operation in jedem Fall zu empfehlen.

Hysterektomie wegen Uterus myomatosus. Nach einer einfachen abdominalen Hysterektomie wegen eines Uterus myomatosus ist ungefähr bei einem Fünftel der Frauen mit Auswirkungen auf das Sexualleben, vor allem im Sinne einer sexuellen Inappetenz zu rechnen (3). Störungen sind vor allem bei präoperativ sexuell inaktiven Frauen zu erwarten, bei gehäuften gynäkologischen Operationen in der Vorgeschichte und bei psychischen Reaktionen auf frühere Verlusterlebnisse. Bei Genitalkarzinomen der Frau – Collum-, Corpus-Karzinom – sind die Auswirkungen auf die Sexualität ausgeprägter und die Beeinträchtigungen der Funktionsfähigkeit – z. B. Scheidenatrophie und Lubrikationsverlust nach Bestrahlung – größer. Auch hier ist es wichtig, im Laufe einer längerfristigen Behandlung die Frauen und ihre Männer hinsichtlich einer Modifizierung ihrer sexuellen Beziehungen, z. B. vermehrte manuelle oder orale Sexualpraktiken, zu beraten.

Zusammenfassend lässt sich sagen, dass für PatientInnen nach einer Genitaloperation die Wiederherstellung körperlicher Nähe und Intimität – z. B. durch Ansehen und Berühren des veränderten Körpers durch den Partner – für die Überwindung der Krise in ihrem körperlichen Selbstbild eine wichtige Rolle spielt. Die durch eine Krankheit und die Veränderung des Körpers ausgelösten Ängste führen häufig zu einem weitgehenden körperlichen Vermeidungsverhalten, bei dem nicht nur auf Geschlechtsverkehr, sondern auch auf jede Form körperlicher Zärtlichkeit verzichtet wird. Vermeiden körperlicher Nähe bedeutet aber auch Verzicht auf Geborgenheit und emotionale Nähe. Das Vermeidungsverhalten kann dann sekundär zu zusätzlicher Angst und Depressivität führen. Bei manifesten Funktionsstörungen ist es in der Sexualberatung wichtig, den PatientInnen und ihren Partnern zu sagen, dass körperliche Empfindungen weiterhin erfahrbar sind, und sie zu ermuntern, darauf nicht zu verzichten.

Diabetes mellitus. Beim Diabetes mellitus ist vor allem bei Männern in einem hohen Prozentsatz längerfristig mit einer Beeinträchtigung ihrer sexuellen Funktionsfähigkeit zu rechnen. Wichtig ist jedoch zu wissen, dass eine diabetische Sexualstörung nicht in jedem Fall organisch bedingt und irreversibel sein muss. Es lassen sich drei Formen von Sexualstörungen unterscheiden:

- die seltene passagere Erektionsstörung, die im Zusammenhang mit akuten Stoffwechselentgleisungen auftreten kann
- die recht häufige chronische Erektionsstörung, die unabhängig von Dauer und Kontrolle des Diabetes auftreten kann, und deren Ursachen in vaskulären Verschlüssen der Penisarterien und / oder einer nervalen Neuropathie der autonomen Nerven zu suchen sind
- die psychogene Erektionsstörung als Ausdruck einer nicht geglückten Anpassung an die Krankheit

In unserer Sprechstunde sehen wir sowohl Diabetiker mit einer organischen wie einer sekundär psychogenen Erektionsstörung. Für die Differentialdiagnose ist das Vorhandensein bzw. Fehlen nächtlicher und morgendlicher Spontanerektionen eine wichtige Information. Nicht selten habe ich den Einduck, dass eine partielle organische Erektionsstörung durch psychogene Überlagerungen schließlich zu einem vollständigen Erektionsverlust führt. Welchen Anteil einerseits somatische und andererseits psychische Faktoren dabei haben, ist im Einzelfall schwer zu entscheiden.

Keine Routinefrage. Soll man jeden Diabetiker nach seiner Sexualität befragen? Diabetologen, die über viele Jahre alle ihre Patienten nach sexuellen Funktionsstörungen befragt haben, tendieren zu der Auffassung, dass dies nicht in jedem Fall sinnvoll sei. Bei manchen PatientInnen können wohlgemeinte und einfühlsam gestellte Fragen auch zusätzliche Ängste hervorrufen, welche die Verarbeitung der nicht nur die Sexualität betreffenden Krankheitsfolgen erschweren können. Ich bin der Meinung, dass die Frage nach der Sexualität bei einem Diabetiker nicht als Routinefrage gestellt werden sollte, wie z. B. Fragen nach der Einhaltung der Diät und nach der Einnahme der verordneten Medikation. Der Diabetes ist hinsichtlich seiner Auswirkungen auf die sexuelle Funktionsfähigkeit vor allem beim Mann eine unberechenbare Krankheit. Die Angst vor einer irreversiblen Erektionsstörung kann man nicht durch permanentes Fragen verhindern, ob sie schon eingetreten sei.

! Bei länger dauernder Behandlung werden es jedoch die meisten PatientInnen als hilfreich empfinden, wenn sich der Arzt, die Ärztin auch einmal nach ihrem Sexualleben erkundigt und ihnen Fragen beantworten und einen Ratschlag geben kann.

Koronare Herzkrankheit und Herzinfarkt. Parallel zum Anstieg der sexuellen Erregung steigt beim Geschlechtsverkehr die Herz- und Atemfrequenz an, um beim Orgasmus Werte von 110–180 pro Minute (Herzfrequenz) bzw. 40 pro Minute (Atemfrequenz) zu erreichen. Der Blutdruck steigt bis zum Orgasmus systolisch um 20-60, diastolisch um 10-20 mm Hg. Auch wenn Herz und Kreislauf nicht direkt die Funktion der Genitalorgane beeinflussen, so soll die Frage, ob sich PatientInnen mit einer koronaren Herzkrankheit oder nach einem Herzinfarkt am besten jeder sexuellen Aktivität enthalten sollen, um nicht eine Überlastung ihres Herz-Kreislauf-Systems zu riskieren, in diesem Abschnitt besprochen werden. Diese Frage spielt für die Sexualberatung in der ärztlichen Praxis eine wichtige Rolle. Mehr als die Hälfte aller Herzinfarkt-Patienten, die nach einer entsprechenden Behandlung und Rehabilitation beschwerdefrei und leistungsfähig sind, geben – auch im jüngeren bis mittleren Lebensalter – Libido- und Erektionsstörungen an (5). Diese Sexualstörungen sind psychogen bedingt und sind auf die Angst vieler Infarktpatienten und ihrer Partner zurückzuführen, sexuelle Beziehungen könnten zu einer Verschlechterung des Herzzustandes oder gar zum plötzlichen Tod während des Geschlechtsverkehrs führen.

„Extreme Aggressivität, leicht auslösbare Feindseligkeit, das anhaltende Gefühl der Zeitnot und Rivalitätsverhalten“ (6) [S. 21], werden als typische prämorbide Persönlichkeitsmerkmale des späteren Infarktpatienten angesehen. Nach dem Infarkt geraten die Patienten innerhalb ihrer Paarbeziehung nicht selten in eine „Pascha- oder Kindchenrolle“ (7), in der sie wie in einer Art Glashaus von jeder Belastung verschont bleiben sollen. Nicht nur der Patient und sein Partner, sondern auch die meisten ÄrztInnen neigen dazu, die körperlich-seelische Belastung beim Koitus zu überschätzen. Der Anstieg der Herz- und Atemfrequenz sowie des Blutdrucks beim Koitus entspricht der Wirkung einer fahrradergometrischen Belastung von ca. 75 Watt. Diese Leistung entspricht im Alltagsleben einer Belastung, die man erbringen muss, wenn man eine Treppe hochsteigt oder raschen Schrittes um einen Häuserblock geht (5). Diese körperliche Leistung ist praktisch von jedem Patienten nach einem Herzinfarkt ohne jedes Risiko zu erbringen. Wie viele Männer sterben aber wirklich an einem plötzlichen „Liebestod"?

Nach aller Erfahrung ist der plötzliche Herztod während des Geschlechtsverkehrs außerordentlich selten. Die einzige methodisch korrekt durchgeführte Untersuchung über den Tod beim Geschlechtsverkehr stammt aus Japan. Nach dieser Untersuchung von 5.559 Fällen eines plötzlichen Todes ereigneten sich 34 während sexueller Aktivitäten, 18 der Verstorbenen hatten eine Herzerkrankung. Von diesen 18 Todesfällen ereigneten sich 80 % während einer außerehelichen Beziehung, 50 % in einem Hotelzimmer (8).

! Die sexuellen Schwierigkeiten von Herzpatienten – so lässt sich zusammenfassend sagen – sind häufig psychogener Natur. Sie sind Ausdruck einer Kombination von Leistungsdruck, Versagens- und Todesangst. Die körperliche Belastung beim Geschlechtsverkehr ist so gut wie allen Patienten nach einem Infarkt ohne jedes Risiko zuzumuten.

Die Sexualberatung von Herzpatienten und ihren Partnern sollte sich nach einer Aufklärung über die körperliche Belastung vom Koitus vor allem auf die Besprechung und den Abbau unbegründeter Ängste konzentrieren. Das Leben als „Pascha" oder „Kindchen" ist auf die Dauer sicherlich wesentlich belastender und gefährlicher als die Fortsetzung des bisherigen Sexuallebens.

19.3 Psychosomatische Aspekte genitaler Infektionskrankheiten

Rezidivierende Genitalinfektionen. PatientInnen, welche an rezidivierenden Infektionskrankheiten der Scheide oder Harnröhre leiden und immer wieder wegen Fluor, Schmerzen oder Missempfindungen im Genitalbereich in die Sprechstunde kommen, bereiten ÄrztInnen nicht selten diagnostisch wie therapeutisch einige Schwierigkeiten. Solange sich bei der Abklärung Bakterien, Pilze und andere Erreger nachweisen lassen, bietet sich in der Regel die Möglichkeit zu einer medikamentösen Therapie. Probleme entstehen dann, wenn eine Patientin trotz sachgerechter antibiotischer Behandlung immer wieder mit denselben Beschwerden kommt und die Suche nach dem Erreger der Infektion einmal positiv, das andere Mal negativ ausfällt. Im Folgenden möchte ich kurz drei Krankheitsbilder beschreiben, bei denen psychische Faktoren pathogenetisch bedeutungsvoll sind und in der Behandlung berücksichtigt werden sollten.

Bei rezidivierenden Pilzinfektionen der Scheide zeigen sich in der psychosozialen Anamnese nicht selten Beziehungskonflikte im sexuellen Bereich, wie das folgende kurze Fallbeispiel zeigt.

Fallbeispiel
Eine 22-jährige Patientin, die seit 2 Jahren mit ihrem gleichaltrigen Freund zusammenlebt, leidet seit mehreren Monaten an einer rezidivierenden Soorkolpitis. Bei einer konsiliarischen psychosomatischen Untersuchung äußert sie auf die Frage, welche Auswirkungen ihre Erkrankung auf ihre Partnerbeziehung habe: „Das Jucken und Brennen sowie der Ausfluss sind zwar unangenehm, aber wenigstens lässt mich mein Freund in Ruhe." Im Gespräch zeigt sich, dass sich die Patientin durch die sexuellen Bedürfnisse ihres Freundes überfordert fühlt, der jeden Abend mindestens 1 mal Geschlechtsverkehr mit ihr haben will. Sowohl im sexuellen Bereich wie auch in anderen Beziehungsbereichen hat sich die Patientin bisher weitgehend den Ansprüchen und Forderungen ihres Freundes angepasst. Im Verlauf einiger Beratungsgespräche zeigt sich, dass sie sich von ihm dominiert fühlt und bisher nicht gewagt hat, ihm zu widersprechen. Nachdem sie einige Male die Erfahrung gemacht hat, dass der Freund ihre Meinung und Kritik durchaus respektieren konnte und auch im Sexualleben ein für beide Partner befriedigender Kompromiss gefunden werden konnte, bessert sich die Kolpitis nachhaltig.

Kommentar. Psychosomatische Symptombildungen bringen häufig in einer symbolhaften Körpersprache zum Ausdruck, was PatientInnen in Worten nicht ausdrücken können, oder nicht auszudrücken wagen. Im geschilderten Beispiel scheint die genitale Infektionskrankheit der Patientin die Funktion einer sexuellen Weigerung zu haben. Dank ihrer Beschwerden konnte sie sich den sexuellen Ansprüchen ihres Freundes widersetzen, ohne ihm widersprechen zu müssen. Rezidivierende Pilzinfektionen als Symptom einer sexuellen Weigerung finden sich nach meiner Erfahrung vor allem bei jüngeren Frauen. Sie fühlen sich gelegentlich von Seiten ihrer Partner sowohl in Bezug auf die Frequenz des Geschlechtsverkehrs als auch hinsichtlich ihrer sexuellen Funktionsfähigkeit unter einem Leistungsdruck. Ängste, sexuell zu versagen, z. B. nicht zum Orgasmus zu kommen, und Hemmungen, sexuelle Ansprüche ihrer männlichen Partner teilweise zurückzuweisen, sind bei jüngeren Frauen ein nicht selten zu beobachtendes Phänomen. Infolge des häufig praktizierten Geschlechtsverkehrs entsteht in der Vagina durch die sexualphysiologischen Reaktionen ein feuchtes Milieu, welches die Entwicklung von Soorinfektionen begünstigt. Bei rezidivierenden Genitalinfektionen sollte deshalb auch an die Möglichkeit einer Störung im sexuellen Beziehungsbereich gedacht werden.

Pseudoinfektiöses Syndrom. Beim pseudoinfektiösen Syndrom der Scheide klagen die Patientinnen über einen Fluor, wobei sich jedoch im reichlich vorhandenen Scheidensekret keine Erreger nachweisen lassen. Ursache dieser Überreaktion der Vaginalschleimhaut ist nach Molinski (9) eine „persistierende Lustphysiologie", welche jedoch infolge einer Verdrängung der sexuellen Gefühle von der Frau psychisch nicht als sexuelle Sensation wahrgenommen wird. Der physiologische Zustand einer partiellen Erregung mit vermehrter Durchblutung und Sekretion wird also subjektiv nicht in seiner sexuellen Bedeutung erlebt. Vielmehr stehen Klagen über den Fluor, gelegentlich auch pochende oder juckende Sensationen im Genitalbereich im Vordergrund der Beschwerdeschilderung. Im ausführlichen ärztlichen Gespräch zeigt sich dann oft recht deutlich die sexuelle Problematik. Die Patientinnen berichten, dass sie zwar orgasmusfähig seien – häufig haben sie sogar eine sehr niedrige Orgasmusschwelle, d. h. dass sie nur ein geringes Maß an sexueller Stimulation brauchen, um zum Orgasmus zu kommen –, den Höhepunkt jedoch als „schwach", „neutral" oder „oberflächlich" und damit als unbefriedigend erleben. Nicht selten entwickelt sich aus dem pseudoinfektiösen Syndrom der Scheide sekundär eine echte Infektion. Die Sensationen im Genitalbereich veranlassen die Frau zu allerlei Manipulationen, wodurch leicht Erreger in das warme und feuchte Scheidenmilieu eingebracht werden und dort zu einer Infektion führen. Patientinnen mit chronischen Fluorbeschwerden haben nicht selten abwechselnd positive bzw. negative bakteriologische Befunde. Bei dieser Symptomatik wird vermutlich viel zu selten an eine sexuelle Problematik als Teilkomponente des Krankheitsbildes gedacht.

Urologische Symptome. Bei manchen Frauen und Männern äußert sich die sexuelle Erlebnisstörung in urologischen Symptomen. Die Symptomatik ist außerordentlich mannigfaltig und reicht von brennenden oder juckenden Sensationen am Genitale bis zum Harndrang, häufigem Wasserlassen und Schmerzen bei der Miktion. Vor allem der Juckreiz lässt zunächst an eine Infektion denken, welche jedoch bei genauer Abklärung nicht nachgewiesen werden kann. Diederichs (10) hat auf die Mannigfaltigkeit der Symptomatik von psychosomatischen Miktionsstörungen hingewiesen und betont, dass dabei nicht nur abgewehrte sexuelle Ängste und Wünsche, sondern auch unbewusste aggressive Impulse oder Geltungsdrang eine Rolle spielen können. In dem Begriff „urethral-erotisches Syndrom" (9) kommt zum Ausdruck, dass die Schleimhaut der Urethra analog zu der des Mundes, der Vagina oder des Afters eine erogene Bedeutung haben kann und bei atypischen Beschwerdebildern im Bereich der Urethra auch an eine sexuelle Symptomatik zu denken ist. Die Tatsache, dass die sexuellen Funktionsabläufe beim Koitus nicht gestört sind und die Patientin in der Regel von sich aus nicht über eine sexuelle Unzufriedenheit klagt, erklärt, weshalb auch bei diesem Beschwerdebild die sexuelle Problematik oft verkannt wird.

19.4 Körpererleben bei schweren körperlichen Erkrankungen

Bedürfnis nach Nähe. Bei schweren körperlichen Erkrankungen, wie z. B. einem chronischen Nierenleiden, einer chronischen Polyarthritis oder einer fortschreitenden Krebserkrankung, werden die vielfältigen Ängste sowohl vom Patienten wie seinem Partner durch Verdrängung, Verleugnung oder Projektion abgewehrt. Ein gewisses Maß an Abwehr ist dabei notwendig, um mit der Krankheit leben und sich an ihre Auswirkungen anpassen zu können. Der chronisch Kranke und sein Partner sind neben der somatischen Erkrankung durch 2 Gefahren bedroht, die ihnen das Leben mit der Krankheit zusätzlich erschweren: Außerfamiliär durch eine gesellschaftliche Isolierung und Stigmatisierung und innerfamiliär durch eine emotionale Distanzierung und Vereinsamung. Beide

Belastungen können von den Betroffenen ohne Hilfe nur selten bewältigt werden. Bei der Sexualität von chronisch Kranken geht es nicht um die Frage der sexuellen Funktionsfähigkeit. Den meisten chronisch Kranken fehlt verständlicherweise jegliches Bedürfnis zum Geschlechtsverkehr. Sie haben jedoch ein großes Verlangen nach körperlicher Nähe und Geborgenheit, nach Berührung, Verbunden- und Gehaltensein. Zur Überwindung von emotionaler Isolierung reicht Beratung alleine meist nicht aus. ÄrztInnen haben hier jedoch die Möglichkeit, PatientInnen und ihren Partnern zu vermitteln, wie man emotionale Nähe durch körperliche Berührung verwirklichen kann. Hierzu zwei Beispiele.

Fallbeispiel

Beispiel 1

Ein 45-jähriger Mann, der seit 1 Jahr an einer myatrophischen Lateralsklerose (degenerative Erkrankung der motorischen Nervenzellen im Rückenmark mit Muskelatrophien und -lähmungen, die in den allermeisten Fällen innerhalb von drei Jahren zum Tode führen) leidet, kommt mit seiner 2 Jahre jüngeren Frau zur Untersuchung in die Neurologische Poliklinik. Nach dem Betreten des Zimmers und der Begrüßung des Arztes zieht er sich ohne Aufforderung aus und legt sich aufs Untersuchungsbett. Der Arzt beginnt mit einer eingehenden, ca. 30 Minuten dauernden körperlichen Untersuchung, bei welcher die Ehefrau des Patienten neben dem Untersuchungsbett steht. Während der Untersuchung bewegt der Arzt die Arme und Beine des Patienten immer wieder hin und her, um die Kraft zu prüfen und das Fortschreiten der Erkrankung festzustellen. Diejenigen Muskelfunktionen, die seit der letzten Untersuchung unverändert erhalten geblieben sind, erklärt er dem Patienten während der Untersuchung ausführlich: „Die Kraft in der rechten Hand ist so wie beim letzten Mal, als Sie hier waren ..., der Umfang der Unterschenkelmuskulatur hat sich nicht verändert...“. Diejenigen Muskelfunktionen, die sich verschlechtert haben, erwähnt er nicht, lässt aber seine Hand wortlos einen kurzen Augenblick auf dem rechten Oberschenkel und dem linken Arm ruhen. Am Ende der Untersuchung fragt die Frau, welche die Untersuchung aufmerksam verfolgte, den Arzt: „Herr Doktor, was kann ich für meinen Mann tun?“ Der Patient richtet sich langsam auf, schaut seine Frau an und sagt nach einer kurzen Pause: „Kannst du mich so berühren und festhalten, wie es jetzt der Herr Doktor X bei der Untersuchung getan hat?“

Beispiel 2

Ich werde zu einer sterbenden 58-jährigen Krebspatientin gerufen. Den Schwestern ist in den letzten Tagen aufgefallen, dass der Ehemann seine Frau zwar täglich mehrere Stunden besuchte, dabei aber stumm und wie versteinert in einer Ecke des Zimmers saß, während seine Frau mit schwerem Atem und geschlossenen Augen im Bett lag. Als ich das Zimmer betrete, spüre ich die leblose Rat- und Hilflosigkeit der beiden Partner. Ich muss mich am Bettende festhalten, um nicht in den Knien einzusacken. Nachdem ich mich etwas aufgefangen habe, nehme ich mir einen Stuhl, setze mich neben die schwer kranke Frau und ergreife schweigend ihre Hand. Nach einigen Minuten stehe ich auf, gehe zu dem Mann hin, ergreife seinen Arm und führe ihn ans Bett seiner Frau. Während wir beiden Männer am Bett sitzen, halte ich mit der einen Hand die Hand der Patientin, mit der anderen die ihres Mannes. Nach einer Pause beginne ich mit dem Mann ein Gespräch: „Es ist für Sie sicherlich ebenso schwer wie für Ihre Frau, dass wir in dieser Situation nicht mehr helfen können... Auch für uns Ärzte ist es nicht leicht...“. Die weiteren Sätze sind mir nicht in Erinnerung geblieben. Hingegen ist in meiner Erinnerung noch sehr lebendig, wie der Mann langsam mit seinem Stuhl näher rückte, und ich schließlich seine Hand nahm und in die Hand seiner Frau legte. Beide fingen an zu weinen. – Einen Tag nach meinem Besuch starb die Frau. Ihr Mann saß, wie mir die Schwestern berichteten, an ihrem Bett und hielt ihre Hand, bis ihm eine ebenfalls anwesende Schwester die Hand auf die Schulter legte und ihn aus dem Zimmer führte.

Kommentar. Wir haben alle Angst vor körperlicher Nähe mit einem Menschen, von dem wir wissen, dass er in absehbarer Zeit sterben wird. Es fällt uns leichter, ihn mit Spritzen und Infusionsnadeln, Untersuchungsinstrumenten, Waschlappen und Bettdecken zu „berühren“ als mit unseren Händen. Wäre es für uns manchmal nicht auch eine Erleichterung, als ÄrztInnen ein oder zwei Hände zu ergreifen und zu warten, was geschieht?

19.5 Die Bedeutung der sexuellen Erlebnismöglichkeit für körperlich Behinderte

Ignoranz und Tabuisierung. „Die Leute sollen sehen, dass wir Behinderten auch jemand sind und dass wir Sexualität genau so brauchen wie Nichtbehinderte" (11) [S. 23]. Mit diesen Worten umschreibt eine junge Frau die sexuellen Probleme von körperlich Behinderten. Ich selbst habe in der Sexualberatung von körperlich Behinderten wenig eigene Erfahrung. Deshalb möchte ich aus der Arbeit von Fuchs (11) über das Sexualverhalten und die Partnerbeziehungen junger Körperbehinderter einige Gesichtspunkte berichten, die zeigen, wie Querschnittgelähmte, Menschen mit Missbildungen und anderen körperlichen Behinderungen unter der Ignorierung ihrer sexuellen Bedürfnisse und der Tabuisierung ihrer sexuellen Probleme leiden. Zunächst einige Aussagen von Behinderten, die Fuchs eingehend über ihre sexuellen Wünsche und Schwierigkeiten befragte (11) [S. 52–59]:

- „Es sollte die Gelegenheit bestehen, mit jemandem über Sexualität zu reden."
- „Sexualität im Heim sollte etwas Natürliches sein. Direktion und Personal sollten uns entgegenkommen."
- „Das Personal sollte bei der Selbstbefriedigung helfen."
- „Der Freund stört sich an meinem Urinsäcklein. Wenn wir darüber sprechen, geht es dann."
- „Es ist schwierig, weil wir beide behindert sind. Wir müssten jemanden fragen, um ins Bett gehen zu können. Das ist im Heim unmöglich, weil das sonst herumerzählt würde. Die Lösung wäre ein Doppelzimmer."
- „Ich habe beim Geschlechtsverkehr keinen Orgasmus. Ich habe aber beim Geschlechtsverkehr große psychische Befriedigung, einfach ein gutes Gefühl."
- „Diese Probleme sind nie ganz lösbar."

Einschränkungen. Die sexuellen Probleme von Behinderten werden wahrscheinlich nie ganz lösbar sein. Sie wären aber zu vermindern, wenn wir Nichtbehinderten mit unserer Sexualität besser zurechtkämen. Dann müssten wir die Fragen von Behinderten nicht weiter mit der Bemerkung: „Du wirst ja doch nicht heiraten" (11) [S. 54] abweisen. Für die meisten, vor allem jungen Körperbehinderten ist die Sexualität ein mehr oder weniger wichtiger Bestandteil ihres Lebens. Fuchs (11) [S. 64] nennt verschiedene Gründe, welche Behinderte in ihrer sexuellen Entfaltung einschränken können:

- behinderungsbedingte Einschränkungen der Sexualfunktion, die jedoch nur bei querschnittgelähmten Männern von zentraler Bedeutung sind
- die gesellschaftliche Isolierung und Geringschätzung der Behinderten
- Kommunikationsstörungen zwischen Behinderten und Nichtbehinderten
- die Persönlichkeit des Behinderten selbst, dessen Hemmungen und mangelnde Initiative, die seine Beziehungslosigkeit mit begünstigen können
- die sexualfeindliche Einstellung von Eltern, Bekannten und Betreuern
- die Lebenssituation in Heimen

Einstellungsänderung. Eine Änderung der sexuellen Unzufriedenheit von Behinderten wird nur möglich sein, wenn sich ÄrztInnen, Betreuende, HeimleiterInnen und Behinderte zusammensetzen und über Lösungsmöglichkeiten miteinander sprechen. Der Abbau der sprachlichen Barrieren ist eine erste Voraussetzung dafür, dass die Information und Sexualberatung von Behinderten verbessert werden können. Viele Behinderte wünschen sich Hilfe von Drittpersonen beim Geschlechtsverkehr oder bei der Selbstbefriedigung (11) [S. 65]. Können wir die Bitte nach einer solchen Hilfe weiterhin überhören?

19.6 Medikamentös bedingte sexuelle Störungen

Offene Fragen. Bei der Besprechung der organischen Ursachen sexueller Funktionsstörungen wurde schon auf die hemmende Wirkung von verschiedenen Medikamenten hingewiesen (vgl. Kap. 6.**1**). Für die Beurteilung einer medikamentös bedingten sexuellen Störung gilt in ganz besonderer Weise, dass der somatische und psychische Anteil im Einzelfall recht schwierig abzuschätzen ist. Ich möchte hier noch kurz auf die Wirkung von Alkohol und Antihypertonika eingehen, da KollegInnen in der Praxis vor allem mit diesen Fragen häufiger konfrontiert werden. Wie beim Diabetes und bei Herz- und Kreislauferkrankungen sind es vor allem Männer, die durch den längeren Konsum von Alkohol und Drogen und die Einnahme von Medikamenten in ihrer sexuellen Appetenz und ihrer Erektionsfähigkeit beeinträchtigt sind.

Pharmakologisch lässt sich die Sexualität auf vier Ebenen beeinflussen (12): Im zentralen Nervensystem durch eine Beeinflussung sexueller Bewusstseinseindrücke und sexueller Motivation. Auf einer zweiten Ebene kann z. B. durch Psychopharmaka auf die reflexartigen Reaktionen auf sexuelle Stimuli und Reize eingewirkt werden, die ebenfalls über das zentrale Nervensystem verlaufen und in ihren physiologischen Strukturen noch weitgehend unbekannt sind. Die 3. Ebene betrifft die peripheren nervösen Vorgänge, welche z. B. Erektion und Ejakulation steuern. Schließlich können die effektorischen Organe der neuralen Regulation wie Gefäße, Corpora cavernosa und die glatte Muskulatur des Samenleiters, der Samenblase und der Prostata beeinflusst werden. Dieser Mechanismus ist vor allem für Medikamente bekannt, die auf die Neurotransmitter einwirken. Für die meisten Medikamente gilt, „dass man ihnen in Bezug auf die Sexualität weder Gutes aber auch nicht im Vorhinein Schlechtes nachsagen kann" (12) [S. 234]. D. h. dass über die Art und die Wirkungsweise vieler Medikamente noch manche Fragen offen sind.

Alkohol. Alkohol wirkt sowohl direkt auf die Genitalorgane wie indirekt auf die sexuelle Erregbarkeit und Reaktionsfähigkeit. Die akute Alkoholvergiftung vermindert in Abhängigkeit vom Blutalkoholspiegel die sexuelle Reaktionsfähigkeit. Ab einem Blutspiegel von 0,4-0,5‰ wird die Erektionsfähigkeit gehemmt, ab ca. 1,0‰ ist sie meist total aufgehoben (12). Beim chronischen Alkoholismus kommt es zusätzlich zu diesen Effekten häufig zu einer Endokrinopathie. In der Leber werden vor allem die auch beim Mann vorhandenen Oestrogene nicht genügend abgebaut und damit ausgeschieden. Als Folge kann es zu einer Gynäkomastie und „Bauchglatze", in jedem Fall aber zu einer Einschränkung der Leydigzellfunktion in den Hoden kommen. Geringe Alkoholdosen wirken dagegen sexuell eher stimulierend. Versagens- und Erwartungsängste werden vermindert, Hemmungen werden abgebaut und die üblichen sozialen Schranken leichter durchbrochen. In welchem Ausmaß sich die geschilderten Wirkungen im Sexualverhalten eines einzelnen Alkoholikers zeigen, hängt noch von vielen anderen psychosozialen Gegebenheiten ab.

Antihypertonika. Ungefähr 20 % der Bevölkerung in den zivilisierten Ländern leiden unter einem Bluthochdruck. Entsprechend verbreitet ist die Einnahme von Medikamenten, die den Blutdruck senken können. Die Wirkung gewisser Antihypertonika auf die Sexualität hängt mit ihrer antisympathikotonen Funktion zusammen (12). Sie können zentrale Sedierung, Schlafstörungen, Verwirrtheitszustände und Depressionen hervorrufen und damit sekundär die sexuelle Appetenz hemmen. Vor allem vom Reserpin sind solche Nebenwirkungen bekannt. Periphere Wirkungen haben Guanethidin, Methyldopa und Clonidin. Bei ungefähr einem Drittel der mit diesen Medikamenten behandelten Patienten kann es zu einer Hemmung der Erektion und Ejakulation oder infolge eines mangelhaften Verschlusses des Blasensphinkters zu einer retrograden Ejakulation kommen (12). Bei manchen Patienten, bei denen medikamentös bedingte Sexualstörungen auftreten, kann durch die Wahl einer anderen Medikation die sexuelle Funktionsfähigkeit wieder gebessert werden. Gelegentlich wird den ÄrztInnen keine andere Möglichkeit bleiben, als PatientInnen und ihre Partner zu beraten, wie sie mit der Beeinträchtigung ihres Sexuallebens am besten fertig werden können.

Resümee

Nach wie vor bestehen gegenüber der Sexualität von Kranken und Behinderten Vorurteile und Ängste. Diese meist irrationalen Ängste betreffen Ansteckung, Vererbung der Krankheit, Überforderung des Kranken durch sexuelle Aktivität und krankheitsfördernde Auswirkungen sexueller Kontakte.

Unabhängig von der Art der Erkrankung **lässt sich zu den Auswirkungen von Krankheit auf die Sexualität feststellen:** Das Ausmaß einer organisch bedingten Funktionseinschränkung beeinflusst die sexuelle Aktivität nicht in jedem Fall. Die Einstellungen von ÄrztInnen und PartnerInnen zur Sexualität von Kranken und Behinderten spielt eine wichtige Rolle für die sexuellen Einstellungen und Verhaltensweisen der Betroffenen.

Rezidivierende abakterielle Entzündungen der Genitalorgane werden nicht selten durch mehr oder weniger unbewusste Konflikte im Sinne einer psychosomatischen Störung aufrechterhalten.

Schwer körperlich Kranke und Behinderte haben häufig ein großes Verlangen nach körperlicher Nähe und Geborgenheit, nach Berührung, Verbunden- und Gehaltensein.

Pharmaka können auf 4 Ebenen die Sexualität beeinflussen: Im zentralen Nervensystem Beeinflussung sexueller Bewusstseinseindrücke und sexueller Motivation. Zentral und peripher Beeinflussung von Neurotransmitter-Vorgängen an den

Synapsen von Nervenzellen. Hemmung neuraler Regulationen an den effektorischen Organen des Urogenital-Systems.
Von besonderer Bedeutung – wegen der Häufigkeit ihrer Verordnung und Einnahme – sind die **sexuellen Nebenwirkungen von Antihypertonika und Psychopharmaka.**

Literatur

1. Sigusch V. Sexuelle Funktionsstörungen. Teil II: Somatischer Anteil (B). Sexualmedizin 1979;8: 462–466.
2. Büchi S, Buddeberg C. Subjektive Krankheitskonzepte – Krankheitsbewältigung. In: Buddeberg C, editor. Psychosoziale Medizin 3. Auflage. Berlin Heidelberg: Springer; 2004. p. 409-430.
3. Schorsch E, Spengler A. Zur psychischen und sexuellen Situation von Patienten nach Genitaloperationen. Forschungsbericht des Sonderforschungsbereiches 1215, Deutsche Forschungsgemeinschaft, Teilprojekt B6. Hamburg; 1981.
4. Buddeberg C. Ehen krebskranker Frauen. München Wien Baltimore: Urban&Schwarzenberg; 1985.
5. Halhuber C. Partnerprobleme nach Herzinfarkt – oder „eine Krankheit – zwei Patienten“. In: Köhle K, editor. Zur Psychosomatik von Herz-Kreislauf-Erkrankungen. Heidelberg: Springer; 1982. p. 48–53.
6. Schmidt T. Koronares Risiko und Typ-A-Verhalten. In: Köhle K, editor. Zur Psychosomatik von Herz-Kreislauf-Erkrankungen. Heidelberg: Springer; 1982. p. 15–43.
7. Halhuber C. Rehabilitation in ambulanten Koronar-Gruppen. Ein humanökologischer Ansatz. Berlin: Springer; 1980.
8. Ueno M. The so-called coital death. Jpn Leg Med 1963;17:535.
9. Molinski H. Das urethral-erotische Syndrom. In: Jürgensen O, Richter D, editors. Psychosomatische Probleme in der Gynäkologie und Geburtshilfe 1984. Berlin Heidelberg New York Tokio: Springer; 1985. p. 84–93.
10. Diederichs P. Psychosomatische Miktionsstörungen bei der Frau. In: Jürgensen O, Richter D, editors. Psychosomatische Probleme in der Gynäkologie und Geburtshilfe 1984. Berin Heidelberg New York Tokio: Springer; 1985. p. 74–83.
11. Fuchs F. Sexualverhalten und Partnerbeziehung junger Körperbehinderter. Bern; 1978.
12. Krause W. Phamaka in der Andrologie. Sexualmedizin 1982;11:379–383.

20 Sexuelle Ausbeutung und Gewalt

Die verschiedenen Formen und Auswirkungen sexueller Misshandlungen und Gewalterfahrungen wurden in den letzten Jahren sowohl in Fachkreisen als auch in der Öffentlichkeit zunehmend diskutiert. Sexuelle Belästigung vor allem am Arbeitsplatz ist ein häufiges Phänomen. Sexuelle Gewalttaten werden ganz überwiegend von Männern gegenüber Kindern und Frauen begangen. Auch in Arzt-Patient-Beziehungen und in Psychotherapien sind sexuelle Übergriffe kein seltenes Ereignis. In diesem Kapitel werden zunächst die verschiedenen Formen sexueller Misshandlungen definiert und beschrieben. In einem weiteren Schritt werden Maßnahmen zur Prävention, Krisenintervention und zur längerfristigen Therapie von Opfern sexueller Gewalterfahrungen im Überblick dargestellt.

20.1 Formen sexueller Misshandlungen

Brutalisierung der Sexualität. Es gibt verschiedene Gründe, weshalb die Thematik Sexualität und Gewalt in den letzten Jahren zunehmend in den Brennpunkt des öffentlichen Interesses gerückt ist. Dank der sexuellen Liberalisierung in den 60er und 70er Jahren werden heute heikle, bisher tabuisierte Themen der Sexualität offener und direkter diskutiert. Als negative Folgeerscheinung dieser Liberalisierung hat im Bereich der Pornographie eine Entwicklung stattgefunden, die man als Brutalisierung der Sexualität bezeichnen kann. Sexjournale, Videos und per Computer konsumierbarer, sog. „Cyber-Sex", überbieten sich in Darstellungen sexueller Handlungen, in welchen Kinder und Frauen zu Objekten sexualisierter Aggression und Gewalt von Männern werden. Vergewaltigung als Mittel der Kriegsführung und der systematischen psychischen Vernichtung von Menschen haben sich in jüngster Zeit in verschiedenen Kriegsgebieten ereignet. Die Schilderungen der Opfer solcher Verbrechen sind schockierend und dürfen nicht überhört werden.

Langdauernde Folgen. Es ist das Verdienst u. a. der Frauenbewegung, dass sie auf diese Entwürdigungen und Misshandlungen von Kindern und Frauen hingewiesen und sie zu einem Thema der öffentlichen Diskussion gemacht hat. Dass sexuelle Gewalterfahrungen nicht nur ein einmaliges Trauma sind, sondern längerfristig zu schwer wiegenden psychischen und psychosomatischen Krankheiten führen, zeigen Untersuchungen aus dem Bereich der Psychiatrie und Psychosomatischen Medizin (1-4). Depressionen, Essstörungen, chronische Schmerzerkrankungen, Sexualstörungen und Persönlichkeitsstörungen haben nicht selten ihren Ursprung in sexuellen Gewalterfahrungen in der Kindheit oder Jugendzeit. Sexuelle Ausbeutung findet jedoch nicht nur in extremer Form statt. Sie ereignet sich in alltäglichen Beziehungen zwischen Lehrern und Schülern, Ärzten bzw. Psychotherapeuten und Patientinnen, am Arbeitsplatz zwischen Vorgesetzten und Untergebenen und in Familien zwischen Eltern und Kindern. In der überwiegenden Zahl sind die Initianten und Täter solcher sexueller Übergriffe und Gewalthandlungen Männer und die Opfer Mädchen und Frauen.

Vernachlässigt und verschwiegen. Für ÄrztInnen und PsychotherapeutInnen ist diese Thematik in verschiedener Hinsicht von Bedeutung. Zum einen erleben sie gelegentlich in der Behandlung von PatientInnen bei sich selbst erotische Phantasien und Wünsche oder nehmen diese von Seiten der PatientInnen ihnen gegenüber wahr. Zum anderen werden sie in Behandlungsfällen immer wieder mit akuten oder längerfristigen Folgeerscheinungen von sexuellen Gewalterfahrungen konfrontiert (5). Fragen des Umgangs mit eigenen sexuellen Phantasien gegenüber Patientinnen und der Behandlung sexuell missbrauchter Kinder und Frauen wurden bisher in der Ausbildung und in Therapiesupervisionen vernachlässigt. Das Verschweigen dieser Phänomene dürfte u. a. dafür verantwortlich sein, dass in Beziehungen zwischen Therapeuten und Patientinnen immer wieder sexuelle Übergriffe stattfinden. Bevor ich auf einzelne Aspekte der sexuellen Ausbeutung und Gewalt näher eingehe, scheint mir die Klärung einiger Begriffe und Abgrenzungen wichtig.

Sexuelle Belästigung. Sie findet vor allem in Arbeitsbeziehungen zwischen Vorgesetzten und Untergebenen statt und kann in folgender Weise definiert werden (6) [S. 11]:

D „Als sexuelle Belästigung wird ein verbaler Ausdruck oder physisches Verhalten oder jedes visuelle Vorgehen bezeichnet, das die Würde oder physische und psychische Integrität des Menschen verletzen kann".

Sexuelle Belästigung kann unterschiedliche Formen annehmen: Lästige Blicke, sexistische Sprüche, vulgäre und peinliche Kommentare, Aufhängen oder Verwenden von pornographischem Material, Berührungen, anzügliche Aufforderungen, Annäherungsversuche mit gleichzeitigem Versprechen von Belohnung oder Androhen von Repressalien.

Sexuelle Belästigung bewirkt oder bezweckt die Schaffung eines feindseligen oder einschüchternden Arbeitsklimas für die betroffene Person, schränkt ihre Freiheit ein, gefährdet ihre Stelle, zieht Repressalien oder Nachteile für das Opfer nach sich, das diese Aufforderungen ablehnt oder akzeptiert, und verletzt ihr Recht auf Gleichstellung am Arbeitsplatz.

Sexuelle Belästigungen am Arbeitsplatz finden häufig statt. In einer repräsentativen Umfrage bei Arbeitnehmerinnen des Kantons Genf gaben 59% der befragten Frauen an, im Verlauf der letzten zwei Arbeitsjahre sexuelle Belästigungen erlebt zu haben. 87% der Belästigten gaben an, dieses Verhalten mehrmals erlitten zu haben (6).

Männer reagieren auf Vorwürfe, sexuell belästigende Äußerungen oder Handlungen begangen zu haben, in der Regel mit bagatellisierenden Erklärungen. Personal- und Betriebsleitungen größerer Unternehmen erkennen zunehmend die Notwendigkeit, dass das Thema sexuelle Belästigung ein fester und regelmäßiger Bestandteil innerbetrieblicher Fortbildung sein sollte.

Sexuelle Ausbeutung, sexueller Missbrauch. Der Begriff sexuelle Ausbeutung hat in den letzten Jahren immer mehr denjenigen des sexuellen Missbrauchs ersetzt. Das Wort Missbrauch impliziert vom Sprachlichen her, dass es auch einen (sexuellen) Gebrauch – von Kindern, von PatientInnen – gibt. Der Begriff sexuelle Ausbeutung ist auch deshalb vorzuziehen, weil darin die Komponenten der Macht und der Unterdrückung enthalten sind (7). Im Hinblick auf die Abgrenzung zwischen Zärtlichkeit und Ausbeutung besteht heute ein Konsens dahingehend, dass die Grenze da zu ziehen ist, wo die Bedürfnisse, die befriedigt werden sollen, die des Erwachsenen oder – im Falle der Ausbeutung in therapeutischen Beziehungen – des Therapeuten sind und nicht die des Kindes bzw. der Patientin (8, 9). Findet die sexuelle Ausbeutung innerhalb der Familie, zwischen Eltern und Kindern oder zwischen Geschwistern statt, spricht man von Inzest.

Kategorien. Angaben über die Häufigkeit sexueller Ausbeutung in verschiedenen Beziehungskonstellationen korrelieren stark mit der Operationalisierung des Phänomens in der jeweiligen Untersuchung. Finkelhor [zit. nach (10)] schlägt für die Abgrenzung verschiedener Formen der sexuellen Ausbeutung folgende Kategorien vor:

- versuchter, simulierter oder vollzogener Geschlechtsverkehr
- Streicheln der Genitalien des Opfers durch den Täter einschließlich oraler Kontakte
- Zeigen der Genitalien durch den Täter
- sexuelles Berühren, Umarmen oder Küssen
- schockierende sexuelle Angebote durch den Täter

Wie schon erwähnt, findet sexuelle Ausbeutung in der Regel in Vertrauensbeziehungen, d. h. zwischen Eltern und Kindern, zwischen Geschwistern, zwischen Lehrern und Schülern sowie Therapeuten und Patientinnen statt.

Auf die Häufigkeit sexueller Ausbeutung in den verschiedenen Beziehungskonstellationen soll an dieser Stelle nicht näher eingegangen werden [siehe hierzu (7-10)].

! Generell kann jedoch gesagt werden, dass sexuelle Ausbeutung sehr viel häufiger stattfindet als gemeinhin angenommen wird.

Vergewaltigung und sexuelle Nötigung. Diese beiden Begriffe werden vor allem in Gesetzestexten und in der Rechtsprechung verwendet. Der Straftatbestand einer Vergewaltigung – früher auch als Notzucht bezeichnet – ist dann gegeben, wenn zwischen Täter und Opfer unter Gewaltandrohung oder -anwendung ein koitaler Kontakt stattfindet. Alle anderen Formen sexueller Gewalthandlungen werden juristisch unter dem Begriff der sexuellen Nötigung – früher Unzucht – zusammengefasst. Das zentrale Kriterium ist hier die Gewalt, unter welcher sexuelle Kontakte erzwungen werden. Godenzi (11, 12) hat mit Recht nachdrücklich darauf hingewiesen, dass bei sexueller Gewalt weniger von gewalttätiger Sexualität auszugehen ist als vielmehr von sexueller Gewalttätigkeit. Das Phänomen der Gewalt ist hier das Entscheidende. Die Gewalt sucht sich den Bereich der Sexualität, um den Gewalteffekt zu erhöhen. Aus diesem Grund wird gelegentlich auch von „sexualisierter Gewalt" gesprochen. Wichtig dabei ist die Feststellung, dass diese Gewaltform Körper, Geist und Seele einer Frau zum Zwecke egoistischer Interessen des Täters zu besetzen versucht.

Sexuelle Gewalt hat in nahezu allen bekannten Gesellschaften einen traditionsreichen Platz. Sie gehört zur Reihe etablierter Umgangsformen, wo immer Männer auf Frauen stoßen. In den USA wird jährlich mit mindestens einer Viertelmillion Vergewaltigungen gerechnet. In der Schweiz gehen mittlere Schätzungen von 4.000 Vergewaltigungen im Jahr aus. Nicht erfasst ist in diesen Statistiken die sexuelle Gewalt in der Ehe.

Ein gemeinsames Merkmal sexueller Gewalttaten ist, dass nur in etwa 10% der Fälle Anzeige erstattet und nur in ca. 2% die Täter verurteilt werden (11). Die Gründe dafür, dass die Opfer sexueller Gewalterfahrungen so selten Anzeige erstatten, liegen einerseits in den unmittelbaren psychischen Folgen der Opfer (s. 20.5) sowie den potentiell sekundär traumatisierenden Erfahrungen im Verlauf der polizeilichen und juristischen Ermittlungen und andererseits in der im Einzelfall oft großen Schwierigkeit oder Unmöglichkeit, die für eine Verurteilung der Täter erforderlichen eindeutigen Tatbeweise zu erbringen. Wird ein Täter mangels Beweisen freigesprochen, so bedeutet dies für das Opfer eine weitere Demütigung und Erniedrigung. Dank der in mehreren europäischen Ländern in Kraft getretenen Opferhilfe-Gesetze hat sich die Situation für Opfer sexueller Gewalterfahrungen in den letzten Jahren verbessert.

20.2 Sexuelle Phantasien und Übergriffe in der Therapie

Stark tabuisiert. Phantasien und Wunschvorstellungen sind Phänomene, welche in der Gedankenwelt jedes Menschen eine wichtige Rolle spielen. Ohne Phantasie würden wir in der aktuellen Konstellation unserer Beziehungen, unserer Arbeitssituation und unserer Freizeitgestaltung erstarren. Phantasien haben ein kreatives Potenzial im Hinblick auf Wandel und Veränderung unserer jeweiligen Lebenssituation. Erotik und Sexualität sind zentrale Themen von Phantasien. Ihr Stellenwert zeigt individuell und situativ große Schwankungen und sie variieren in ihren Bildern und Geschichten. Im Gegensatz zu sexuellen Verhaltensweisen sind sexuelle Phantasien nach wie vor stark tabuisiert. Das Gespräch darüber fällt den meisten Menschen schwer. Hemmungen und Schamgefühle sind Barrieren, hinter denen sich sexuelle Phantasien verbergen können, sodass sie von uns gar nicht oder nur rudimentär wahrgenommen werden.

Ich erinnere mich noch gut an ein Ereignis während meiner psychotherapeutischen Weiterbildungszeit, welches mir die Bedeutung erotischer Phantasien und die Verantwortung des Therapeuten für die Einhaltung von Distanz in einer therapeutischen Beziehung deutlich machte. Im Rückblick auf diese jetzt schon mehrere Jahre zurückliegende Erfahrung scheint es mir, dass es sich um eine jener Schlüsselerfahrungen handelt, welche mir die Bedeutung und Brisanz erotischer Aspekte in der Arzt-Patient-Beziehung nachhaltig vor Augen führte.

Fallbeispiel

Eine damals Ende 30-jährige Stewardess hatte wegen einer schweren Angsterkrankung bei mir eine tiefenpsychologisch orientierte Psychotherapie mit wöchentlich 3 Sitzungen aufgenommen. Ihre seit mehreren Jahren unbefriedigende Ehebeziehung zu einem 10 Jahre älteren Piloten spielte, wie sich in der Behandlung schon bald zeigte, für die Entstehung und Psychodynamik der Angsterkrankung eine wichtige Rolle. Ihr Mann hatte immer wieder außereheliche Beziehungen, die sie sich selbst aus Gewissensgründen und mit Rücksicht auf ihre beiden Kinder versagte. Trotz des deutlichen Altersunterschiedes zu mir – ich war damals etwa 10 Jahre jünger als die Patientin – erlebte ich die Patientin schon nach wenigen Stunden der in sitzendem Setting durchgeführten Behandlung als recht attraktiv. Etwa in der 20. Therapiesitzung berichtete sie mir über ein für sie erneut frustrierendes Wochenende mit ihrem Mann. In einer längeren Schweigepause, während der ich mir die Formulierung meiner nächsten Intervention überlegte, stand sie plötzlich von ihrem Stuhl auf, eilte auf mich zu, umarmte mich flüchtig und gab mir einen Kuss. Ich war konsterniert, fühlte mich überrumpelt und hilflos und war froh, dass die Patientin unmittelbar nach diesem für mich völlig überraschenden Coup das Therapiezimmer verließ. Ich brauchte einige Minuten, bis ich das Geschehene realisiert und die Fassung wieder gefunden hatte.

Kommentar. Ich erzählte das Ereignis unmittelbar nach der Therapiesitzung einem Kollegen, der mich ermunterte, den Vorfall eingehend in einer Therapiesupervision zu besprechen. Während dieser Supervision wurde mir klar, dass nicht nur die Patientin mir gegenüber Zuneigung und vermutlich auch Liebesgefühle empfunden hatte, sondern dass auch ich in den Tagen vor der geschilderten Therapiesitzung flüchtige erotische Phantasien gehabt hatte, welche sich um diese Patientin drehten. Ich möchte hier nicht auf nähere Einzelheiten der Übertragung der Patientin und meine Gegenübertragung eingehen. Das Beispiel sollte nur veranschaulichen, wie erotische Phantasien in therapeutischen Beziehungen dahingehend sich entwickeln können, dass sie zu einer Aktion führen bzw. ausagiert werden.

! Es besteht jedoch ein grundlegender Unterschied zwischen den Rechten und Pflichten einer Patientin und denjenigen eines Therapeuten im Rahmen eines therapeutischen Arbeitsbündnisses. Während Patientinnen das Recht haben, die Verlässlichkeit eines Therapeuten im Hinblick auf die Einhaltung einer verantwortungsvollen Distanz durch Widerstand oder verführerisches Verhalten zu prüfen, ist der Therapeut verpflichtet, eigene Bedürfnisse und Interessen hinter jene der Patientinnen zurückzustellen und sich abstinent und neutral zu verhalten (13).

Oder anders formuliert: PatientInnen haben im Rahmen bestimmter, durch den Therapievertrag gesteckter Grenzen das Recht, ihre Gefühle und Phantasien auszuagieren. Den TherapeutInnen steht dieses Recht nicht zu. Sie haben die Verpflichtung, nicht mitzuagieren! Das Argument der Uneigennützigkeit bei sexuellen Kontakten mit Patientinnen ist ein Mythos, der verhüllt, dass Therapeuten, die sich in sexuelle Handlungen mit Patientinnen einlassen, ihre Machtposition zur Befriedigung eigener Wünsche ausnützen (14).

Noch einmal zurück zu dem geschilderten Fallbeispiel. Die Patientin kam – entgegen meinen Befürchtungen – zwei Tage später wie vereinbart zur nächsten Therapiesitzung. Das eingehende Gespräch über die Hintergründe des in der vorangegangenen Stunde stattgefundenen Kuss-Ereignisses war wohl für sie ebenso eindrücklich wie für mich. Was ich mit diesem Beispiel verdeutlichen möchte, ist der Unterschied zwischen der Realität von erotischen Phantasien und der Unmöglichkeit ihrer Realisierung in definierten Arbeitsbeziehungen, nicht nur in der Psychotherapie, sondern in analoger Weise zwischen Lehrern und Schülern und Vorgesetzten und Untergebenen.

Empirische Untersuchungen über Folgeschäden bei PatientInnen, welche in psychotherapeutischen Behandlungen sexuell missbraucht wurden, belegen unzweifelhaft die Schwere eines solchen Traumas. Es stürzt die PatientInnen in ein Chaos mit Destabilisierung für ihre Identität und Integrität, welche sich in Suizidhandlungen, Depersonalisationssyndromen und langwierigen psychischen Erkrankungen äußern kann [Übersichten bei (5, 15)].

Gründe für Entgleisungen. Weshalb entgleisen therapeutische Beziehungen in sexuelle Kontakte? Hierzu nur ein paar kurze Feststellungen. Ein wichtiger Aspekt, der sich in verschiedenen Studien ergab, betrifft die Angst des Therapeuten vor zu großer Nähe zu einer Patientin (9). Sexuelle Kontakte können aus der Sicht des Therapeuten als Form einer Abwehr von Nähe verstanden werden. Symbiotische Wünsche von Patientinnen können bei Therapeuten Gefühle von Hilflosigkeit und Ohnmacht hervorrufen. Mit der Sexualisierung der therapeutischen Beziehung wird die vom Therapeuten erlebte Ohnmacht in Macht verwandelt. Untersuchungen von Therapeuten, welche Patientinnen sexuell missbrauchten, verweisen auf neurotische, sozial isolierte und zwanghaft sexuell ausagierende Persönlichkeiten (14). Daneben wird auf die Bedeutung des sog. „Burn-out-Syndroms" und einer allgemeinen Lebensunzufriedenheit aufgrund persönlicher Krisen in der Biographie dieser Therapeuten hingewiesen. Nach international anerkannten ethischen Richtlinien sind sexuelle Kontakte im Rahmen therapeutischer Beziehungen nicht vertretbar und als Straftat zu werten (16, 17).

Therapeutische und juristische Maßnahmen. Was ist im Falle des Bekanntwerdens von sexuellem Missbrauch in einer Therapie zu tun? Bisherige Erfahrungen zeigen, dass Entscheidungen über geeignete therapeutische und juristische Maßnahmen gegenüber den Tätern nicht von einer Einzelperson, sondern besser von einer Kommission getroffen werden sollten (18). Wichtig ist, dass diese Kommission aus ExpertInnen besteht, die vom missbrauchenden Therapeuten völlig unabhängig sind. Diese haben je nach Einschätzung der Persönlichkeit des Therapeuten und der Schwere des Vergehens – erster oder wiederholter Missbrauch – die Aufgabe, Schritte in Richtung einer Rehabilitation des Therapeuten oder seines Ausschlusses von psychotherapeutischer Tätigkeit zu veranlassen.

Folgetherapie. Patientinnen, welche in einer Psychotherapie sexuell missbraucht wurden, bedürfen in der Regel einer sog. „Folgetherapie". Auf die Elemente und Inhalte einer solchen Folgetherapie kann hier nicht näher eingegangen werden (19, 20). Nur so viel sei kurz erwähnt: Es handelt sich um schwierige Behandlungen, welche nach Möglichkeit von darin speziell erfahrenen TherapeutInnen durchgeführt werden sollten. Zur Motivierung von Frauen, welche nach der katastrophalen Erfahrung eines sexuellen Missbrauchs in einer Psychotherapie oft nicht ohne weiteres zu einer Folgetherapie bereit sind, kann auch die Lektüre von Berichten selbst betroffener Frauen empfohlen werden (21).

Prävention. Präventive Maßnahmen zur Vorbeugung des sexuellen Missbrauchs in therapeutischen Beziehungen sollten auf mehreren Ebenen ansetzen. Dabei verdienen folgende Aspekte besondere Beachtung (14, 22):

- Die Thematik sollte auch im deutschen Sprachraum ohne vorschnelle Verurteilung missbrauchender Therapeuten vermehrt beachtet und bearbeitet werden.
- Berufsverbände sollten klare ethische Richtlinien für die Beziehung zwischen Therapeut und Patient formulieren, in welchen sexuelle Kontakte als nicht vertretbare Kunstfehler deklariert werden.
- Das Thema des sexuellen Missbrauchs sollte in die Ausbildungsgänge aller Berufsgruppen im Gesundheitswesen einbezogen und insbesondere in alle psychotherapeutischen Curricula integriert werden.
- Vor allem jungen und unerfahrenen TherapeutInnen sollte im Rahmen von Supervison Anleitung zum Umgang mit erotischen Gefühlen und Phantasien im Verlauf psychotherapeutischer Behandlungen gegeben werden.

Initiativen zur Prävention sexueller Übergriffe sind nicht nur für den Bereich der Psychotherapie, sondern auch für andere ärztliche Behandlungssituationen zu fordern. Programme sollten auf ihre Effizienz überprüft und ebenso für andere Berufsgruppen, wie Lehrer, Heimleiter und Vorgesetzte in Führungsfunktionen, entwickelt werden.

20.3 Sexuelle Ausbeutung von Kindern

Inzest und Pädophilie. Sexuelle Ausbeutung von Kindern findet vor allem innerfamiliär als Inzest und außerfamiliär im Rahmen pädophiler Beziehungen statt. Sowohl für die innerfamiliäre als auch für die außerfamiliäre sexuelle Ausbeutung gilt, dass die vom jeweiligen Kind erlebte subjektive Traumatisierung nicht ohne weiteres mit der Schwere und Dauer des erlittenen Traumas korrelieren muss. zwei Fallbeispiele mögen dies veranschaulichen.

Mehrjähriger Inzest.

Fallbeispiel
Eine 39-jährige Verwaltungsangestellte meldet sich in unserer Sprechstunde, nachdem sie im Rahmen einer Kinderwunsch-Behandlung ihrem Gynäkologen von einem mehr als 7-jährigen Inzest durch ihren Vater berichtet hatte. Als 5. von 7 Kindern war sie in ärmlichen Verhältnissen in einer Arbeiterfamilie aufgewachsen. Die Mutter war offenbar leicht debil und chronisch überfordert. Die Patientin musste bis zum 14. Lebensjahr zwischen ihren Eltern im Ehebett schlafen, wobei sich der Vater ab ihrem 7. Lebensjahr

wöchentlich 1-2mal an ihr sexuell verging. Unter seinen Drohungen, sie, die Mutter und sich selbst umzubringen, hatte die Patientin während 7 Jahren niemandem von den für sie extrem belastenden Erfahrungen berichtet. Erst nachdem sie 14-jährig die Menstruation bekam und eine Schwängerung durch ihren Vater fürchtete, vertraute sie sich ihrem Schwager an. Dieser erstattete Anzeige gegen seinen Schwiegervater, der zu 4 Jahren Gefängnis verurteilt wurde. Die Patientin durchlief die Schule und eine Berufslehre ohne nennenswerte Schwierigkeiten. Sie heiratete im Alter von 24 Jahren und führte mit ihrem Mann während 14 Jahren eine gewollt kinderlose Ehe, in welcher sexuelle Beziehungen nur gelegentlich, aber ohne Schwierigkeiten der Patientin stattfanden.

Kommentar. Als mir die Patientin diese Vorgeschichte anlässlich einer Erstkonsultation erzählte, war ich betroffen und zugleich sprachlos. Wie war es möglich, dass diese Frau als Kind eine jahrelange schwere sexuelle Traumatisierung bisher ohne psychische Dekompensation bewältigen konnte? In mehreren Gesprächen mit ihr und ihrem Ehemann gewann ich den Eindruck, dass vier Faktoren ihr das seelische Überleben dieser massiven Form von Inzest ermöglicht hatten. Während der 7-jährigen Horrorzeit waren es die vertrauensvolle Beziehung zu einer als Ersatzmutter erlebten Nachbarin und der soziale Rückhalt in einem Sportverein. Dass sie schließlich selbst den Mut gehabt hatte, 14-jährig – trotz der Mord- und Suiziddrohungen des Vaters – den Inzest zu beenden, war für ihre Selbstachtung und die Entwicklung ihres Selbstwertgefühles ein entscheidender Schritt. Und schließlich hatte sie einen Mann geheiratet, der ebenfalls aus disharmonischen Familienverhältnissen stammte und mit dem sie über 14 Jahre eine Art kameradschaftliche Schicksalsgemeinschaft bildete. Der Kinderwunsch war bei ihr erst nach dem Tod ihrer Mutter und in Anbetracht ihres Alters aktuell geworden. Die genannten kompensatorischen Faktoren können wohl nur zum Teil die wie ein Wunder anmutende Verarbeitung und Bewältigung der Horrorjahre dieser Frau in ihrer Kindheit erklären.

Völlig anders verlief die Entwicklung einer Lehrerin, die sich 25-jährig in unserer Sexualmedizinischen Sprechstunde meldete.

Sekundäre Traumatisierung.

Fallbeispiel

Im Alter von 12 Jahren war die Patientin bei der Heimkehr vom Musikunterricht in einer Unterführung von einem etwa 45-jährigen, ihr unbekannten Mann angesprochen und in eine öffentliche Toilette gezerrt worden. Der Mann öffnete vor ihr seine Hose und forderte sie auf, während ca. 10 Minuten sein erigiertes Glied zu streicheln. Obwohl sie die Situation als äußerst unangenehm erlebte, hatte sie keine unmittelbare Todesangst. Der Fremde, bei dem es sich offenbar um einen Pädophilen handelte, „lobte sie als gute Krankenschwester" und ließ sie, nachdem er ejakuliert hatte, wieder frei. Die Patientin berichtete unmittelbar nach dem Ereignis ihren Eltern von dem Vorfall. Diese reagierten darauf in folgender Weise: Die Mutter schickte sie am nächsten Tag in die Kirche mit der Auflage, dem Priester ihren eigenen Schuldanteil an dem Vorfall zu beichten. Der Vater verlangte von ihr, in den darauf folgenden Wochen zur Ermittlung des Täters jeweils am schulfreien Nachmittag mit ihrem Geigenkasten mehrmals die besagte Unterführung zu durchqueren. Nach 12 Wochen dieser von der Patientin als „Horror" erlebten Fahndungsstrategie sprach der Täter das Mädchen erneut an. Der Vater trat aus seinem Beobachtungsposten hervor, ergriff ihn und brachte ihn zur Polizei. Der Täter wurde später zu einer Gefängnisstrafe auf Bewährung verurteilt. Die Patientin entwickelte in der Folge verschiedenste psychosomatische Störungen und schließlich einen primären Vaginismus, der sie veranlasste, unsere Sexualmedizinische Sprechstunde aufzusuchen.

Kommentar. Hier ist das sexuelle Trauma, welches die Patientin im Alter von 12 Jahren erlitten hat, sicherlich weniger gravierend als im vorher geschilderten Fall. Was das Ereignis jedoch zur Katastrophe werden ließ, war die Reaktion der Eltern, welche die Schuld an dem Vorfall teilweise ihrer Tochter zuschoben und sie zur Strafe einerseits zur Beichte in die Kirche und andererseits zur wochenlangen Fahndung in die Unterführung schickten.

Allgemein gültige Aspekte. Die beiden Beispiele sollen folgende allgemeingültigen Aspekte sexueller Ausbeutung von Kindern deutlich machen (7, 23, 24):

- Sexuelle Kindesmisshandlung ist in der Regel nicht ein Phänomen des „fremden Mannes von der Straße". Die Täter sind in zwei Drittel der Fälle Väter und Stiefväter oder Männer aus dem Bekanntenkreis der Familie.

- Der Misshandlung geht in der Regel ein langfristiger sexueller Partnerkonflikt der Eltern des Opfers voraus, den diese selbst nicht lösen konnten.
- Von den Tätern wird durch Gewalt-, Mord- und Suiziddrohungen eine Geheimhaltung der sexuellen Ausbeutung oft über Jahre erzwungen.
- Sekundäre Effekte und Schädigungen durch inadäquate Reaktionen von Eltern und professionellen Helfern führen nicht selten zu einer sekundären Viktimisierung des Kindes oder Jugendlichen.

Sexuelle Kindesmisshandlungen sind als psychopathogenetische Lebensereignisse im Kontext dysfunktionaler Beziehungsmuster in der Familie zu verstehen (23). Wie Forschungen auf diesem Gebiet zeigen, sollten folgende Symptombildungen als potenzielle Indikatoren auf das Vorliegen einer Kindesmisshandlung beachtet werden:

Potenzielle Indikatoren für das Vorliegen einer Kindesmisshandlung.

- Bei Kleinkindern im Alter von 0–5 Jahren: genitaler und analer Juckreiz, Geschlechtskrankheiten, unerklärte Blutungen und Harnwegsinfektionen, Bettnässen, Schlaf- und Essstörungen sowie unangemessenes genitalsexuelles Spiel und Aktivität.
- Bei Kindern in der Vorpubertät – hier liegt das Altersmaximum für den Misshandlungsbeginn – sind es vor allem abdominale Schmerzen, pseudoepileptische Anfälle, Kopfschmerzen, ebenfalls Schlaf- und Essstörungen sowie sexuell provozierendes Verhalten, sozialer Rückzug und unerklärtes Schulversagen.
- Bei Jugendlichen zwischen 11 und 15 Jahren – in dieser Altersphase liegt das Maximum der Aufdeckung von sexueller Ausbeutung – deuten vor allem Suizidversuche, Selbstschädigungen, konversionsneurotische Symptombildungen, Drogenkonsum, Weglaufen, Promiskuität und Prostitution sowie unerklärte Schwangerschaften auf die Möglichkeit einer sexuellen Ausbeutung hin.

Krisenintervention. Wie das 2. der geschilderten Fallbeispiele deutlich macht, können Gesundheitsschäden nicht nur primär durch sexuelle Misshandlungen selbst, sondern auch sekundär, durch unangemessene Handhabung der Krisenintervention und durch Überreagieren oder Verleugnen einer Misshandlung entstehen.

> **!** Therapeutische Bemühungen sollten sich deshalb zunächst einmal auf die Verhinderung sekundärer Schädigung durch inadäquate Krisenintervention und erst danach auf konkrete Schritte zur Behebung von Symptomen durch die Misshandlung selbst konzentrieren.

Fürniss (24) empfiehlt für die Krisenintervention die Berücksichtigung folgender 7 Schritte:

- sexuelle Misshandlung in die Differentialdiagnose einbeziehen
- Äußerungen von Kindern glauben
- den Verdacht im Einzelgespräch mit dem Kind erhärten
- interdisziplinäre Planung der Intervention
- körperliche Untersuchung durch speziell geschulte Ärzte
- konfrontierendes Gespräch mit den Eltern
- Familiengespräch mit allen Familienangehörigen

Auf Einzelheiten dieses schrittweisen Vorgehens kann hier nicht näher eingegangen werden. Einige Hinweise mögen jedoch für das praktische Vorgehen im konkreten Einzelfall nützlich sein.

Absprache von Interventionen. Durch die Tatsache, dass sexuelle Kindesmisshandlung ein Offizialdelikt ist, geschieht es nicht selten, dass sich rechtliche und therapeutische Interventionen gegenseitig behindern. In jedem Fall haben therapeutische Maßnahmen zeitlich Vorrang vor juristischen. Damit Rechtsinstanzen nicht zu einem ungünstigen Zeitpunkt in laufende therapeutische Bemühungen unerwartet und destruktiv eingreifen, sollten bei der Planung einer Intervention alle möglicherweise beteiligten Berufsgruppen ihr koordiniertes Vorgehen miteinander absprechen.

Räumliche Trennung. Langfristige sexuelle Kindesmisshandlung in der Familie hat für den Täter häufig Suchtcharakter. Dies bedeutet, dass eine vorübergehende räumliche Trennung zwischen Täter und Kind oft unumgänglich ist. Dabei ist es vorzuziehen, dass der Täter – Vater, Stiefvater, Großvater, Bruder – und nicht das Kind die Wohnung verlässt. Eine wichtige Aufgabe besteht schließlich darin, Absprachen über Kontakte zwischen Familienmitgliedern und – im Fall von formalen Trennungen – Vereinbarungen über Besuchsregelungen zu treffen.

Zusammenarbeit. In den letzten Jahren wurden in vielen Städten an Kinderkliniken, Kinder- und Jugendpsychiatrischen Institutionen oder Beratungsstellen spezielle Dienste zur Krisenintervention und Behandlung von Folgeschäden sexuell ausgebeuteter Kinder und Jugendlicher eingerichtet. Es empfiehlt sich im konkreten Fall, mit diesen Stellen zusammenzuarbeiten und ihre Erfahrungen zu nutzen.

Auf die Problematik von sexuell ausgebeuteten Kindern durch pädophile Beziehungskonstellationen möchte ich an dieser Stelle bewusst nicht näher eingehen. Dies aus 2 Gründen: Zum einen gestattet es der Umfang dieses Buches nicht, die Problematik der Pädophilie angemessen darzustellen. Und zum anderen ist gerade in diesem Bereich die Diskussion durch vorgefasste Meinungen häufig so fixiert, dass eine kurze Behandlung dieser Thematik unweigerlich als „einseitige Parteinahme" interpretiert würde. Ein Literaturhinweis sei jedoch erlaubt, da in diesem Bereich nur wenige methodisch ausgewogene Untersuchungen vorliegen (25).

20.4 Missbrauch mit dem sexuellen Missbrauch

Klare Definition und Abgrenzung. Schlagzeilen wie „Jeder Mann ein Kinderschänder?" erscheinen gelegentlich nicht nur in Boulevardzeitungen, sondern auch in seriösen Nachrichtenmagazinen. So begrüßenswert die öffentliche Diskussion über sexuelle Ausbeutung von Kindern und Jugendlichen ist, so ist in diesem Zusammenhang doch auf zwei fragwürdige Trends hinzuweisen. Zum einen eine unkritische Verwendung des Begriffes „Missbrauch" und zum anderen die Neigung, vorschnell in der Rolle des „Ermittlers" aktiv zu werden. Wie zu Beginn dieses Kapitels erwähnt, sollten die verschiedenen Formen sexueller Ausbeutung klar definiert und abgegrenzt werden. Der Begriff Missbrauch sollte nicht missbräuchlich verwendet werden.

Behutsames Vorgehen. Noch wichtiger ist der zweite Aspekt, das behutsame Vorgehen im Falle des Verdachts von sexueller Ausbeutung eines Kindes. Ein solcher Verdacht löst in der Regel heftige Gefühle von Bestürzung, Ärger und Wut aus. Lehrer, Jugendleiter, Pfarrer und andere Bezugspersonen fühlen sich in dieser Situation bisweilen veranlasst, zum Schutze des Kindes und zur Überführung des Täters rasch zu handeln. Überstürzte „vertrauliche Gespräche" bringen ein Kind jedoch in einen schwierigen Loyalitätskonflikt, da es gegenüber einem missbrauchenden Erwachsenen aus dem Familien- oder Freundeskreis nicht nur Angst und Ohnmacht, sondern auch Zuneigung und Bewunderung empfinden kann. Forciert erfragte „Geständnisse" führen dann dazu, dass das Kind bei weiteren therapeutischen und/ oder juristischen Abklärungen schweigt oder frühere Aussagen widerruft.

Nach meiner Erfahrung sind es nicht selten psychologisch interessierte Lehrer, Jugendleiter, Pfarrer und andere Vertrauenspersonen, welche im Gespräch in das Kind eindringen und es dabei emotional nötigen und ein weiteres Mal missbrauchen.

! Der Umgang mit sexuell ausgebeuteten Kindern verlangt Behutsamkeit, Kompetenz und Sensibilität, welcher Schritt zu welchem Zeitpunkt in welche Richtung zu tun ist.

Falls Sie aus indirekten Äußerungen oder Zeichnungen eines Kindes den Verdacht schöpfen, es könnte sexuell ausgebeutet werden, nehmen Sie zunächst mit einem Kollegen oder einer Kollegin Kontakt auf, welche das Kind ebenfalls kennen. Teilen Sie Ihre Beobachtungen und Vermutungen mit und klären Sie im Gespräch, ob Ihr Gegenüber ähnliche Beobachtungen gemacht hat. Wenn Sie gemeinsam den Verdacht auf sexuelle Ausbeutung haben, nehmen Sie als nächsten Schritt mit einer Fachperson – Schularzt, Schulpsychologe, Hausarzt – Verbindung auf, die dann den Kontakt zu speziellen Beratungsstellen oder erfahrenen ÄrztInnen/ TherapeutInnen herstellen kann.

! Die Art des Vorgehens bei der Aufklärung einer sexuellen Ausbeutung hat wesentlichen Einfluss auf die spätere psychische Verarbeitung und Bewältigung eines solchen Traumas.

Falls Sie von einem Kind direkt angesprochen werden, es werde vom Stiefvater oder Freund der Mutter sexuell belästigt oder ausgebeutet, ermutigen Sie das Kind, dass es zunächst mit seiner Mutter darüber spricht. Falls dies dem Kind nicht möglich ist, laden Sie es gemeinsam mit seiner Mutter zu einem Gespräch ein. Die Zielsetzung eines ersten Gespräches ist weniger die Klärung sexueller Handlungen als vielmehr die Motivierung, gemeinsam dem Kind helfen zu wollen und erste Absprachen darüber, wie man weiter vorgehen soll. Es ist zu hoffen, dass die weitere öffentliche Diskussion über sexuelle Ausbeutung und Gewalt gegenüber Kindern dazu führt, dass schädigende Sekundärtraumatisierungen durch übereifrige Helfer seltener werden und die Betroffenen adäquate und kompetente Hilfe erhalten.

20.5 Krisenintervention nach Vergewaltigung

– „Vergewaltigung hat nichts zu tun mit Sexualität oder unbeherrschbaren männlichen Trieben. Dem Vergewaltiger geht es primär darum, Macht auszuüben, die körperlichen und seelischen Grenzen einer Frau gewalttätig zu übertreten, sie damit als selbstbestimmende Persönlichkeit auszulöschen und in ihrer Identität als Frau zu demütigen" (26).

Männliche Vorurteile. Diese Charakterisierung der Vergewaltigung durch eine langjährige Mitarbeiterin eines Nottelefons für vergewaltigte Frauen steht in deutlichem Gegensatz zu den Vorurteilen, die vor allem unter Männern bezüglich sexueller Gewalt weit verbreitet sind. Nach Weis (27) dominieren im Kontext sexueller Gewalt 5 Vorurteilsmuster:

- Frauen provozieren oft sexuelle Gewalt.
- Keine Frau kann gegen ihren Willen vergewaltigt werden.
- Frauen wünschen sich insgeheim, vergewaltigt zu werden.
- Vergewaltigung ist ein Triebverbrechen.
- Der Täter ist ein Fremder.

Empirische Untersuchungen aus verschiedenen Ländern belegen, dass diese Vorurteile die Realität sexueller Gewaltverbrechen an Frauen verzerrt und falsch darstellen (11, 28). Frauen, die zu Opfern sexueller Gewalt wurden, kleideten und verhielten sich vor dem Verbrechen in den allermeisten Fällen nicht anders als Frauen, die bisher keine Vergewaltigung erlitten haben. Ziel sexuell gewalttätiger Männer ist es häufig, Widerstände einer Frau mittels Drohung oder Gewalt zu brechen. Die Möglichkeiten für eine Frau, sich in einer Vergewaltigungssituation erfolgreich zu wehren, sind je nach Situation sehr verschieden. Aus einem nicht stattgefundenen Widerstand den Schluss zu ziehen, Frauen könnten sich in jedem Fall gegen eine Vergewaltigung wehren, ist ebenso abwegig wie die Annahme, in weiblichen Sexualphantasien würden Vergewaltigungswünsche eine wesentliche Rolle spielen. Diese männliche Fehlvorstellung konnte ebenfalls in wissenschaftlichen Studien klar widerlegt werden (29, 30). Die Vorstellung, eine Vergewaltigung sei ein Triebverbrechen, wird durch Aussagen von Sexualtätern widerlegt (31, 32). Diese gaben als hauptsächliches Vergewaltigungsmotiv nicht sexuellen Drang, sondern Beherrschungs- und Geltungsbedürfnis an. Schließlich der Mythos vom Fremden, dem wir schon bei sexueller Kindesmisshandlung begegnet sind. Wie gegenüber Kindern, so werden auch gegen Frauen sexuelle Gewalthandlungen in der überwiegenden Zahl der Fälle von ihnen bekannten und vertrauten Männern begangen. Frauen sehen jedoch um so eher von einer Anzeige ab, je bekannter ihnen der Täter ist.

Psychische Folgen. Die psychischen Folgen einer Vergewaltigung sind denjenigen von Folter und Aufenthalt in Konzentrationslagern vergleichbar (26). In einer ersten Phase, unmittelbar nach einer sexuellen Gewalterfahrung, geht es vor allem um das psychische Überleben, darum, die erlebte Ohnmacht zu bewältigen und wieder Kontrolle über sich selbst zurückzugewinnen. Betroffene berichten vor allem über Angst, Verzweiflung und innere Desorientierung. Sie leiden unter Schlafstörungen, Berührungsängsten und Angst, ihre Wohnung zu verlassen. Sie fühlen sich beschmutzt, quälen sich mit Selbstvorwürfen und ziehen sich zurück. Diese erste Phase einer akuten Krise dauert einige Tage bis wenige Wochen.

Daran schließt sich eine zweite Phase an, die dadurch gekennzeichnet ist, dass die Betroffenen sich bemühen, ihr Leben wieder mit mehr oder weniger massiven Einschränkungen selbst zu bewältigen. Die Einschränkungen betreffen Angststörungen und psychosomatische Symptombildungen. Hinzu kommen Arbeitsstörungen und Probleme mit dem eigenen Körper und der Sexualität. Die Dauer dieser Phase variiert und hängt vom erlittenen Trauma, der Persönlichkeit der betroffenen Frau und ihrem familiären und sozialen Beziehungsnetz ab (33).

In einer dritten Phase, die nicht selten erst Jahre nach der sexuellen Gewalterfahrung möglich ist, kann es zu einer eigentlichen psychischen Verarbeitung des sexuellen Traumas im Rahmen einer Psychotherapie kommen. Dies setzt die Möglichkeit voraus, sich noch einmal mit der erlebten Vergewaltigung und den dabei erlebten Gefühlen zu befassen. Die Auseinandersetzung mit schwer wiegenden Problemen, welche die Frau weder gewollt noch verursacht hat, die ihr Leben aber nachhaltig verändert haben, ist erneut eine schmerzliche und belastende Erfahrung.

Krisenberatung. Die Krisenberatung von vergewaltigten Frauen sollte sich an den skizzierten Phasen orientieren. In der ersten Phase unmittelbar nach dem erlittenen Trauma fällt es vergewaltigten Frauen oft schwer, sich selbst Hilfe zu suchen. Für ÄrztInnen, BeraterInnen und TherapeutInnen besteht die größte Schwierigkeit in der Konfrontation mit der Ohnmacht und Verzweiflung der betroffenen Frauen.

! Um eigenen Gefühlen von Hilflosigkeit zu entfliehen, besteht für beratende Personen die Gefahr, anstelle der Hilfe Suchenden zu handeln oder ihr konkrete Ratschläge zu geben. Für die Betroffenen bedeutet dies, „dass ein weiteres Mal über sie verfügt wird und ihre Grenzen nicht respektiert werden“ (26). Deshalb ist es wichtig, einer betroffenen Frau Zeit zu lassen, eigene Entscheidungen zu finden. Dies gibt ihr ein Stück Boden zurück, auf dem sie weitere Schritte zur Gestaltung ihres Alltagslebens planen kann.

Sehr belastend für vergewaltigte Frauen sind die im Rahmen der polizeilichen Ermittlung unumgänglichen medizinischen Untersuchungen. Sie können dadurch erleichtert werden, dass die jeweilige Untersuchungshandlung im Voraus erklärt wird und den Frauen die Möglichkeit gelassen wird, immer einen Teil ihres Körpers bedeckt halten zu können. Wichtig ist schließlich die Abklärung des sozialen Umfeldes der Betroffenen. Von wem wird sie unterstützt und an wen kann sie sich wenden, wenn Verzweiflung und Suizidgedanken auftauchen?

Mittel- und längerfristige Behandlung. In der mittel- und längerfristigen Behandlung von Frauen nach sexuellen Gewalterfahrungen stehen der schrittweise Abbau von Vermeidungsverhalten und generalisierter aversiver Einstellungen sowie die Förderung von Selbstvertrauen, Selbstsicherheit und positivem Körpererleben im Mittelpunkt der therapeutischen Arbeit.

Nach meiner Erfahrung fällt es vergewaltigten Frauen sowohl in der akuten Krisenphase wie auch in einer späteren Psychotherapie leichter, die Hilfe weiblicher Beratungspersonen und Therapeutinnen zu akzeptieren und zu suchen. Wird das männliche Geschlecht des Therapeuten von diesem als möglicher Hinderungsgrund für eine Vertrauensbildung in einer therapeutischen Beziehung offen thematisiert und zur Diskussion gestellt, so entscheiden sich manche Frauen durchaus auch für therapeutische Hilfen bei männlichen Therapeuten.

Die Aufgaben von ÄrztInnen im Umgang mit den Phänomenen von Gewalt und Sexualität liegen schwerpunktmäßig in der Prävention, in der Erkennung von Symptomen, die auf sexuelle Ausbeutung und Gewalterfahrung hinweisen, in sorgfältig und rücksichtsvoll durchgeführten körperlichen Untersuchungen und in der akuten Krisenintervention. Die Aufgaben von PsychotherapeutInnen liegen eher in therapeutischen Angeboten für die mittel- und längerfristige Bewältigung sexueller Traumata.

Medikamentöse Behandlung. Zum Schluss noch ein kurzer Hinweis auf die Bedeutung von Psychopharmaka für die Behandlung von Opfern sexueller Gewalthandlungen. Falls erforderlich sollten die in der Behandlung von Angsterkrankungen bewährten Medikamente gewählt werden, d. h. bei akuten Panikattacken Anxiolytica, wie Alprazolam oder Lorazepam. Und bei persistierenden posttraumatischen Belastungsstörungen trizyklische Antidepressiva oder selektive Serotinwiederaufnahmehemmer.

! Die medikamentöse Behandlung sollte jedoch in jedem Fall nicht als Alternative für, sondern nur als Ergänzung zu psychosozialen und psychotherapeutischen Interventionen gesehen werden.

Resümee

Sexuelle Belästigung, sexuelle Ausbeutung und sexuelle Gewalttaten werden ganz überwiegend von Männern gegenüber Kindern und Frauen begangen. Die Dunkelziffer der einzelnen Formen sexueller Misshandlungen ist nach wie vor hoch.

In ärztlichen und psychotherapeutischen Behandlungen finden immer wieder sexuelle Übergriffe statt. Untersuchungen von Ärzten und Psychotherapeuten, welche Patientinnen sexuell missbrauchten, verweisen auf neurotische, sozial isolierte und zwanghaft sexuell ausagierende Persönlichkeiten.

Das Thema der sexuellen Ausbeutung sollte in die Ausbildung und Fortbildung aller Berufsgruppen im Gesundheitswesen integriert werden. Dies wäre eine wichtige Maßnahme zur Prävention sexueller Übergriffe und Ausbeutung.

Sexuelle Ausbeutung im Kindesalter führt häufig zu schwer wiegenden psychischen Störungen im Jugend- und Erwachsenenalter.

Die psychischen Folgen einer Vergewaltigung sind denjenigen von Folter und Aufenthalt in Konzentrationslagern vergleichbar.

In der Krisenberatung von vergewaltigten Frauen ist es wichtig, Betroffene vor Sekundärtraumatisierungen zu schützen. Sie sollten unterstützt und ermutigt werden, möglichst selbst zu entscheiden, welche Art von Hilfe sie wann von welchen Personen haben möchten.

In der mittel- und längerfristigen Behandlung von Frauen nach sexuellen Gewalterfahrungen stehen die Therapie psychischer und/oder psychosomatischer Symptombildungen sowie die Förderung von Selbstvertrauen und positivem Körpererleben im Mittelpunkt der therapeutischen Arbeit.

Literatur

1. Bifulco A, Brown GW, Adler Z. Early sexual abuse and clinical depression in adult life. Br J Psychiatry 1991;159:115–122.
2. Pope HG, Mangweth B, Negrao AB, Hudson JI, Cordas TA. Childhood sexual abuse and bulimia nervosa: A comparison of american, austrian and brazilian women. Am J Psychiatry 1994;151:732–737.
3. Mullen PE, Martin JL, Anderson JC, Romans SE, Herbison GP. The effect of child sexual abuse on social, interpersonal and sexual function in adult life. Br J Psychiatry 1994;165:35–47.
4. Links PS, Van Reekum R. Childhood sexual abuse, parental impairment and the development of borderline personality disorder. Can J Psychiatry 1993;38:472–474.
5. Egle UT, Hoffmann SO, Jovaschky P. Sexueller Missbrauch, Misshandlung, Vernachlässigung. 3. Auflage. Stuttgart: Schattauer; 2005.
6. Ducret V, Fehlmann C. Sexuelle Belästigung am Arbeitsplatz. Bericht des Eidgenössischen Büros für die Gleichstellung von Frau und Mann. Bern; 1993.
7. Wirtz U. Seelenmord – Inzest und Therapie. Stuttgart Zürich: Kreuz; 1989.
8. Hirsch M. Realer Inzest – Psychodynamik des sexuellen Missbrauchs in der Familie. Heidelberg Berlin: Springer; 1987.
9. Bachmann KM, Böker W. Sexueller Missbrauch in Psychotherapie und Psychiatrie. Bern Göttingen: Huber; 1994.
10. Gloor R, Pfister T. Kindheit im Schatten. Bern Frankfurt/M: Lang; 1995.
11. Godenzi A. Bieder, brutal – Frauen und Männer sprechen über sexuelle Gewalt. Zürich: Unionsverlag; 1989.
12. Godenzi A. Gewalt im sozialen Nahraum. Basel: Helbling&Lichtenhahn; 1993.
13. Wirtz U. Therapie als sexuelles Agierfeld. In: Bachmann KM, Böker W, editors. Sexueller Missbrauch in Psychotherapie und Psychiatrie. Bern Göttingen: Huber; 1994. p. 33–44.
14. Tschan W. Missbrauchtes Vertrauen – Sexuelle Grenzverletzungen in professionellen Beziehungen, Ursachen und Folgen. 2. Auflage. Basel: Karger; 2005.
15. Bossi J. Empirische Untersuchungen, Psychodynamik und Folgeschäden des sexuellen Missbrauchs in therapeutischen Beziehungen. In: Bachmann KM, Böker W, editors. Sexueller Missbrauch in Psychotherapie und Psychiatrie. Bern Göttingen: Huber; 1994. p. 45–72.
16. Moggi F, Bossi J, Bachmann KM. Sexueller Missbrauch in therapeutischen Beziehungen. Nervenarzt 1992;63:705–709.
17. Council on Ethical and Judical Affaire, American Medical Association. Sexual misconduct in practice of medicine. JAMA 1991;266:2741–2745.
18. Pope KS. Rehabilitation plans and expert testimony for therapists who have been sexually involved with patients. Independant Practitioner 1991;2:31–39.
19. Schuppli-Delpy M, Nicola M. Folge-Therapien mit in Psychotherapie sexuell missbrauchten Patientinnen. In: Bachmann KM, Böker W, editors. Sexueller Missbrauch in Psychotherapie und Psychiatrie. Bern Göttingen: Huber; 1994. p. 123–138.
20. Fischer G. Die Fähigkeit zur Objektspaltung. Ein therapeutischer Veränderungsschritt bei Patienten mit Realtraumatisierungen. Forum der Psychoanalyse 1990;6:199–212.
21. Bass E, Davis L. Trotz allem – Wege zur Selbstheilung für sexuell missbrauchte Frauen. Berlin: Orlanda Frauenverlag; 1990.
22. Brenner HD. Sexueller Missbrauch in der Therapie: Überlegungen zur Prävention und Rehabilitation. In: Bachmann KM, Böker W, editors. Sexueller Missbrauch in Psychotherapie und Psychiatrie. Bern Göttingen: Huber; 1994. p. 151–163.

23. Fürniss T. Diagnostik und Folgen von sexueller Kindesmisshandlung. Monatsschr Kinderheilkd 1986;134:335–340.
24. Fürniss T. Therapeutische Intervention bei sexueller Kindesmisshandlung. Monatsschr Kinderheilkd 1986;134:340-344.
25. Okami P, Goldberg A. Personality correlates of pedophilia: Are they reliable indicators? J Sex Res 1992;29:297–328.
26. Flury R. Krisenberatung sexuell misshandelter Frauen. Ther Umsch 1994;51:1–4.
27. Weis K. Die Vergewaltigung und ihre Opfer. Eine viktimologische Untersuchung zur gesellschaftlichen Bewertung und individuellen Betroffenheit. Stuttgart: Enke; 1982.
28. Bart PB, O'Brien PH. Stopping rape. Successful survival strategies. New York: Pergamon Press; 1985.
29. Gromus B. Weibliche Phantasien und Sexualität. Quintessenz. München; 1993.
30. Friday N. Die sexuellen Phantasien der Frau. Bern: Scherz; 1978.
31. Amir M. Patterns in forcible rape. Chicago: University of Chicago Press; 1971.
32. Schorsch E. Sexualstraftäter. Stuttgart: Enke; 1971.
33. Dahl S. Rape – a hazard to health. Oslo: Scandinavian University Press; 1993.

21 „Missratene“ Beratungen

Dass man aus Fehlern lernen kann, gilt nicht nur für die Sexualmedizin und Sexualberatung, sondern für alle Bereiche der Medizin. Sowohl im Medizinstudium als auch in der ärztlichen Weiterbildung wird diesem Grundsatz bisher zu wenig Beachtung geschenkt. Das abschließende Kapitel dieses Buches soll deshalb die LeserInnen motivieren, gelegentliche Fehler und „missratene“ Beratungen in Supervisions- und Balint-Gruppen mit KollegInnen zu diskutieren und zu klären.

21.1 Forciertes Explorieren

Abbruch oder Scheitern von Beratungen. In meiner psychotherapeutischen Ausbildung habe ich aus eigenen Fehlern oder Fehlern von KollegInnen einiges gelernt. Ich erinnere mich an ein Seminar über Paartherapie, in welchem der Leiter ein Videoband einer von ihm durchgeführten Paartherapie zeigte, bei der er in einseitiger Weise für die Frau Partei ergriff, die ihren Mann wegen wiederholten außerehelichen Beziehungen kritisierte. Der Mann wurde im Verlauf der Stunde immer stiller und erschien zur nächsten Therapiesitzung nicht mehr, so dass die Paartherapie abgebrochen werden musste.

Auch in der Sexualberatung können ÄrztInnen unbeabsichtigt Fehler unterlaufen, welche die PatientInnen veranlassen, die Beratung abzubrechen. Mir scheinen vor allem 4 Konstellationen typisch, die zum Abbruch oder Scheitern von Beratungen führen können:

- die Überrumpelung des Patienten durch forciertes Explorieren
- die Fehleinschätzung des sexuellen Symptoms
- die einseitige Parteinahme
- das verselbständigte Symptom

Besonders wenn man unsicher ist und die eigene Unsicherheit nicht wahrnimmt, kann es sein, dass man bei der Sexualanamnese „mit der Tür ins Haus fällt“, d. h. durch zu eingehendes und detailliertes Fragen den Patienten so unter Druck setzt, dass er sich überrumpelt fühlt und die Beratung nach dem ersten Gespräch abbricht. Hierzu ein Beispiel.

Fallbeispiel

Eine 25-jährige hübsche junge Frau kommt in die Sprechstunde wegen fehlender sexueller Appetenz. Sie ist seit zwei Jahren mit einem gleichaltrigen Geigenbauer verheiratet und hat eine 1-jährige Tochter. Im Gespräch wirkt sie sehr gehemmt, andererseits scheint sie unter einem deutlichen Leidensdruck zu stehen. Auf meine eingehenden Fragen hin berichtet sie, dass sie im Elternhaus nicht aufgeklärt worden sei, 18-jährig ihren jetzigen Mann kennen gelernt und 22-jährig ihn geheiratet habe. Vor der Heirat hatte sie beim Geschlechtsverkehr gelegentlich beim Einführen des Gliedes in die Scheide leichte Schmerzen. Nach der Heirat bestanden zunächst keine sexuellen Schwierigkeiten. Vor zwei Jahren wurde sie ungewollt schwanger. Während sie sich über die Schwangerschaft freute, wollte der Mann einen Schwangerschaftsabbruch, da er für die nächste Zeit die Eröffnung einer eigenen kleinen Geigenbau-Werkstatt vorhatte und dabei auf die Mithilfe seiner Frau hoffte. Die Frau konnte sich mit ihrem Kinderwunsch durchsetzen und gebar ohne Schwierigkeiten eine Tochter. Nach der Geburt trat bei ihr ein völliges sexuelles Desinteresse ein, welches zu Spannungen in der Ehe führte. Diese veranlassten die Patientin, ihren Gynäkologen zu konsultieren, der sie in unsere Sexualmedizinische Sprechstunde überwies. Ich fand während des Gesprächs die Patientin sehr sympathisch und fühlte mich engagiert, ihr bei der Überwindung ihrer Schwierigkeiten zu helfen. Nach dem Erstgespräch vereinbarte ich einen zweiten Termin für ein Gespräch mit dem Ehemann. Dieser rief mich kurz vor dem Konsultationstermin an und sagte, seine Frau sei von dem ersten Gespräch bei mir so enttäuscht gewesen, dass sie nicht mehr kommen wolle. Meine Fragen habe sie als peinlich und bohrend erlebt, sie wolle sich nicht noch einmal so einem Verhör unterziehen. Trotz einiger Bemühungen gelang es mir nicht, den Mann zu überreden, entweder allein oder mit seiner Frau noch einmal vorbeizukommen. So schlimm sei das Problem auch nicht, und außerdem habe er keine Zeit.

Kommentar. Waren meine Fragen wirklich zu peinlich oder waren es andere Gründe, welche die Patientin veranlassten, die Beratung abzubrechen? Nach dem Telefonanruf des Mannes wurde mir anhand meiner Enttäuschung über den Beratungsabbruch erst klar, wie sympathisch und attraktiv ich seine Frau beim ersten Gespräch erlebt hatte. Zuneigungsgefühle einer Patientin gegenüber, die vom Arzt nicht oder nur teilweise wahrgenommen werden, können zu einem zu intensiven Eingehen auf die Patientin führen. Der Arzt nimmt dabei jedoch – weil er mit seinen eigenen Gefühlen beschäftigt ist – die Gefühle und Reaktionen der Patientin zu wenig wahr, so dass sich diese überrumpelt fühlen kann. Psychoanalytisch würde man das intensive Fragen des Arztes als Ausdruck einer unkontrollierten positiven Gegenübertragung auf die Patientin ansehen. Durch das Fragen versucht der Arzt, die ihm unangenehmen Zuneigungsgefühle der Patientin gegenüber zu verbergen. Schließlich erlebt die Patientin den Arzt durch die Art seines Fragens aber doch als aufdringlich und zieht sich zurück.

Supervision nutzen. Zuneigungsgefühle, besonders gegenüber gegengeschlechtlichen PatientInnen, sind nichts Ungewöhnliches. Es wäre für ÄrztInnen sehr langweilig, wenn sie alle PatientInnen gleich erleben und ihnen gegenüber ein stereotypes Verhalten zeigen würden. Wie können sich solche Zuneigungsgefühle äußern, und wie soll der Arzt damit umgehen? Werden sie vom Arzt wahrgenommen, so kann er darauf achten, dass er in seinem Verhalten der Patientin gegenüber weder zu liebenswürdig noch zu distanziert ist. Spürt er diese Gefühle nicht, so kann er sie möglicherweise indirekt aus anderen Gefühlen – Mitleid, Unsicherheit, Helferwille – oder aus seinem Verhalten – sehr kurzes oder sehr langes Gespräch, direktes oder allgemeines Fragen – wahrnehmen.

! Besonders zu Beginn einer beraterischen Tätigkeit ist es wichtig, z. B. in einer Supervisions- oder Balint-Gruppe diejenigen Fälle besprechen zu können, bei denen das Verhalten von PatientInnen irgendwie unerklärlich ist oder man in der Beratung nicht weiterkommt. Oft sind es unbewusste positive oder negative Gegenübertragungsgefühle des Arztes, die indirekt im Verhalten seiner Patientin zum Ausdruck kommen.

21.2 Fehleinschätzung des sexuellen Symptoms

Fehleinschätzung trotz Erfahrung. Wie wir gesehen haben, kann man aufgrund der sexuellen Symptomatik nicht ohne weiteres auf die auslösenden oder die Störung aufrecht erhaltenden Faktoren schließen. Auch bei großer Erfahrung muss man immer wieder feststellen, dass man eine sexuelle Problematik nicht richtig eingeschätzt und PatientInnen Ratschläge gibt, die zum Abbruch der Beratung führen. Auch hierzu ein Beispiel.

Fallbeispiel

Ein 16-jähriges Mädchen wird von ihrer Kinderärztin überwiesen, da sie in der Beziehung zu ihrem 18-jährigen Freund Schwierigkeiten hat. Sie schildert bei der Sexualanamnese einen intermittierenden Vaginismus, der ihre Freundschaft belastet und dazu geführt hat, dass der Freund an die Auflösung der Beziehung denkt. Die äußeren Umstände für eine ungestörte Atmosphäre beim Geschlechtsverkehr sind ungünstig. Die Eltern des Freundes erlauben nicht, dass die beiden Jugendlichen im Zimmer ihres Sohnes miteinander schlafen, die Eltern des Mädchens tolerieren es nur widerwillig, dass die Tochter die Zimmertür abschließt und mit ihrem Freund sexuelle Beziehungen hat. Während eines gemeinsamen Zelturlaubs des Paares bestand die sexuelle Symptomatik nicht. Beiläufig erzählt die Patientin im Erstgespräch, zu Hause gebe es einige Schwierigkeiten. Ein älterer Bruder trinke, ein zweiter Bruder habe gelegentlich Kontrollzwänge. Insgesamt sei es schwierig, zu Hause miteinander zu sprechen. Ich habe beim ersten Gespräch den Eindruck, dass es mir gut gelungen ist, auf die Patientin einzugehen und schlage vor, sie solle zum nächsten Gespräch mit ihrem Freund kommen. Zwei Tage später ruft die Mutter der Patientin an und teilt mir mit, die Tochter käme zur nächsten Konsultation nicht mehr. Schließlich sei sie ja erst 16, da könne sie mit dem Geschlechtsverkehr noch etwas warten. Auch der Freund sei nicht einverstanden, zum vereinbarten Gespräch mitzukommen. Die Mutter wirkt am Tele-

fon autoritär und gereizt und reagiert auf meinen Hinweis nicht, ihre Tochter leide unter den sexuellen Schwierigkeiten und brauche Hilfe. Die Beratung wird abgebrochen. Telefonisch erfahre ich von der Kinderärztin, dass in der Familie seit Jahren massive Spannungen bestehen, der Bruder der Patientin schon einen Suizidversuch gemacht habe und die Mutter unter funktionellen Magen-Darm-Beschwerden leide. Die Kollegin entschuldigt sich, mir in ihrem Überweisungsschreiben von diesen Schwierigkeiten nichts mitgeteilt zu haben.

Kommentar. Die sexuellen Schwierigkeiten der jungen Frau sind in diesem Fall weniger Ausdruck von Schwierigkeiten der Patientin in ihrer Beziehung zu ihrem Freund als vielmehr ein Hinweis auf einen Familienkonflikt. Durch die Bemerkung, der Freund wolle die Beziehung auflösen, sah ich es zunächst als notwendig an, den Freund in die Beratung einzubeziehen, um die Beziehungsschwierigkeiten zu klären. Dabei entging mir – teils wegen ungenügender Vorinformation durch die überweisende Ärztin, teils durch meine einseitig auf die sexuelle Symptomatik gerichtete Exploration –, dass der Familienkonflikt und besonders die Beziehung der jungen Frau zu ihrer Mutter viel problematischer waren. Wahrscheinlich wäre es sinnvoller gewesen, die Patientin zunächst noch einmal zu einem Einzelgespräch einzubestellen und dabei eingehender über die Familiensituation zu sprechen. Auf welche Weise die Mutter von dem geplanten zweiten Gespräch erfuhr, weiß ich nicht. Denkbar wäre, dass die Tochter in leicht provozierender Weise der Mutter mitteilte, sie müsse mit ihrem Freund zum Arzt, oder dass die Mutter durch bohrende Fragen an ihre Tochter von dem ersten Beratungsgespräch erfuhr. Die Absage der Mutter ist am ehesten dadurch zu erklären, dass sie Angst hatte, die Tochter könne offen über die familiären Schwierigkeiten sprechen, welche die Mutter zu bagatellisieren versuchte. Andererseits hatte sie möglicherweise auch die Befürchtung, durch eine Verbesserung der Freundschaftsbeziehung ihrer Tochter könne diese zum Entschluss kommen, von zu Hause auszuziehen.

In der Familientherapie sieht man gar nicht selten die hier vorliegende Problemkonstellation. Ein Ehekonflikt wird durch einen Generationenkonflikt – Schwierigkeiten zwischen Eltern und Kindern – neutralisiert und abgewehrt. Im geschilderten Fallbeispiel stand hinter dem wahrscheinlich nicht sehr schwer wiegenden Partnerschaftskonflikt der Patientin ein familiärer Generationenkonflikt, dessen Bedeutung jedoch von mir nicht richtig eingeschätzt wurde.

21.3 Die einseitige Parteinahme

Grundregel missachtet. Bei Gesprächen mit einem Paar kann es gelegentlich sein, dass man die für ein Paargespräch wichtigste Grundregel der ausgewogenen Parteilichkeit beiden Partnern gegenüber (vgl. Kap. 10.1) nicht genügend beachtet und sich in einseitiger Weise mit einem der beiden Partner solidarisiert. Auch hierzu ein Beispiel.

Fallbeispiel

Ein Ehepaar mittleren Alters kommt von sich aus in die Sprechstunde. Die Frau berichtet über eine Erregungs- und Orgasmusstörung, die seit der Geburt des zweiten Kindes vor 3 Jahren zunehmend aufgetreten sei. Die Tochter sei vor allem nachts sehr unruhig, wache häufig auf und beruhige sich erst, wenn der Mann sie zu sich ins Bett nehme. Weil die Frau tagsüber mit den beiden Kindern schon genügend belastet sei und nachts ihre Ruhe brauche, schlafe sie häufig nicht im ehelichen Schlafzimmer, sondern im Gästezimmer. Sie habe den Eindruck, ihr Mann habe an der kleinen Tochter mehr Interesse als an ihr und sei über die nächtliche Ruhestörung gar nicht so unglücklich. Der Mann reagiert auf diesen Vorwurf seiner Frau sehr gereizt, wirft ihr vor, sie vernachlässige ihn und verwöhne die Kinder. Die Frau kritisiert das ihrer Meinung nach übertriebene berufliche Engagement ihres Mannes und erzählt von einer außerehelichen Freundschaft, die ihr Mann schon seit Jahren unterhalte. Ich konzentriere mich in meinen Interventionen mehr auf den Mann und stelle im Gespräch vor allem seine sexuelle Anspruchshaltung seiner Frau gegenüber – er sieht in ihrer Orgasmusfähigkeit eine Reaktion, auf die er Anspruch zu haben meint – in den Vordergrund. Die Frau, die während des Gesprächs wiederholt den Tränen nahe ist, nehme ich eher in Schutz und zeige für ihren Rückzug aus dem ehelichen Schlafzimmer Verständnis. Zum zweiten Beratungsgespräch erscheint der Mann nicht mehr. Die Frau berichtet, er sei nach dem ersten Gespräch ärgerlich gewesen und habe daraufhin für einige Tage kaum mit ihr gesprochen. Er werde auf keinen Fall zu weiteren Gesprächen kommen.

Kommentar. Bei Paargesprächen besteht für TherapeutInnen die Gefahr, dass sie sich mit dem klagenden Partner in zu einseitiger Weise verbünden. Der kritisierte Partner gerät dann unter Druck, fühlt sich in die Enge getrieben und weicht weiteren Konfrontationen dadurch aus, dass er sich von den Gesprächen zurückzieht. Oft sind es die Frauen, die in der Rolle der Klägerin stehen und ihren Männern vorwerfen, an den ehelichen und sexuellen Schwierigkeiten Schuld zu sein. Erweckt die Klägerin durch Weinen oder Hilflosigkeit das Mitleid des Therapeuten, so läuft er Gefahr, sich zu einseitig mit den Klagen der Frau zu solidarisieren. Im geschilderten Fallbeispiel unterließ ich es, mich genauer danach zu erkundigen, welche Vorstellungen die Frau von der Versorgung und Erziehung ihrer Kinder hatte. Im 2. Gespräch mit ihr allein wurde recht schnell deutlich, dass sie sich für die Kinder voll und ganz verausgabte und ihren Mann dabei vernachlässigte. Seine außereheliche Beziehung wie auch die Hinwendung zu seiner Tochter waren die Folge seiner Enttäuschung über den Rückzug seiner Frau. Mir war es im ersten Gespräch entgangen, die Wechselseitigkeit des Verhaltens beider Partner zu sehen und gegenüber dem Paar deutlich zu machen.

Im Medizinstudium und in der ärztlichen Weiterbildung werden Studierende und ÄrztInnen darin geschult, Krankheiten vor allem unter einer einseitig kausalen Betrachtungsweise zu untersuchen und zu behandeln nach dem Motto: Habe ich den Erreger, so kann ich ihn behandeln und die Krankheit heilen. Bei psychosomatischen Symptombildungen wird dieses einseitige Ursache-Wirkungs-Denken der Komplexität des bio-psycho-sozialen Gleichgewichtes nicht gerecht.

! Die einseitige Konzentration auf das Fehlverhalten eines Partners verstärkt das Ungleichgewicht in der Paarbeziehung und führt nicht selten zu einem Behandlungsabbruch.

21.4 Das verselbständigte Symptom

Symptom scheinbar ohne Ursache. Wie wir schon gesehen haben, können sich sexuelle Symptome durch den „Teufelskreis“ zwischen Versagensangst-Vermeidungsverhalten-Symptomverstärkung-Versagensangst fixieren (vgl. Kap. 6.6) und gar nicht selten auch verselbständigen. Man findet dann eine seit längerer Zeit bestehende sexuelle Symptomatik bei einer ansonsten harmonischen und tragfähigen Paarbeziehung. Verhaltens- und Einstellungsänderungen der Partner als Folge von Beratungsgesprächen können dann zwar vom Paar als durchaus positiv und hilfreich erlebt werden, die sexuelle Störung kann jedoch trotz bestem Willen der beiden Partner unverändert fortbestehen. Streng genommen handelt es sich dann nicht um einen Fehler des Arztes, der eine Besserung der sexuellen Störung verhindert, sondern um eine verselbständigte sexuelle Problematik, die allein durch Beratungsgespräche nicht verändert werden kann. Wie das folgende Beispiel zeigt, werden hier die therapeutischen Grenzen einer Beratung deutlich.

Fallbeispiel

Ein seit 2 Jahren verheiratetes Ehepaar wird vom Hausarzt wegen einer Erektionsstörung des Mannes überwiesen. Im Überweisungsbrief schreibt der Kollege, dass er mit dem Ehepaar schon 8 Gespräche geführt habe, zu seiner Überraschung sich aber an der sexuellen Störung noch nichts geändert habe. Er schildert dann eingehend die Entstehungsgeschichte der sexuellen Störung: Das Paar lernte sich vor 3 Jahren kennen, als die damals 24-jährige Frau mit einem anderen Mann verlobt war. Der Ehemann hatte zu dieser Zeit gerade eine Beziehung zu einer Freundin aufgelöst, nachdem diese trotz regelmäßiger Pilleneinnahme schwanger geworden war und die Schwangerschaft hatte abbrechen lassen. Beide verliebten sich rasch ineinander, sodass die Frau ihre Verlobung auflöste und auf den Heiratsantrag ihres Mannes einging. Er zog zu ihr in eine frisch möblierte Wohnung, welche die Frau eigentlich für die Ehe mit ihrem früheren Verlobten gemietet hatte. Beim ersten Versuch des Geschlechtsverkehrs in dieser Wohnung trat beim Ehemann eine Erektionsstörung auf, die seither trotz verschiedener Behandlungsversuche fortbestand. Auch die 6 Monate nach dem Einzug in die gemeinsame Wohnung stattgefundene Heirat änderte an der sexuellen Symptomatik nichts. Der Hausarzt hatte mit dem Paar schon eingehend über die seiner Meinung nach unverarbeitete Auflösung der Verlobung der Frau und den Schwangerschaftsabbruch der früheren Freundin des Mannes gesprochen. Beide Partner konnten zwar das Auftreten der sexuellen Störung in Zusammenhang mit ihren Schuldgefühlen über die Auflösung ihrer früheren Beziehungen bringen, hatten jedoch den Eindruck, dass sie die Trennung von ihren früheren Partnern verarbeitet hatten. In der Sexualtherapie, die ich mit dem Paar durchführte, besserte sich die Erektionsstörung des Mannes rasch und ohne größere Schwierigkeiten.

Kommentar. Bei der Besprechung der Möglichkeiten und Grenzen der Sexualberatung (vgl. Kap. 13) hatte ich schon darauf hingewiesen, dass sich nicht alle sexuellen Funktionsstörungen alleine durch Beratungsgespräche behandeln lassen. Im Falle einer fixierten, verselbständigten Symptomatik kann nur eine Sexualtherapie weiterhelfen, die spezielle Übungen einschließt. In Fällen, wo die sexuelle Symptomatik Bestandteil einer umfassenderen neurotischen oder psychosomatischen Störung ist, können sexuelle Übungen zu großen Ängsten und Widerständen führen, die dann nur durch eine länger dauernde Psychotherapie anzugehen sind. Eine nicht erfolgreiche Beratung muss nicht ein Misserfolg sein. Wenn der Arzt die Grenzen seiner therapeutischen Möglichkeiten sieht, können einige Beratungsgespräche sogar die Motivation des Paares für eine Sexual- oder Psychotherapie verbessern.

21.5 Der häufigste Fehler

Vermeiden, bagatellisieren, ignorieren. Welches ist der häufigste Fehler, den ÄrztInnen bei einer Sexualberatung machen? Er liegt darin, dass nach wie vor viele aus eigenen Hemmungen oder wegen mangelnder Erfahrung das Gespräch mit ihren PatientInnen über sexuelle Fragen vermeiden und sexuelle Störungen bagatellisieren, mit Placebos behandeln oder auf die Behandlung anderer Symptome ausweichen. Das Bagatellisieren und Ignorieren von Seiten des Arztes bzw. der Ärztin kann bei PatientInnen zu verschiedenen Reaktionen führen: Sie können den Eindruck haben, es komme nur darauf an, geduldig zu warten, bis sich das Problem von selbst löse. Sie können das Verhalten des Arztes bzw. der Ärztin als Hinweis darauf verstehen, dass außer ihnen niemand sexuelle Schwierigkeiten habe. Sie können aber auch enttäuscht und gekränkt sein, im ärztlichen Gespräch nicht ernst genommen zu werden.

„Nobody is perfect". Ich stelle bei mir selbst immer wieder fest, dass ich trotz meiner mehrjährigen Erfahrung in der Sexualberatung und Sexualtherapie auch noch Hemmungen habe, mit PatientInnen über diese oder jene Frage ihres Sexuallebens zu sprechen. Ich habe aber die Erfahrung gemacht, dass eine Verlegenheit, eine unbeholfene Formulierung oder ein Versprecher für die PatientInnen meist nicht so unangenehm sind wie für den Arzt. Das ehrliche Eingeständnis, dass wir ÄrztInnen auch nicht alle Tabus mit unserem weißen Kittel und unserem Wissen zudecken können, mag unsere PatientInnen ermuntern, mit uns über ihre sexuellen Schwierigkeiten zu sprechen.

Resümee

Gute sexualmedizinische Kenntnisse und langjährige Erfahrung in der Sexualberatung sind keine Garantie, jeden Behandlungsfall richtig einzuschätzen und das adäquate diagnostische und therapeutische Vorgehen zu wählen.

Forciertes Explorieren sexueller Symptome, **Fehleinschätzung** der sexuellen Symptomatik, **einseitige Parteinahme** in Paargesprächen und **Überschätzung der Möglichkeiten einer Sexualberatung** sind die häufigsten Gründe, welche zu Beratungsabbrüchen von Seiten der PatientInnen führen.

Der häufigste Fehler in der Sexualmedizin und Sexualberatung ist nach wie vor die Tabuisierung sexueller Themen im ärztlichen Gespräch wegen eigenen Hemmungen und/oder mangelnder sexualmedizinischer Kompetenz. Eine sexualmedizinische Basiskompetenz sollten alle ÄrztInnen haben, da eine solche von PatientInnen mit Recht von ihren ÄrztInnen erwartet wird.

Sachverzeichnis

A

B

D

E

F

G

H

I

J

K

L

M

N

O

P

R

S

T

U

V

W

Z